Zu diesem Buch

Die bereits zur Rundfunklegende gewordene Kurzhörspiel-Reihe ist auch bei ihren Lesern ein anhaltender Erfolg. In der Reihe der rororo-Taschenbücher liegen bereits Band 1 (Nr. 5449), Band 2 (Nr. 5562) und Band 3 (Nr. 5619) vor.

Alfred Marquart, geboren 1945 in Waibstadt bei Heidelberg, studierte in Heidelberg und Hamburg Geschichte, Politik, Germanistik und Philosophie, wurde Assistent an der Universität, dann Rundfunkjournalist. Derzeit arbeitet er beim Südfunk Stuttgart. Buchveröffentlichungen: «Glück zu verkaufen» (über Jugendliche und Werbung), «Wahrheit mit beschränkter Haftung» (über Massenmedien), «Ein Pudding für den Zaren» (Geschichten um berühmte Kochrezepte), «Über Kommissar Maigret» (die Geschichte von Simenons Kriminalisten); außerdem Übersetzungen und Mitarbeit an Sammelbänden.

Herbert Borlinghaus, geboren 1943 in Heinsberg/Nordrhein-Westfalen, studierte Soziologie und Politikwissenschaft in München und Heidelberg. Seit 1970 arbeitet er als Journalist, seit 1979 als Redakteur beim Süddeutschen Rundfunk.

Alfred Marquart
Herbert Borlinghaus

Der Frauenarzt von Bischofsbrück

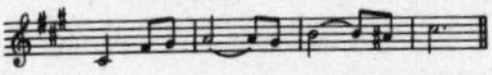

Roman
Band 4

Bearbeitet von
Bernd Kübler

Rowohlt

rororo tomate
herausgegeben von Klaus Waller

Veröffentlicht im Rowohlt Taschenbuch Verlag GmbH,
Reinbek bei Hamburg, Februar 1986

Umschlagentwurf Hanno Rink & Rita Mühlbauer
Satz Bembo (Linotron 202)
Gesamtherstellung Clausen & Bosse, Leck
Printed in Germany
680-ISBN 3 499 15672 5

Was bisher geschah:

Dr. Julius Borg, der junge, sympathische Frauenarzt, ist weiterhin in Nöten. Dr. hc. Gerd-Rüdiger Peschke, sein Onkel und unversöhnlicher Gegner, ist jetzt, wo er Bundesumweltminister im Wende-Kabinett geworden ist, noch gefährlicher geworden. Dazu kommen private Sorgen: Diana Borg ist schwanger und spürt eine Entfremdung zu ihrem Mann, der sich ihrer Meinung nach zu viel mit der Redaktion von Radio Bischofsbrück herumtreibt. Was sie nicht weiß: die Redakteure und Dr. Borg sind hinter einer rechtsradikalen Vereinigung her, die das «Bischofsbrücker Manifest» gegen Ausländer verfaßt hat. Hottah Hegel bekommt mit Professor Ferdinand Speichel, einem Juristen, dem Leiter der Gruppe, engeren Kontakt. Auf einer Weinprobe auf Gut Weinstein, bei der neben Peschke auch Dr. Borg anwesend ist, wird ein Beamter des Bundeskriminalamtes ermordet. Peschke weiß die Schuld geschickt auf den jungen, sympathischen Frauenarzt zu lenken.

Dr. Borgs persönlicher Zores nimmt zu, als er Marilyn Peschke, die Frau seines Onkels, kennenlernt. Er verliebt sich in sie. Peschke, der seiner Frau mißtraut, läßt sie von Aglio und Olio überwachen – als die Verbindung zwischen Marilyn und Dr. Borg herauskommt, denunziert er den Arzt bei der Polizei und bei Diana.

Der Riß scheint nicht mehr zu kitten.

In der Spielhölle von Rudi Lustlos, dem stadtbekannten Zuhälter, treffen die beiden Kontrahenten aufeinander. Im härtesten Pokerspiel, das jemals in Bischofsbrück gespielt worden ist, besiegt Dr. Borg seinen Onkel. Dennoch muß er fliehen, als die Polizei das Haus umstellt. Er gerät in den Schnellzug nach Bayreuth, wo er Roland Knödel, den berühmten Heldentenor, kennenlernt, der auch unterwegs zu Richard Wagners Festspielen ist. Auch Hottah Hegel kommt auf der Suche nach rechtsradikalen Manifest-Verfassern in die Wagnerstadt.

Während Marilyn, die ihren Mann verlassen hat, in Mutter Marias Kloster auf die Rückkehr ihres Julius wartet, spitzt sich die Lage zu, als auch Wanda Hegel, die charmante Frau des Moderators, ihrem Mann nachreist.

Werden die Festspiele durch den Großandrang Bischofsbrükker Bürger eine Katastrophe – und das zum 100. Todestag des Meisters?

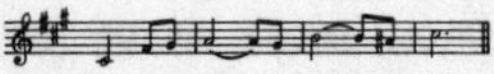

1

Hottah Hegel saß zurückgelehnt an seinem Fensterplatz erster Klasse und schloß die Augen. Im Schnellverfahren hatte er sich – Recherche war das tägliche Brot des Journalisten – über Richard Wagner informiert. Ein Buch über den Bayreuther Meister lag aufgeklappt auf seinem Schoß. Das eintönige Rattern des Zugs machte ihn schläfrig. Im Halbschlaf glaubte er, leise Musik zu hören, das Vorspiel zu *‹Lohengrin›*.

Doch mit einemmal wurde er sich bewußt, daß er nicht mehr allein im Abteil saß. Ihm gegenüber an der Tür saß ein kleiner Mann mit einem etwas zu großen Kopf, scharfen Gesichtszügen, einer Adlernase und stechenden Augen. Auf dem Kopf hatte er eine Art Baskenmütze und gekleidet war er auf die wunderlichste Weise: er trug nämlich einen seidenen, knallig-gelben Morgenmantel mit reichsten Verzierungen. Hottah Hegel staunte.

«Heh ...»

Der Fremde lächelte. «Da gucken Sie, mei Gudsder, nich wahr?» frug er in unverfälschtem Sächsisch und deutete auf seinen Morgenmantel: «Ich hab vierunddreißig davon – die gute Bertha hat sie alle gemacht.»

«Sie sind – Sie sind ...»

Verwirrt deutete der Radio BB-Moderator auf das Buch auf seinem Schoß, dessen Titel ein Abbild des Meisters zeigte.

«Erraten! Ich bin's wirklich, geene Angst, mei Gudsder.»

«Aber ich denke – ich meine – Sie sind doch tot, oder? Seit ... Moment ... seit hundert Jahren!»

«Nu, was heißt schon dod für unsereinen, nich wahr?»

Hottah Hegel überlegte fieberhaft. Wie auch immer: der Meister selber saß ihm wunderbarerweise gegenüber, und deshalb drängte es ihn, ihm eine Frage zu stellen, die ihm auf der Seele brannte.

«Sagen Sie, äh –» faßte er seine Lesefrüchte zusammen. «Sie waren doch auch immer pleite, nicht wahr?»

«Weeß Knöbbschen, des kann man so sagen!»

«Und dennoch – ich meine, so ein Mantel, der ist doch nicht billig, und gleich vierunddreißig, wie – äh – wie macht man so was?»

«Wissense, mei Gudsder, zum Schnorrer muß man geboren sein, nich wahr, dann geht das schon. Sehn Sie – ich hab halt immer einen gefunden, der meine Schulden bezahlt hat, nich wahr, den Geenich zum Beispiel ...»

«Wen?»

«Na, den Ludwig, der meschugge geworden ist, nich wahr – na ja, und die Gunst, wissen Sie, die gann man auch gut vergaufen – wenn man's gann.»

«Und wie – äh – wie haben Sie das gemacht?»

«Nu, ganz einfach. Ich hab eine Stiftung ins Leben gerufen, und von dem Geld, das ich da begommen habe, hab ich mir ein Häuschen gebaut in Bayreuth, Haus Wahnfried – ‹wo mein Wähnen Friede fand› – hübsch, nich wahr? Hab ich selber gedichded!»

Hottah Hegel grunzte und überlegte, wie er es anstellen könnte, eine Hottah-Hegel-Stiftung ins Leben zu rufen, und vor allem – zu welchem Behufe.

«Aber ich denke, ich meine, das hab ich hier gelesen, Herr Wagner –»

«Bitte, sagen Sie doch einfach ‹Meisder› zu mir!»

«– äh – Meister, also, das Geld, die Stiftung, die wäre für das Festspielhaus gewesen ...»

«Na glar, aber man muß ja auch wo wohnen, nich wahr?»

«Ja, und was haben Sie dann gemacht, als das Haus stand?»

«Nu, dann hab ich den Geenich angebumbt, daß er mir das Festspielhaus bezahlt. Und das hat er dann auch gemacht.»

Hottah Hegel war sprachlos. Was man mit Kunst alles verdienen konnte! Er wollte dem verehrten Meister noch eine Frage stellen, aber der erhob sich und schlug den Morgenmantel fest um sich. «Wir sind gleich da – ich muß mich auf den Weg machen – leben Sie wohl, mei Gudsder, vielleicht sehn wir uns noch einmal, nich wahr?»

Und wie in einem Nebel löste sich der kleine, gelbbemantelte Mann mit der Mütze in Nichts auf. Mit ihm verschwanden auch die Wagnerschen Klänge. Hottah Hegel blinzelte und starrte auf den leeren Platz. Mit einemmal war er wieder fast hellwach.

«Bayreuth! Bayreuth Hauptbahnhof! Bitte alles aussteigen!» hörte er die Bahnhofsansage durch das Fenster und sah hinaus.

«Donner – ich hab wohl ein wenig gedöst!»

Er packte seine Reisetasche, klappte das Buch zusammen und stieg aus. Was würde er in der Festspielstadt erleben?

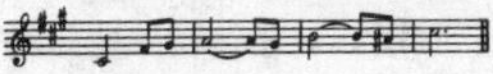

2

Dr. Borg war verwirrt, als er die Stimme aus dem Bett über sich vernahm.

«Sprechen Sie, seltsamer Säusler – was suchen Sie?» klang es wieder volltönend von oben.

Dr. Borg wurde seiner Verwirrung immer noch nicht Herr. « – Äh – ich, ich fahre hier im Zug ...»

«Das merkt ich wohl, merkwürdiger Mann – doch zögere nicht, das Ziel zu bezeichnen!»

«Nun ja –» war der junge, sympathische Frauenarzt verlegen – «also bis zur Endstation eben, nicht wahr?»

«An meine Brust, Bruder! Bayreuth ist's, was dich berückt! Die Muse des Meisters!»

Dr. Borg begann zu ahnen, wen er da in seinem Abteil haben könnte. «Bayreuth, richtig!» log er, denn es fiel ihm ein, daß die Festspiele ja in Kürze beginnen sollten. «Und Sie sind ...»

Und singend stellt sich dieser vor: «Siegmund heiß ich, und Siegmund bin ich!» Er lachte wohltönend. «Sänger des sieghaften Siegfried und Siegmund! Unter dem Namen Knödel kennt der Kenner meinen kantigen Körper!»

«Tenor also ...»

«Ich schmiede das Schwert, des Wälsungen Sproß, Mime nannt ich den neidischen Zwerg ...»

Der Tenor schmetterte einige Töne. In den Nachbarabteilen klopfte man an die Wand.

«Doch schweig meiner Stimme Schwung, es neigt sich die Nacht den Nachbarn, Ruhe bereitet sie richtig den Reisenden. Und Sie, Reisender, wie redet der Recke Sie an?»

Blitzschnell überlegte Dr. Borg, ob er dem Tenor seinen richtigen Namen nennen sollte, aber er entschied sich dagegen.

«Grob ist mein Name – äh – Siegfried Grob.»

«Siegfried – Siegfried! Seliger Name! Schlafen Sie schnell, mein Freund, fest und froh – früh fahren wir in die Festspielstadt ein!» Und bald überzeugte ein tiefes Schnarchen, daß der Sänger wieder eingeschlafen war. Dr. Borg hatte schon von ihm gehört. Roland Knödel galt als einer der bedeutendsten Wagner-Tenöre seiner Generation – er war jünger und weniger fett als die anderen, ein «moderner Sänger», er sollte auch in diesem Jahr wieder im *‹Ring des Nibelungen›* in der Festinszenierung zum hundertsten Todestag Richard Wagners, den Wälsungensproß Siegmund in der *‹Walküre›* und den heldischen Siegfried in *‹Siegfried›* und *‹Götterdämmerung›* singen. Während Dr. Borg noch überlegte, wie der Tenor ihm vielleicht behilflich sein konnte, schlief er ein. Am Morgen fuhr er aus dem unbequemen Schlafwagenbett hoch, als Roland Knödel sich in dem winzigen Waschbecken des Abteils die Zähne putzte und dabei eines der Schmiedelieder aus *‹Siegfried›* sang. «Gut geruht, Gnädigster?» frug er gut gelaunt, als er die Zahnbürste beiseite gelegt hatte und sich kämmte. «Bayreuth begrüßt gleich die Besucher!»

Er verließ das Abteil, um die Toilette heimzusuchen. Dr. Borg sprang aus dem Bett und machte sich notdürftig frisch. Er hatte keinerlei Gepäck bei sich, aber es gelang ihm, sich ein einigermaßen adrettes Aussehen zu geben.

Singend kam der Tenor wieder zurück und band sich seine Krawatte. «Fan oder Fachmann?» frug er.

Dr. Borg erwiderte: «– äh – Fan. Eher. Aber noch nicht im Besitz von Karten.»

«Oh. Karten zu kriegen ist eine Kunst. Vielleicht von Veranstalters Vorrat – der Bilette bissige Beschützerin bietet dem Barden bisweilen billigen Besitz!» Er klopfte Dr. Borg auf die Schultern. «Knödel kann's! Nur kein Knies – fragen Sie, wenn's fehl geht, im Festspielhaus freundlich nach mir!»

Er nahm seine Koffer, quetschte sich aus dem engen Abteil, rief von der Tür her dem jungen Frauenarzt ein freundliches: «Hoijo-hotoho!» zu und verschwand.

Dr. Borg blieb einen Moment bedrückt auf der Bettkante sitzen und dachte: Wie schaff ich mir Schutz?

Kann der Tenor Dr. Borg helfen? Wird er sich in Bayreuth vor der Polizei verstecken können – ohne daß ihn einer seiner Gegner erkennt?

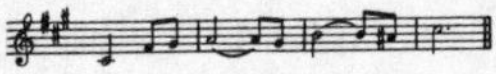

3

Hottah Hegel schlenderte durch die modisch aufgeputzte Kleinstadt. Wohin er auch kam, überall schaute ihm das Porträt des Meisters entgegen: aus Drogerien und Apotheken ebenso wie aus Miederwarengeschäften, Metzgereien und Buchhandlungen. Die Stadt war beflaggt, jährte sich doch zum hundertstenmal der Tag, an dem der Meister in Venedig verschieden war, sollten doch in diesem Jahr besonders prunkvolle Inszenierungen seinem Werke erneut weltweiten Ruhm erringen. Mit Mühe nur hatte der Radio BB-Moderator noch ein winziges Zimmer in einer winzigen Pension zu gewaltigen Preisen ergattert, Bayreuth war praktisch ausverkauft. Die Pensionsinhaberin wunderte sich ein wenig über Hottah Hegels Äußeres, aber sie war es gewohnt, auch Wagner-Fans im T-Shirt und ausgebleichten Jeans zu sehen. Nachdem er sein Gepäck ausgepackt hatte, erfaßte den Moderator eine große Müdigkeit. Er nahm sein Wagner-Buch und setzte sich in einem der Parks Bayreuths auf eine Bank. Er schlug es auf – und nickte ein. Verwirrt öffnete er die Augen, als ihm so war, als höre er wieder die leise Musik.

Neben ihm auf der Bank saß wieder jener Herr im gelb-seidenen Morgenmantel mit der eigenartigen Samtmütze auf dem weiß-behaarten Kopf und nickte ihm freundlich zu. «Nu, mei Gudsder – wie gefällt Ihnen mei Bayreuth?»

Hottah Hegel war wieder ein wenig verlegen. «Äh – ja, also ich meine – recht hübsch hier, oder – weil, ich meine, ein Airport fehlt natürlich, und ...»

«Weeß Knöbchen! 'n Airbord brauchen wir nich – mir ham ja 'n scheenen Bahnhof – gennse doch, gehn Sie mal hin! Machen Sie mal 'n Besuch am Bahnhof!»

«Aber warum, ich meine ...»

«Sie wern schon sähn, mei Gudsder, Sie wärn's schon sehn!»

In einem leichten Hauch schien der Meister sich aufzulösen, und auch die Musik war nicht mehr zu hören. Hottah Hegel erhob sich verwirrt von der Parkbank, kniff sich in den Oberarm, und nach einer kleinen Verzögerung kam sein «Aua!» wie gewohnt. Wie in Trance dem merkwürdigen Befehl gehorchend, den er im Halbschlaf empfangen zu haben glaubte, machte er sich auf den Weg zum Bahnhof. Unterwegs betrachtete er in einem Spiegel sein Gesicht – er war es selber, befand er. «Ich bin es selber!»

Er schnitt zwei Grimassen und riß die schläfrigen Augen auf. Vorüberkommende schüttelten den Kopf, als sie den scheinbar Übergeschnappten vor einer Drogerie stehen sahen. Hottah Hegel riß sich von seinem gespiegelten Konterfei los und eilte weiter zum Bahnhof. Er wußte nicht, was er suchte, als er sich in der Eingangshalle umschaute, aber er war nicht überrascht, als er jemanden erkannte.

«Hei – das ist doch – sag mal, was machst du denn hier?»

Der junge, sympathische Frauenarzt sprang von der Bank auf, die ihm als Lager gedient hatte. Er wirkte ein wenig verlottert.

«Hottah – du in Bayreuth?»

«Klar doch, auf Reportage! Hast lange nicht mehr geduscht, oder willste dir 'n Bart stehen lassen?»

Hottah Hegel, der sich im Rhythmus von etwa zwei Monaten einen Bart stehen ließ bzw. ihn wieder abnahm, erschien ein solcher Gedanke ganz natürlich. Aber als Dr. Borg ihm sagte, daß er sich nicht richtig habe waschen können, lud er ihn zu sich in sein Hotelzimmer ein.

«Hab mich nicht richtig waschen können die letzte Zeit.»

«Hei, dann komm doch mit zu mir in meine Pension! Kannst dich frisch machen und mir erzählen, was Sache ist!»

Während die beiden Freunde durch Bayreuth gingen, erzählte Dr. Borg dem Radio BB-Moderator von seinen Erlebnissen, und Hottah Hegel berichtete, was er wußte. Vor der Eingangstür der Pension blieben sie stehen. Hottah Hegel erzählte gerade, daß er den Namen desjenigen nicht verstanden hatte, den Professor Speichel in Bayreuth besuchen wollte.

«Mensch, ich Trottel!» schlug sich der junge, sympathische Frauenarzt gegen die Stirn und zog ein zusammengefaltetes Blatt aus dem Sakko. «Das hat mir der arme Schlumpf vom BKA gegeben, hier ...»

Er deutete auf eine der Unterschriften unter dem Original des «Bischofsbrücker Manifestes». «Da, lies, der Name da, neben Speichel!»

Hottah Hegel las laut: «Ferdinand Rübenacker ... wer soll das sein?»

«Berühmter Wagner-Sänger, Baß, singt dieses Jahr den Hagen in der *‹Götterdämmerung›* – ich wette, das ist der Mann, den Speichel sucht! Und ich hätte da eine Idee ...»

Welche Idee hatte Dr. Borg? Wird sie gelingen?

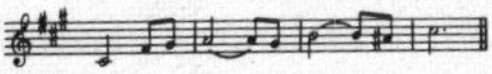

4

«Ich habe eine Idee!»

Hottah Hegel schaute den unrasierten, aber sympathischen Frauenarzt fragend an.

«Wir müssen an diesen Bassisten Ferdinand Rübenacker herankommen; wenn er wirklich der Mann ist, den Speichel hier sucht, dann stechen wir voll hinein ins Wespennest.»

«Aber wie an einen Sänger herankommen, ich meine ... kannst du singen?» Hottah Hegel kicherte.

«Aber es gibt eine andere, viel bessere Möglichkeit ...»

So kam es, daß wenig später im Hotelzimmer des berühmten Wagner-Tenors Roland Knödel das Telefon klingelte. Der Tenor war gerade dabei, ein paar Tonleitern zu üben. Ärgerlich unterbrach er sich und hob ab.

«Wer stört der Stimme starken Start? – Ach, des unteren Bundesbahn-Bettes biederer Bewohner! Bedarf es Beistands, bester Bekannter?»

Der Tenor hörte sich ruhig an, was Dr. Borg ihm zu sagen hatte, er nickte hin und wieder und lächelte.

«Mein Wissen wirkt Wunder! Merken Sie auf, mein friedfertiger Freund! Fahren Sie fort, fern ins Festspielhaus. Holen Sie dort der heimlichen Helfer Häuptling, der Statisten starken Sturmführer, Norbert Neidling nennt man ihn mit Namen. Sagen Sie ihm, Siegfried sende Sie selber, und an der trefflichen Truppe haben Sie teil tags darauf!»

Dr. Borg bedankte sich höflich, Roland Knödel legte wieder auf und übte weiter seine Tonleitern. Dr. Borg hatte mit des Tenors Stimme seine Mühe – vor allem, so fand er, dauerte es immer endlos, bis er zum eigentlichen Ziel seiner Rede käme. Das, allerdings, hatte er mit dem Meister gemein ... Hottah Hegel hatte gegen die Umständlichkeit nichts einzuwenden. Dennoch machten sie sich beide auf den Weg zum Festspielhaus, und nach einigen bürokratischen Präliminarien standen sie vor dem Statistenhäuptling Neidling. Der musterte beide kritisch.

«Wie ich aus Ihnen einen Burgunder machen soll –» meinte er in unverfälschten Fränkisch zu Hottah Hegel – «da müssen Sie sich eine bessere Haltung zulegen.»

Hottah Hegel straffte seine tropfenförmige Gestalt ein wenig. Der Statistenhäuptling nickte beifällig. «So wird's gehen. Und Sie –» er zeigte auf Dr. Borg – «Sie scheinen mir Kraft zu haben. Sie bekommen eine Extraaufgabe. Ich nehm Sie zu den vier Schildträgern, die den toten Siegfried hinaustragen müssen.»

Dr. Borg, der die Größe und Leibesfülle Roland Knödels ja zur Genüge kannte, schluckte.

«Sie haben noch – Moment – eine Stunde Zeit, dann gehen die Proben los. Seien Sie pünktlich!»

Hottah Hegel hatte noch eine wichtige Frage: «Äh –»

«Ja?»

«Die Kantine – wo ist sie?»

Der Statistenhäuptling wies ihnen den Weg durch die Eingeweide des Festspielhauses. Die Kantine war ein eher häßlicher Raum, schmucklos, mit schäbigen Tischen. Choristen, Bühnenarbeiter und vereinzelte Sänger saßen herum. Dr. Borg zeigte auf einen großen, dicklichen Mann mit schwammigen Gesichtszügen, der in einer Ecke saß und an seinem Bier nukkelte. «Da ist er!»

«Wer?»

«Rübenacker, der Bassist. Komm!»

Sie nahmen sich auch ein Bier und setzten sich an den Nebentisch. Hottah Hegel war gespannt. «Wie du den Siegfried rausträgst – da bin ich mal gespannt!»

«Wird sich zeigen. Jetzt müssen wir uns nur an den da ranmachen!»

Der Bassist holte sich noch ein Bier und setzte sich wieder schweigend auf seinen Platz. Dr. Borg öffnete den Mund, um ihn anzusprechen, doch da gab er Hottah Hegel einen Stoß und flüsterte aufgeregt: «Hottah! Achtung! Nicht umdrehen!»

«Äh – wieso, ich meine . . .»

Jemand war an Ferdinand Rübenackers Tisch getreten. Wer wollte sich zu dem berühmten Bassisten setzen? Ein Bewunderer, der ein Autogramm wollte, oder ein alter Bekannter?

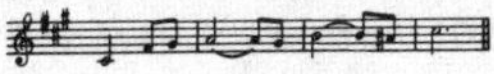

5

«Hallo, Ferdinand – wie geht's?»

Hottah Hegel zuckte zusammen, als er die Stimme des Juraprofessors Speichel erkannte. Er machte sich in seiner Ecke klein und hoffte, daß der Professor ihn nicht erkennen würde. Gott sei Dank saß er mit dem Rücken zu ihm, und es war ziemlich schummrig in der Kantine. Außerdem würde Professor Speichel wohl kaum seinen ehemaligen Studenten in dieser Umgebung vermuten.

«Setz dich!» forderte der Bassist den Juristen auf. Er sprach deutlich westfälischen Dialekt.

«Was macht die Rolle?» frug der Jurist den Bassisten.

«Läuft. Endlich mal eine vernünftige Inszenierung, nicht dieses neumodische Zeug, woll?»

Der junge, sympathische Frauenarzt und der Radio BB-Moderator spitzten die Ohren.

«Stell dir vor, die haben sich nicht entblödet, einen Nigger als Wotan einsetzen zu wollen!»

«Der Untergang Deutschlands.»

«Gott sei Dank war der Regisseur dagegen. Schlimm genug, daß einer, der den Namen Wagner trägt, so was gutheißen würde.»

«Na ja, was erwartest du?»

«Juden haben die Rolle ja auch schon singen dürfen. Entsetzlich! Wenn der Meister das wüßte!»

«Hat sich ja auch nicht geschämt, jüdische Dirigenten einzusetzen. Gräßlich!»

Rübenacker beugte sich zu Professor Speichel hinüber und begann zu flüstern. Den feinen Ohren des jungen Gynäkologen, am Stethoskop geschult, entging allerdings kein Wort.

«Habt ihr Ärger gehabt in Bischofsbrück, was?»

«Beseitigt.»

«Und – sie sind nicht auf eure Spur gekommen, was?»

«Sie verdächtigen jemanden ganz anderen.»

Er kicherte gemein. Dr. Borg wurde blaß – es war ihm klar, wovon geredet wurde, von dem Mord auf Gut Weinstein und der Tatsache, daß man ihn verdächtigte, den Beamten des Bundeskriminalamtes ermordet zu haben.

«Wir haben's geschickt angefangen. Aber ich bin wegen was anderem hier.»

«Ja?»

«Wir müssen auch hier ein Zeichen setzen, gerade während der Festspiele, dachte ich, da ist viel ausländisches Publikum hier, und wir können sie auf unsere Probleme aufmerksam machen und zeigen, daß wir uns nichts mehr gefallen lassen.»

«Du willst eine Aktion starten?»

«Genau. Und dazu brauche ich deine Hilfe.»

«Erzähle!»

«Nicht hier. Wo können wir uns treffen?»

«Bei mir am besten. Bring deine Freunde mit. Du weißt, wo mein Haus liegt?»

«Ja. Also – bis dann.» Der Juraprofessor aus Bischofsbrück stand auf und verließ die Kantine.

Dr. Borg stieß Hottah Hegel an, der schrak hoch. «Ja – was ist?»

«Hast du gehört?»

«Was?»

Dr. Borg seufzte. Hottah Hegel schien ein kleines Nickerchen gemacht zu haben. «Komm, los!»

Die beiden standen auf und wollten ebenfalls aus der Kantine gehen. Jedoch plötzlich wurde die Tür wieder aufgerissen, jemand eilte herein und stieß mit Hottah Hegel zusammen.

«Hei – passen Sie doch auf!»

«Aber ich ...»

Dr. Borg drückte den Radio BB-Moderator schnell hinaus in der Hoffnung, daß Professor Speichel, denn er und kein anderer war es, der da zurückgekommen war, ihn nicht erkannt hätte. Der Professor war blaß geworden und schaute den beiden nach. Hatte er Hottah Hegel erkannt? Würde es neues Unheil geben? Waren die beiden Statisten in Gefahr?

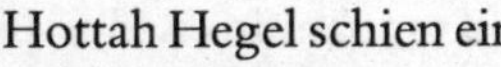

6

Für den Laien ist die Probenatmosphäre eines Theaters stets eine faszinierende Angelegenheit. In dem Durcheinander aus Sängern, Choristen, Statisten, Beleuchtern, Bühnenarbeitern und Assistenten, die die Anweisungen von Dirigent, Regisseur, Oberbeleuchter und anderen ausführen, vermag kaum jemand System zu erkennen. Doch was wie ein ziellos durcheinander wimmelnder Ameisenhaufen wirkt, ist in Wirklichkeit genau geplant. Auf die Sekunde genau muß in einem Theater alles klappen, mehr noch in einer Oper, in der die Musik Tempo und Zeitplan angibt. Hottah Hegel und Dr. Borg waren auch entsprechend beeindruckt, als sie Norbert Neidling, der Anführer der Statisten, auf die riesige Bühne des Bayreuther Festspielhauses führte.

Hottah Hegel sah sich um. «Wo ist das Orchester?» frug er.

Dr. Borg lächelte. «Das kommt erst am Schluß dazu, Bühnenproben und Orchesterproben laufen lange getrennt nebeneinanderher. Das da gilt als Orchester!»

Er wies auf einen Pianisten, den Korrepetitor, der seitwärts auf der Bühne saß. Ehe er weitere Erläuterungen geben konnte, hallte die Bühne von Kommandos wider. Plötzlich war alles ruhig. Im Saal ging ein kleines Licht über dem Pult an, der Regisseur, ein schmaler, aristokratisch wirkender Brite, war gekommen, um ihn herum schwirrten Regieassistenten, Skriptgirls, Beleuchter und andere Domestiken in weißen Mänteln. Der Brite wickelte seinen Hals langsam aus einem langen weißen Schal, dann wandte er sich in gebrochenem Deutsch an die Leute auf der Bühne.

«*Well*, wir beginnen, *you know? At first* wollen wir die Totenmarschszene spielen, *yes?* Mr. – äh – Neidling?»

Der Statistenchef trat vor. «Ja?»

«*I need four men, you know,* vier Mannen, ja?»

Hottah Hegel flüsterte dem jungen, sympathischen Frauenarzt zu: «Er kann nicht richtig Deutsch – das – äh – heißt doch Männer, oder?»

«Bei Wagner nicht. Da heißt es Mannen!» flüsterte Dr. Borg

zurück, ehe er mit drei anderen von Norbert Neidling vorgerufen wurde. Der Regisseur sah sich die vier Statisten an, dann nickte er langsam.

«Okay. Also –»

Er begann die Figuren zu postieren. Roland Knödel mußte sich in den Hintergrund legen, Ferdinand Rübenacker, der den Hagen sang, der Siegfried mit seinem Speer erstochen hatte, stellte sich an den Bühnenrand, die Männer – pardon: die Mannen wurden im Hintergrund aufgereiht, und der Bariton, der den Gunther darstellte, placierte sich neben Rübenacker. Die vier Statisten schritten langsam mit einem großen Schild im Gleichschritt aus der Reihe der Mannen hervor, während der Korrepetitor auf dem Flügel den Totenmarsch intonierte. Als sie den vorgeblichen Leichnam Siegfrieds aufhoben, grinste der Tenor Dr. Borg an.

«Hallo – wenn helfende Hände den hingeschiedenen Helden hinantragen, richtet der Recke sich rüstig zur Ruhe!»

«Ruhe auf *the stage*!» brüllte der Regisseur und stoppte gleich den ganzen Vorgang. «Noch mal – und mehr Tempo, *please – more engagement, you know? Once more again!*»

Wieder und wieder wurde die Szene geprobt. Dr. Borg bemerkte, daß sich Ferdinand Rübenacker in einer Pause der Probe hinter die Bühne begab, und er sah, wie er in der Kulisse mit einem Beleuchter sprach. Dabei zeigte er mehrfach nach oben und machte, so schien es dem Gynäkologen, einige drohende Handbewegungen. Was mochte der Bassist im Schilde führen? War der Bühnenhagen auch in Wirklichkeit ein Finsterling? Plante er etwa Schreckliches?

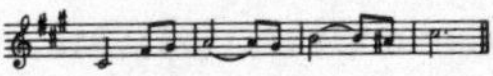

7

Dr. Borg wollte Hottah Hegel sagen, was er da gesehen hatte, aber ein Wink des Statistenhäuptlings hinderte ihn daran.

«Los, wir sind dran!»

Und wieder hämmerte der Korrepetitor lustlos in die Tasten, Tenor Roland Knödel ließ sich zum x-tenmal hinaustragen, die Mannen schlugen zum Zeichen der Trauer an ihre Schilde, der Regisseur machte eifrig Notizen. Hottah Hegel, in der letzten Reihe aufgestellt, um nicht allzusehr aufzufallen mit seiner ziemlich ungermanischen Haltung, lehnte sich an einen Kulissenbaum und schloß die Augen. Theater war doch etwas ziemlich Langweiliges, befand er. Da fehlte die knisternde Spannung. Plötzlich hörte er, wie jemand ihn leise zu rufen schien. Die Klaviermusik hatte sich eigenartig verändert. Sie klang jetzt wie das ‹*Lohengrin*›-Vorspiel.

«Pst – mei Gudsder!» Hottah Hegel blickte sich verwirrt um und sah im Kulissengang den Mann im gelben Morgenmantel mit der schwarzen Samtkappe stehen.

«Mei Gudsder!»

Die merkwürdige Erscheinung schien diesmal allerdings ziemlich aufgeregt zu sein, denn sie winkte ihm heftig zu. «Mei Gudsder! Gommse mal här, aber schnelle, sofort!»

Hottah Hegel verstand nicht gleich. «Was ist – äh –?» flüsterte er.

Der Gelbbemantelte wiederholte seinen Ruf. «Gommse mal här, aber schnelle, sofort!»

Hottah Hegel setzte sich kopfschüttelnd in Bewegung. Im selben Moment passierten mehrere Dinge auf einmal. Ein lauter Schrei ertönte, als er wieder in den Kulissengang blickte, war der Fremde verschwunden, die Klaviermusik brach ab, und mit ohrenbetäubendem Krachen zerschellte ein riesiger Scheinwerfer genau an der Stelle, an der Hottah Hegel eben noch gestanden hatte. Die Splitter sausten auf der Bühne herum. Hottah Hegel fiel in Ohnmacht, das Chaos brach los. Alles stürzte auf die Bühne, ein paar Choristen und Statisten waren von den Splittern getroffen worden und bluteten, alle redeten durcheinander, der Statistenhäuptling rief die Feuerwehr und den Notarzt, eine Krankenschwester schwirrte umher, in der Loge zeigte sich Wolfgang Wagner, der Festspielleiter, der Regisseur war aufgesprungen und gab seinen Domestiken Anweisungen, Dr. Borg half hier und da, wo er konnte – nur Ferdinand Rübenacker schien verschwunden.

«Wer schob den Scheinwerfer schlundwärts?» wollte der Heldentenor Knödel wissen, und Norbert Neidling, der Statistenhäuptling, ergänzte:

«Sabotage, eindeutig, das kann gar nicht anders sein.»

Dr. Borg blickte nach oben. «Da!» rief er und zeigte hinauf, wo das Gesicht eines Beleuchters für einen Moment auftauchte und wieder verschwand. «Von da oben kam der Scheinwerfer!»

Neidling glaubte nicht an ein Versehen: «Ein Versehen ist's nicht gewesen!»

«Kommen Sie!»

In all der Aufregung hasteten die beiden Männer zu den Leitern, die in den Bühnenhimmel und die Beleuchteretagen führten. So schnell sie konnten, kletterten sie hoch. Von Zeit zu Zeit ertönten von unten Rufe wie: «Stehenbleiben! – Ihnen nach! – Um Himmels willen, der Beleuchter! – Bleiben Sie doch stehen!» Aber beide sahen nur den wehenden weißen Mantel des Beleuchters, der vor ihnen floh. Sie hasteten schmale, eiserne Stege entlang, hangelten sich an Schnüren und Drähten und Metallstäben weiter hoch, immer hinter dem Fliehenden her. Endlich schienen sie ihn gefaßt zu haben – auf der höchst gelegenen Beleuchterbrücke ging es nicht mehr weiter. Der Mann im weißen Kittel lehnte keuchend an der Brandmauer, als Dr. Borg und Neidling die letzten Stufen hochhetzten. Schützend hielt er die Hände vors Gesicht.

«Sie – Sie ...» keuchte der Statistenhäuptling. «Sie – Sie Mörder! Sie hätten jemanden töten können!»

«Oder töten sollen! Sprechen Sie!» Schwer atmend stützte sich Dr. Borg an das Geländer.

Der Beleuchter stammelte: «Ich – ich will alles sagen!»

Würde der Beleuchter ein Komplott enthüllen? Wer steckte hinter dem Anschlag auf Hottah Hegel?

8

«Ich – ich will alles sagen!» hob der Beleuchter abwehrend beide Hände.

Dr. Borg kam langsam näher. «Sie haben den Scheinwerfer absichtlich fallen lassen?»

«Ja – ich – ich konnte nicht anders, ich meine, man hat mich gezwungen!»

«Wer? Wer war es – sprechen Sie, Kerl!» näherte sich Neidling, der Anführer der Statisten. «Den Namen! Verdammt, den Namen!»

«Ich will es sagen, wirklich!» wimmerte der Beleuchter. «Sie werden es mir glauben, ja? Sie werden es mir glauben!»

«Ich denke schon.»

«Es war ...»

Im selben Moment löste sich eines der Gewichte, das für die Kulissenzüge bestimmt war, ein großer schwerer Sandsack, und schwang an dem Tau, an dem er befestigt war, mit großer Gewalt auf die Brücke. Dr. Borg sprang nach vorn und riß den Statistenhäuptling zu Boden. Die beiden Männer konnten sich gerade noch auf der schmalen Brücke halten, aber der Beleuchter wurde von dem Sack voll gegen die Brust getroffen. Mit einem langanhaltenden Schrei stürzte er auf die Bühne hinunter. Sein zerschmetterter Körper lag da wie eine zerfledderte Puppe neben dem Scheinwerfer, mit dem er Hottah Hegel zu zerschmettern gedacht hatte.

«Er hat den Namen nicht mehr genannt», keuchte Neidling, als er sich mühsam wieder erhoben hatte.

«Er sollte ihn nicht nennen!»

«Geht es Ihnen gut?» tönte die volle Stimme von Ferdinand Rübenacker in ihrem Rücken. Die beiden fuhren herum.

«Kann ich helfen?»

Ein furchtbarer Verdacht keimte in Dr. Borg auf. Der Beleuchter hatte kurz vor dem Anschlag mit dem Bassisten gesprochen. Sollte etwa ... Aber er kam nicht dazu, den Gedanken zu vollenden, denn helfende Hände führten sie beide wieder auf die Bühne hinunter, wo inzwischen die Polizei benachrichtigt worden war. Der Statistenhäuptling klopfte Dr. Borg auf die Schultern.

«Sie haben mir das Leben gerettet.»

«Keine Ursache.»

Einer der Schildträger war durch einen herumfliegenden Splitter so im Gesicht verletzt worden, daß er genäht werden mußte. Norbert Neidling ordnete an, wohl um dem jungen, sympathischen Frauenarzt einen Gefallen zu tun, daß Hottah Hegel seine Stelle einnehmen sollte. Hottah Hegel freute sich über die zusätzliche Aufgabe auch dann noch, als ihm Ferdinand Rübenacker beim Hinausgehen zurief: «Passen Sie auf, daß Ihnen nicht noch was auf den Kopf fällt! Wer im Rampenlicht steht ... Sie wissen ja!»

Er lachte laut und, wie Hottah Hegel fand, ein wenig gemein. Die Probe wurde abgebrochen, bis die Polizei mit ihren Ermittlungen zu Ende war. Angesichts des Tatortes und der bevorstehenden Premiere dauerte das nicht allzu lange. Auch mit der Prüfung der Personalien nahmen es die Beamten, Gott sei Dank, nicht zu genau – Dr. Borgs Inkognito hätte wohl sonst kaum gewahrt werden können. Dennoch war der junge, sympathische Frauenarzt ziemlich niedergeschlagen, als er mit Hottah Hegel durchs nächtliche Bayreuth wanderte.

«Ich habe ein wenig Angst, Hottah – hoffentlich war das der letzte Anschlag.»

«Meinste?»

«Ich habe so das Gefühl, daß wir sehr vorsichtig sein müssen – Speichel hat dich wohl erkannt.»

Hottah Hegel zuckte die Achseln. Gefahr war für den Luftfahrtfachjournalisten ein Fremdwort.

Sollte er in neue geraten, weil er die Lage unterschätzte? Oder konnte er das Komplott gemeinsam mit Dr. Borg aufklären?

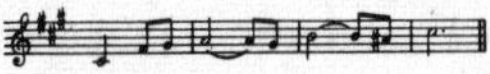

9

«Meine Herren, ich darf Sie nochmals herzlich begrüßen. Ich hoffe auf erfolgreiche Abschlüsse. Was ich bei dem hier versammelten Sachverstand nicht bezweifle ...»

Die fünf korrekt gekleideten Herren nickten sich gegenseitig und dem Redner, ihrem Direktor, zustimmend zu.

«Die Ausgangslage ist klar: der Aufsichtsrat hat dem Bau der Zuckerfabrik prinzipiell zugestimmt – vorausgesetzt, die wirtschaftlichen Daten lassen dies zu. Schlage deshalb vor, daß uns zunächst Herr Süßholz die Dinge aus seiner Sicht schildert.»

Josef Hermann Süßholz, Präsident der Bischofsbrücker Zuckerrübenanbauer, war ein Mann von altem Schrot und Korn. Er hatte sich den Zuckerrübenanbau zum Lebensinhalt gewählt. Was für andere Bürger der Wein, das war für ihn der Zucker. Und in den Ministerien sah man ihn gern als Lobbyisten – gehörte er doch zu denen, die immer einen Scherz auf der Lippe hatten.

«Meine Herren, wenn ich Ihnen ganz offen sagen soll, warum ich für eine Zuckerfabrik in Bischofsbrück bin, dann lassen sie mich das mit einem Satz begründen: Dort, wo's Zucker gibt, sind die Mädchen am schönsten.»

Als sich das Lachen seiner Kollegen gelegt hatte, fuhr er fort: «Das werden Sie selbst schon festgestellt haben. Ich verrate Ihnen nichts Neues. Na – und wenn Sie sehen, was uns diese Stadt an schönen Mädchen zu bieten hat, dann sagt mir meine Logik: Bischofsbrück ist der ideale Standort.»

«Ein klares Wort, wie wir es von Ihnen nicht anders erwartet haben, mein Bester. Bitte, Dr. Radler!»

Dr. Manfred Radler, Ministerialdirektor im Landwirtschaftsministerium und Leiter des Zuckerreferats, schwitzte. Wann immer er zu mehr als einer Person sprechen mußte, trat ihm der Schweiß auf die Stirn. Eigentlich hätte er den elterlichen Hof übernehmen sollen – seine Familie bewirtschaftete schon seit Jahrhunderten ein großes Gut im Bayerischen –, doch ein Stipendium der katholischen Kirche hatte ihn auf die Universität getrieben; und nach erfolgreichem Abschluß des landwirtschaftlichen Studiums war er vom Minister persönlich ins Ministerium geholt worden. Radler und der Minister stammten beide aus Engelshausen. Radler also schwitzte und seine Reden waren ein ständiger Kampf gegen die eigenen Hemmungen. «Ich möcht Sie nicht langweilen, meine Herren – aber eine Zahl vorweg: wir haben in der EG den Anteil des Zuckerrübenanbaus stetig ausgeweitet. Die bewirtschaftete Fläche ebenso wie die Pro-Hektar-Erträge. Sie wissen, daß die Kommission die Quote des A-Zuckers im vergangenen Monat heraufgesetzt hat, daß die B-Zucker-Quote ebenfalls zu unseren Gunsten ausgefallen ist und daß schließlich der C-Zucker dann eine Chance hat, wenn es uns gelingt, den Weltmarktpreis heraufzusetzen.»

Der Direktor unterbrach ihn: «Entschuldigen Sie, wenn ich Sie an diesem Punkt gleich unterbreche. Aber ich möchte dazu doch gleich die Meinung von Herrn Stützli hören. Herr Stützli, können wir mit einem erhöhten Weltmarktpreis rechnen – ich meine, das wäre ja nicht unerheblich für unsere Kalkulation?»

Jean-Luc Stützli, Direktor der Banco di Ponte Episcopale, ist uns ja kein Unbekannter mehr. Der Bankier schmunzelte, als er gelassen antwortete: «Die Weltmarktpreise für Zucker werden in London gemacht. An der Börse, meine Herren, wie Sie wissen. Die Preise schwanken. Mal fallen sie, mal steigen sie. Es ist das ewige Spiel – Sie verstehen – der freien Kräfte. Es werden Gewinne gemacht, das ist gut. Es werden Verluste gemacht – das ist schlecht. Sie verstehen. Schlecht für den, der sie macht. Nur: wenn der eine Verluste macht, dann freut sich die Konkurrenz. Sie verstehen, was ich meine. Also, um es ganz offen zu sagen: die Spekulanten, die die Preise in den Keller gejagt haben, haben uns – äh, ich meine, Ihnen – haben Ihnen einen großen Gefallen getan: Wir, Sie haben die hiesige Zukkerwirtschaft subventioniert – die Preise stabil gehalten, während auf dem Weltmarkt das alte Gesetz von Angebot und Nachfrage gespielt wurde. Die Entwicklungsländer haben dabei verloren. Der Zuckerpreis fiel und fiel, einige Firmen haben bankrott gemacht, jetzt kann er wieder steigen. Er wird wieder steigen. Und weil wir, wenn die Fabrik fertig ist, in den Boom hineinkommen werden, kann ich nur sagen: Sie bekommen für Ihr Vorhaben jeden Kredit von uns, den Sie möchten.»

Mit Wohlgefallen lauschten die Anwesenden den Ausführungen des Bankdirektors. Nur einer der Herren wurde zunehmend unruhiger. Bertold Chip, Chef der technischen Abteilung eines großen Elektrokonzerns und Computerspezialist – er sollte eigentlich die technischen Details der geplanten Fabrik erläutern –, störte die bis dahin herrschende Eintracht der Herrenrunde.

«Also, meine Herren, ich finde das ja ganz ausgezeichnet, was ich da bislang gehört habe, und ich werde Ihnen natürlich gleich alle technischen Details erläutern, die aus meiner Sicht einem Bau der Fabrik nicht im Wege stehen – aber ich habe mir erlaubt, Ihnen hier ein Flugblatt mitzubringen. Und was lese ich da: ‹Freiheit für Mauritius – Kampf dem Zuckermulti›. Ich lasse es gleich rumgehen. Aber wenn ich hier sehe, daß sich eine Bürgerinitiative gegen unser Vorhaben bildet – dann weiß ich nicht, ob wir dann mit unseren zeitlichen Plänen durchkommen werden.»

Aufgebracht hörte die Runde zu. Für eine kurze Zeit ließ ihre Disziplin nach: «Chaoten. Immer dieselben!»

«Kommunisten, ich sage es ja immer. Kommunisten!»

«Die Spinner – das beste: vergessen!»

Direktor Rotgold versuchte die Gemüter zu beruhigen. «Meine Herren, ich verstehe Ihre Erregung. Aber wir sollten diese Dinge wirklich nicht ernst nehmen. Herr Chip – in Ordnung, daß Sie uns dies mitgebracht haben – aber dennoch leben wir in einem freien Land.»

«Wieder!»

«In einem freien Land, in dem wir mit unseren Investitionen Arbeitsplätze schaffen!» Und mit versteinertem Gesicht fügte er hinzu: «Und sei es unter Polizeischutz.»

Was will die Bürgerinitiative gegen die Errichtung der Bischofsbrücker Zuckerfabrik? Verzögern ihre Aktivitäten den Bau? Kommt es zu Zwischenfällen?

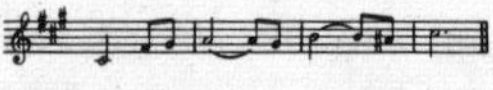

10

Jumbo Fant und Manfred Maulwurf hatten vorgesorgt: sie trugen eine Kiste «Vin de patron» zwischen sich, als sie schwerfällig die Treppen zu Hubert Hantels unordentlicher Dachwohnung hochkeuchten.

«Warum hat der keinen Lift ...» stöhnte Manfred Maulwurf.

«Wenn du erst mal so dick sein wirst wie ich, wirste solchen Ausgleichssport zu schätzen wissen!»

Hubert Hantel empfing seine Besucher an der Wohnungstür. Stöhnend stellten die beiden den Kasten ab. Angstvoll kam ihnen Wolf Wunnenstein entgegen: «Habt ihr was zu trinken dabei?» frug er.

Maulwurf beruhigte ihn: «Wir sind versorgt.»

Wolf Wunnenstein fluchte leise.

Hantel schielte mißbilligend zur Kiste: «Ungesund dieser Alkohol – ich sag euch, ihr lebt länger und eure Haut wird schöner, wenn ihr mehr Tee trinkt! Oder Getreidesaft!»

Jumbo Fant seufzte und öffnete seinen Taschenkorkenzieher, den er stets bei sich trug. Er zog den Korken aus der ersten Flasche, atmete befriedigt auf und füllte erst sich und dann Manfred Maulwurf ein Glas.

«Pfoten weg!» ließ der zwischen den Zähnen hören, als Wunnenstein seine Hände nach einer weiteren Flasche ausstreckte.

Hubert Hantel hantierte derweilen pfeifend in seiner Küche.

«Habt ihr schon mal hier gegessen?» flüsterte Wunnenstein voller Furcht den beiden Kollegen zu.

Maulwurf schüttelte den Kopf, Jumbo Fant grinste: «Du wirst dich wundern!»

Hubert Hantel tänzelte in den Raum – graziös balancierte er eine große Platte zwischen seinen beiden Händen, auf der sich verschiedene Schälchen und Töpfchen, die mit einer undefinierbaren Masse gefüllt waren, befanden. Wunnenstein verzog die Nase, doch Hantel erklärte ungerührt: «Das ist was Gesundes! Vollkorn, Sesam, Soja, hier 'n kleiner Selleriesalat, biologisch gezogener Sellerie, Mohrrüben, das ist ein Kuchen aus

Karotten, hier nebenan hat 'n Bioladen Karotten in großen Mengen angeboten, und das kam so, wißt ihr ...»

Umständlich begann Hubert Hantel die Geschichte einer pleite gegangenen Landkommune zu erzählen, zu deren Konkursmasse tausend Zentner Mohrrüben gehört hatten, während seine Redaktionskollegen lustlos in ihrem Essen herumstocherten. Während er redete, verzehrte er mit großem Appetit das meiste dessen, was er aufgetragen hatte.

Es klingelte. Maulwurf vermutete: «Vielleicht ist es Big Mäck.»

Hubert Hantel erhob sich. «Das wird Big Mäck sein.»

Bert Bunge, genannt Big Mäck, betrat wippenden Schrittes die Wohnung, dabei warf er Hubert Hantels Trenchcoat vom Garderobenhaken.

«Paß doch auf!» Hubert Hantel hastete dazu, hob seinen Mantel auf und bürstete ihn hektisch ab. Er wollte von Big Mäck wissen: «Was willste?»

Maulwurf und Fant antworteten gleichzeitig für ihn: «Ist noch was zu Essen da!»

«Danke. Hab schon 'nen Hamburger verdrückt. Aber ein Kaffee wär ganz gut.»

Hantel war entsetzt: «Spinnst du? Was da alles drin ist!»

«Dann ein Wasser ...»

«Wasser? Bist du völlig übergeschnappt? Liest du keine Zeitungen?» Hantel wühlte in der Flut alternativer Hefte, die seinen Schreibtisch überfüllten. Dabei fiel ein Heft *Sherry Exklusiv – für den besonderen Geschmack* in feinstem Goldschnitt herunter. Hantel wedelte mit einer Zeitschrift. «Hier – in der *Grünen Hoffnung* steht alles drin, Wasser – ha!»

Bert Bunge seufzte. «Was haste denn dann?»

«Sesamschlampfe – wo ich die Körner eingeweicht habe.»

Dankend lehnte Bert Bunge ab. Grinsend füllten sich Jumbo Fant und Manfred Maulwurf ihre Gläser. Wolf Wunnenstein bekam erneut einen Schlag auf die Finger, als er wieder versuchte, an den Wein heranzukommen.

Mit einem genießerischen Zug frug Fant: «Jetzt laß mal raus – was sollen wir hier?»

«Das ist eine lange Geschichte», wollte Hantel gerade zu dieser langen Geschichte anheben, als es erneut klingelte.

Wer begehrte bei Hubert Hantel Einlaß? Wollte ihn jemand aus der Ökoszene besuchen oder brachte ihm ein Körnerfreak die nächste Ladung für das Abendessen?

11

«Hallo!» stellte Conny Golf, denn sie und keine andere war es, ihre Jutetasche in die Ecke. «Ich hab ein Problem mit meiner Häkeldecke!» trat sie in Hubert Hantels Wohnzimmer und erstarrte. «Ihr?»

Angstvoll zuckten Jumbo Fant und Manfred Maulwurf zusammen. Geradezu automatisch schützten sie mit ihren Händen ihren wertvollsten Besitz, das Symbol ihrer Männlichkeit: die Rotweinflasche. Während Wolf Wunnenstein vor sich hin kicherte, ließ sich Conny Golf in einen Sessel plumpsen. Sie hatte beschlossen, die anderen nicht zu bemerken. Sie kramte in ihrer Jacke und holte einen Musterbogen heraus, den sie vor Hubert Hantel ausbreitete.

Hubert Hantel frug sie: «Möchtest du was trinken?»

«Ein Schuß Sesamschlampfe wär gut.»

Wolf Wunnenstein schob ihr sein Glas rüber. «Ist noch nicht berührt.»

«Danke. – Also paß mal auf, da, diese Maschenfolge, das verstehe ich nicht!» Sie vertiefte Hubert Hantel in eine angeregte Diskussion über Häkeldeckchen. Die vier übrigen Redakteure, die sich schon lange nicht mehr wunderten, daß Hubert Hantel auch in Redaktionssitzungen immer sein Häkelzeug dabei hatte, warfen sich schnelle Blicke zu. Conny Golf, mißtrauisch, wie sie aus gutem Grund gegen die Herren der Schöpfung war, schaute aus den Augenwinkeln in die Richtung der beiden korpulenten Redakteure, die auf Hubert Hantels Jugendstilsofa saßen. Bert Bunge studierte seine Elektronikzeitschrift, Wunnenstein grinste vor sich hin, während Hubert Hantel gerade rief: «Ein Doppelstäbchen, das ist ein Doppelstäbchen!»

Eifrig widersprach Conny Golf: «Nein, sicher nicht, Hildchen sagt, so geht es nicht!»

«Aber laß dir's zeigen ...»

Jumbo Fant flüsterte Manfred Maulwurf etwas zu. Der kicherte – und Conny Golf merkte auf. Manfred Maulwurf wurde rot. Wolf Wunnenstein wollte an dem Spaß teilhaben und beugte sich vor. Als er den wispernden Jumbo Fant vernommen hatte, lachte er laut los.

«Was gibt's da zu lachen – oder lacht jemand über häkelnde Frauen?» fuhr die füllige Medienfrau auf. Wolf Wunnenstein erbleichte und begann zu stottern.

Conny Golf hakte nach: «Was habt ihr gerade geredet – Herr Maulwurf: was hat Herr Fant zu Ihnen gesagt?»

Manfred Maulwurf verschluckte sich und sagte nur: «Ja – äh –»

Conny Golf wandte sich zum nächsten: «Herr Wunnenstein!»

Wolf Wunnenstein wurde immer unsicherer, als er den drohenden, befehlenden Ton hörte. Er nuschelte etwas von «Weiber – Häkeln – hysterisch ...» vor sich hin, da sprang Conny Golf auf. Sie zitterte vor gerechter Empörung.

«Ich denke, das ist bekannt, daß ich mir das nicht gefallen lasse!» Sie ergriff ihre Jutetasche. Jumbo Fant und Manfred Maulwurf gingen in Deckung. Wolf Wunnenstein schluckte.

«Euer chauvinistisch-sexistisches Gequatsche hängt mir zum Hals raus!» kreischte die Medienfrau. Sie holte mit aller Kraft aus, und die Jutetasche, schwungvoll wie bei einem Vorhand-Volleyschlag im Tennis, traf auf dem Scheitelpunkt ihrer Bewegung die Nase von Wolf Wunnenstein. Mit einem wehleidigen Aufschrei stürzte der Radio BB-Redakteur mitsamt seinem Stuhl um. Die Brille splitterte, sein Kopf stieß gegen den Schreibtisch, von dem sämtliche Ökozeitungen herunterfielen und den kleinen Kölner unter sich begruben. Mit einem «Männer!» rauschte Conny Golf ab und schlug die Tür hinter sich zu.

Manfred Maulwurf und Jumbo Fant kreischten vor Lachen

derart los, als Wolf Wunnenstein sich wieder hochrappelte und Bert Bunge die Elektronikzeitung aus der Hand legte, daß mit einem gewaltigen Krach das Sofa unter ihnen zusammenbrach.

Hubert Hantel war traurig: «Mensch – mein schönes Sofa, jetzt muß ich wieder bis zum nächsten Sperrmüll warten, bis ich ein neues kriege! Fettsäcke!»

Der drahtige Diskutant und Chefideologe von Radio BB begann die Trümmer wegzuräumen. Mitleidig gab Jumbo Fant Wolf Wunnenstein einen Schluck «Vin de patron» zu trinken.

Aber Bert Bunge stellte auf seine präzise Art die Frage aller Fragen: «Und – jetzt haben wir geblödelt, aber was willste eigentlich von uns?»

Würde Hubert Hantel jemals seine Geschichte erzählen können? Und: würde er jemals damit fertig werden?

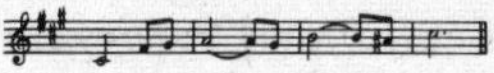

12

«Also – was willst du eigentlich?» legte Bert Bunge, trotz seiner eher schmächtigen Figur von seinen Kollegen «Big Mäck» genannt, die Elektronikzeitschrift beiseite, während sich Wolf Wunnenstein aufrappelte und seine zerbrochene Brille wieder aufsetzte. Manfred Maulwurf häufte die umgefallenen Ökozeitschriften wieder einigermaßen ordentlich auf den wackligen Schreibtisch, Jumbo Fant versuchte die durchgebrochene Couch notdürftig zu reparieren, und Hubert Hantel starrte traurig auf die Reste seiner Einrichtung.

«Macht nichts», tröstete ihn der praktisch denkende Manfred Maulwurf. «Nächste Woche ist wieder Sperrmüll, da findest du wieder neue Möbel. Ich stell dir gern meinen Mercedes-Kombi zur Verfügung.» Manfred Maulwurf, für seinen sagenhaften Reichtum berühmt, konnte zwar nicht Auto fahren, besaß aber eine große Sammlung kostbarster Automobile, die er gern verlieh.

«Nun laß es endlich raus!» rief ungeduldig Bunge.

«Also –» kam der ausgefuchste Diskutant und Radio BB-Chefideologe der Aufforderung nach. «Also – es geht um Zukker.»

«Wenn du Zucker hast – nichts Süßes essen!» riet Jumbo Fant und schenkte sich aus der mitgebrachten Rotweinflasche nach. «Vor allem keinen Alkohol!»

«Zum hundertstenmal – ich kann darüber nicht lachen, über eure Witze!» reagierte Hubert Hantel eher sauer. «Manchmal benehmt ihr euch wirklich wie debile Alkoholiker!»

«Sehr richtig!» pflichtete Bert Bunge bei, der nur in Ausnahmefällen und dann auch ausschließlich Mineralwasser trank.

«Es geht um eine Zuckerfabrik. Hier soll eine Zuckerfabrik gebaut werden!» Und Hubert Hantel erzählte von den Machenschaften der Industrie, entflammte sich für die Bürgerinitiative, der er als Berater und Programm-Verfasser zur Verfügung stehen wollte, erging sich in glühendsten Farben über die reiche Beteiligung auch des weiblichen Teils der Ökobewegung, kurz: er hielt ein begeisterndes Plädoyer für die Reinheit des Zuckers, der Natur und des Menschen. Bert Bunge, erst seit kurzem in der Redaktion und an Hantelsche Monologe – «Auftritte» wurden sie von anderen, mißgünstigen Beobachtern auch genannt – noch nicht gewöhnt, staunte. In der einen Hand eine Schnitte Bio-Brot, mit Diätmargarine bestrichen, in der anderen eine Tasse mit Flüssigkeit, in der er sein Getreide aufweichte, schritt Hubert Hantel imaginäre Fronten ab und entwarf Pläne, wie, gemeinsam mit der Redaktion, diese Zukkerfabrik verhindert werden könnte. Jumbo Fant und Manfred Maulwurf staunten. Wolf Wunnenstein putzte seine Brille und stierte vor sich hin.

«Mensch – Hubert, so kenn ich dich gar nicht!» flüsterte der kleine Kölner, und die Redakteure hatten plötzlich eine Vision, als Hubert Hantel vor einer der großen Topfpflanzen, die sein Heim ein wenig wohnlicher machten, zum Stehen kam und sein Innerstes enthüllte: «Natur – wir verlieren immer mehr Natur! Und das, was mit dieser Fabrik da passiert, das reißt uns wieder ein wenig unserer Lebensgrundlagen weg, deshalb müssen wir uns wehren, kämpfen für die letzten Reste von gesunder Umwelt, so heftig wir können!»

Licht fiel auf ihn, spiegelte sich in den breiten Fächern der Topfpalme wieder, ließ die fettigen Blätter des Gummibaumes glänzen, umhüllte Hubert Hantel ganz mit grünlichem Schein. Er schien nicht mehr von dieser Welt zu sein, nicht mehr auf dem Boden seines Zimmers zu stehen, sondern förmlich aus den Pflanzen hervorzuwachsen, ein Teil von ihnen zu werden. Sie umhüllten ihn wie mit liebenden Armen – er hatte das geschafft, was der Mensch der modernen Industriegesellschaft vergeblich sich erhofft: Hubert Hantel war eins geworden mit der ewig grünenden, ewig blühenden, reinen, tiefen Natur!

«Mensch!» staunte Jumbo Fant seine Kollegen an. «Mensch!» wiederholte er, und Wolf Wunnenstein, der hin und wieder, wenn er überhaupt etwas sagte, mit einem Wort die Dinge auf den Punkt bringen konnte, sprach aus, was alle dachten:

«Das ist – das ist das Gute, das grüne Gute!»

Ein grünes Leuchten huschte über Hubert Hantels wuschligen Haarschopf und seinen Schnauzbart.

Würde er die Redaktion überzeugen? Würde der Kampf gegen die geplante Zuckerfabrik erfolgreich sein?

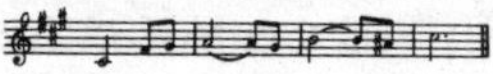

13

Die Proben gingen in gereizter Atmosphäre weiter, aber sie gingen weiter. Tenor Knödel meinte dazu: «Auf Anschläge achtet der aufmerksame Akteur allerdings auch – aber angstlos arbeitet er anschließend allemal!» und stürzte sich mit geradezu wütender Verbissenheit in seine Rolle.

Hottah Hegel und Dr. Borg waren da weitaus vorsichtiger: vor allem achteten sie auf jede Bewegung des Bassisten Ferdinand Rübenacker, aber der schien ebenfalls nichts mehr im

Sinn zu haben – wenn er jemals etwas im Sinn gehabt hatte. Dem Tenor blieb das allerdings nicht verborgen.

«Mein munterer Mitschläfer», wandte er sich an Dr. Borg. «Warum wenden Sie wichtige Wachsamkeit auf den heimlichtuenden, hinterhältigen Hagen?»

«Ich, äh – ich wende nichts, ich meine ...»

«Nutzloses Negieren, Neidling-Mann. Ich merk's mehr als manchmal!»

Dr. Borg überlegte hastig. Der Tenor schien ihm vertrauenswürdig, aber ach, zu oft schon hatte ihn seine Vertrauensseligkeit getäuscht! Und so beschloß er, seine wachsame Intelligenz dazu zu benutzen, den Wagner-Sänger ein wenig auszuhorchen. «Er scheint mir ein wenig – äh – sagen wir: eigenbrötlerisch, unser Hagen, oder?»

«Bässe bieten bestenfalls billige Blasiertheit, bester Bundesbruder! Rübenacker riecht nach reaktionärer Richtung, merkwürdige Mitstreiter minnt er manchmal, ich möchte da mein Mitmachen meistens minimieren.»

«Das heißt ...»

«Wagners Worte wirken bei ihm Wunder: was der Komponist kündet, kennt er, glaubt es gar und gerät in garst'ge Gesellschaft!»

Dr. Borg näherte sich vertraulich dem Tenor. «Soll das heißen – Rübenacker hat – äh – rechtsradikale Verbindungen?»

Belustigt leuchteten des Tenors helle Augen, die schon so mancher Wagnerianerin schlaflose Nächte bereitet hatten. «Dumm ist denn der singende Darsteller nicht – dacht er sich's doch: Wagners Wirken war es nicht, was womöglich Ihre Wachsamkeit weckte! Hat Hagen Heikles hereingebracht? Fürchten Sie fein gar nichts, fester Freund?»

«Hat er – ich wiederhole mich – solche Verbindungen?»

«Man munkelt's manchmal bei meinen Mitstreitern. Ein Verdacht gegen den feilen falschen Freund?»

«Da war doch einiges merkwürdig ...» Und Dr. Borg erzählte dem Tenor, was sich oben über der Bühne ereignet hatte, unter welch merkwürdigen Umständen der Beleuchter zu Tode gekommen war.

Knödel nickte langsam. «Rübenacker ist ein riesiges Rindvieh – mengt sich in mysteriöse Machenschaften, fürchtet nicht Verderben und Verfolgung! Denkbar dächt ich's durchaus!»

Dr. Borg wollte weiter in ihn dringen, aber der Korrepetitor klopfte ärgerlich auf den Deckel seines Flügels. «Also, wat is nu – quatschen wir oder arbeiten wir weiter?» berlinerte er, denn es hatte ihn seinerzeit aus Potsdam nach Bayreuth verschlagen, wo er im Sommer als Korrepetitor tätig war. Winters hieb er abends in einem Jazzkeller in einer Alt-Herren-Band in die Tasten. «Wir machen weiter bei Takt 18, klar?»

Die Sänger stellten sich wieder in Positur, der Korrepetitor vertat sich und klopfte den Takt mit dem Fuß: «One, two – Verzeihung ...» Und weiter ging es mit den Proben. Dr. Borg blieb nachdenklich hinter der Bühne zurück. Da sah er, wie Ferdinand Rübenacker in Richtung Garderoben abging. Dr. Borg versteckte sich hinter einem gemalten Baum. Der Bassist sah sich mißtrauisch um, holte ein Päckchen aus der Tasche, schaute kurz hinein und steckte es wieder weg. Eilends verschwand er. Der junge, sympathische Frauenarzt folgte ihm. Rübenacker verließ das Festspielhaus ganz und ging in Richtung «Haus Wahnfried», also jenes Haus, das Richard Wagner sich als Domizil gebaut hatte. Ehe Dr. Borg heran war, verschwand er im Innern. Nach wenigen Minuten, die der Arzt an einem Baum gelehnt verbrachte, kam er wieder heraus. Hastig ging er ins Festspielhaus zurück.

Merkwürdig – was mag er hier gewollt haben? Kopfschüttelnd folgte Dr. Borg dem Sänger. Er hätte sich noch mehr gewundert, wenn er gesehen hätte, wie Professor Speichel aus dem Haus Wahnfried kam ...

Was wollten die beiden prominenten Rechtsradikalen in der Wohnstatt Richard Wagners? Hatte das düstere Geheimnis, das sie umgab, mit Dr. Borg und dem Mord auf Gut Weinstein zu tun?

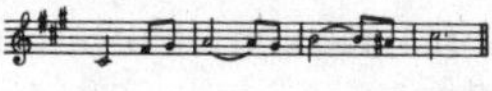

14

Der große Abend kam heran – die Premiere der *‹Götterdämmerung›*, des letzten Werkes von Wagners großartiger Tetralogie *‹Der Ring des Nibelungen›*. Die Neuinszenierung hatte viel Prominenz an den grünen Hügel gelockt, die sich nun im Park des Festspielhauses erging. Selbst der Bundeskanzler war gekommen und plauderte jovial mit den anderen Gästen. «Kunst gehört eben dazu, und gerade Wagner bietet etwas, was uns heute aufbauen kann, nicht wahr, mein bester Peschke?» Leutselig wandte er sich an seinen Umweltminister. «Lieben Sie Wagner?»

«Nun, um die Wahrheit zu sagen, mein Geschmack geht mehr in andere Richtung. Mozart zöge ich vor, und für Bach gäbe ich meine rechte Hand.»

«Mir gefällt Wagner, er hat so etwas Deutsches – das brauchen wir gerade jetzt, wo wir das, was die Utopisten in verantwortungsloser, jahrelanger Schlamperei angerichtet haben, beiseite räumen müssen – was die Jungen diesem unserem Staat entfremdet hat, und was könnte mehr dazu beitragen, sie wieder an ihn heranzuführen, als das hier ...» Er wies mit seiner Hand auf die Menge gutgekleideter Gäste, auf die reichgeschmückten Frauen, auf die Herren in Smoking, Frack oder Bratenrock.

Minister Peschke gab zu bedenken: «Könnte das nicht eher Neid erwecken, meinen Sie nicht?»

«Wer hat, der hat, und der darf auch zeigen.» Der Bundeskanzler wandte sich kurzfristig ab, um Fußballnationalspieler Hansi Knüller zu begrüßen. «Was macht das Knie?»

«Geht besser, Herr Bundeskanzler.»

«Weiter so. – Ihre Frau ist nicht dabei?» Die Frage galt dem Umweltminister.

«Nein.»

«Krank?»

«Nein.»

«Ah – verstehe schon – na ja, ich habe da auch so meine Erfahrungen.» Der Bundeskanzler lachte. «Wenn ich da an meinen früheren Wohnort denke – aber das ist eine andere Geschichte ...»

In diesem Moment hörte er die *‹Götterdämmerung›*-Fanfare. «Kommen Sie, mein bester Peschke, wir müssen hinein, gleich geht es los.» Er packte den Minister am Arm und zog ihn mit sich. Im Foyer kamen sie an einem hochgewachsenen, schlanken Herrn mittleren Alters vorbei, der hochrot im Gesicht war und verlegen in seinen Taschen kramte. Er wurde von einer Gruppe aufgebrachter Damen und Herren umringt. Es handelte sich um niemand anderen, als Dr. Fehler. «Bestimmt hatte ich die Karten eingesteckt, ich hatte sie doch eben im Hotel noch, nur keine Unruhe, meine Herrschaften, diese Zone der Unsicherheit werden wir bald verlassen ...»

Peschke grüßte den Radio BB-Chef flüchtig, aber Dr. Fehler bemerkte bei seiner verzweifelten Suche nach den Eintrittskarten für die Mitglieder des Roli-Clubs das Nicken des Umweltministers nicht.

«Ich sehe Licht am Ende des Tunnels – ich weiß, ich hatte die Karten eingesteckt, um sie nicht zu verlieren, Sie verstehn – ich weiß!» Dr. Fehler bückte sich und wickelte sein rechtes Hosenbein hoch. Triumphierend holte er das Bündel Karten aus seinem Sockenhalter. «Da sind sie – und jetzt werfen wir unsere Intentionen zusammen und setzen uns!» Er verteilte die Karten an die restlichen Bischofsbrücker Roli-Mitglieder und stürzte aufgeregt in das Theater.

Das Publikum war sehr gespannt, nervöses Getuschel war überall zu hören, vor allem die zu erwartende Leistung des Hauptdarstellers Roland Knödel, des Heldentenors, der die Rolle des Siegfried zu singen hatte, war Gesprächsstoff Nummer eins. Munkelte man doch, Knödel habe wieder eine heftige Liebschaft mit einer Ballettänzerin hinter sich gebracht und sei möglicherweise nicht bei Stimme.

«Na?» frug Dr. Fehler, als die Rolis ihre Plätze eingenommen hatten. «Sie hätten es einklagen können – beste Plätze in der Mitte!» Er putzte seine Brille, schneuzte sich verhalten und verstummte, als die ersten Töne der Oper das Theater füllten. Langsam öffnete sich der Vorhang – die drei Nornen woben ihre Fäden und umstanden das Wurzelwerk der Weltesche, Siegfrieds und der Götter Schicksal kündend. Dr. Fehler seufzte voller Vorfreude. Würde die Vorstellung ein Genuß werden? Oder würden die Wagnerianer enttäuscht abziehen müssen? Würde gar Hottah Hegels Auftritt als Statist für Spannung sorgen?

15

Dr. Fehler war ergriffen. Immer wieder mußte er seine beschlagene Brille putzen. Als Brünhilde jubelnd die Sonne begrüßte, spürte er seine Gastritis wieder – als Junggeselle fehlten ihm wesentliche Erfahrungshorizonte, glaubte er zu erkennen. Nur als der grimmige Hagen in der Gibichungenhalle seinen Halbbruder Gunther verspottete, merkte der Radio BB-Chef auf. «Stimmt etwas mit meiner Brille nicht? Jener Germane dort kommt mir so eigenartig bekannt vor ...»

Im Hintergrund, wo Gunthers Mannen aufgereiht waren, kamen ihm Habitus und Haltung eines Kriegers merkwürdig vertraut vor: ein etwas schlaff wirkender Krieger in ausgebeulten Hosen, der sich mehr an seinem Speer festzuhalten schien, um nicht einzuschlafen, als ihn drohend zu recken. Noch eigenartiger war, daß Hagen, als er an ihm vorbeiging, ihm kräftig gegen die Schienbeine trat. Mit einer leichten Verzögerung jaulte der Krieger auf. Das Publikum hielt diese Einlage von Ferdinand Rübenacker für einen Regieeinfall. Zwei Plätze neben Dr. Fehler stießen sich zwei Herren an. Beide trugen Jeans, weiß-blau gestreifte Hemden und lederne Westen. Der eine sah aus wie ein Dramaturg.

«Stark, was?» flüsterte er seinem Nebenmann zu, der aussah wie ein Schauspielregisseur.

«Stark, ja – schreib mal auf!» flüsterte der zurück. Dr. Fehler machte strafend «Ts, Ts, Ts!» in die Richtung der beiden, die daraufhin schwiegen. Die Vorstellung nahm weiter ihren Gang. Das Drama des heldischen Siegfried nahm seinen Lauf: er verriet die Walküre Brünhilde im Banne seines Zaubertrankes, der schurkische Hagen versuchte, sich des Hortes zu bemächtigen, angestiftet von seinem Vater Alberich, und auf einer Jagdparty, auf der Siegfried aus alten Zeiten plauderte und Intimitäten aus seiner Liaison mit Brünhilde zum besten gab, stach er zu. Siegfried sank mit einem Stöhnen auf die Bretter, die die Opernwelt bedeuten, sang noch eines und verschied. Dr. Fehler schneuzte sich laut, was dazu führte, daß der, der aussah wie ein Schauspielregisseur, zu ihm ebenfalls «Ts, Ts, Ts!» machte. Dr. Fehler errötete und steckte sein Schnupftuch wieder weg. Die Klänge des Trauermarsches füllten das große Festspielhaus. Vier Mannen traten an Siegfrieds Leichnam – darunter der, den Dr. Fehler zu kennen glaubte ... Ich komm nicht drauf, wem sieht der nur ähnlich ...

Die vier bückten sich, dabei glitzerte bei dem einen ein Goldkettchen kurz im Scheinwerferlicht auf. Nervös steckte er es in sein Wams. Stöhnend legten die vier Roland Knödel auf den Schild und hoben, alles fein säuberlich im Takt der Musik, den Schild an. Dabei passierte nur ein kleines Malheur: der eine der vier, der mit dem Goldkettchen, stand plötzlich verkehrt herum. Die anderen drei in eine, er in die andere Richtung. Leichtes Kichern wurde im Publikum laut.

«Pst – Hottah!» flüsterte Dr. Borg, der Schildträger, der neben ihm stand. «Hottah, pst!»

«Was ist?»

«Du stehst falsch!»

«Was tu ich?» kapierte Hottah Hegel nicht gleich. Das Publikum wurde unruhig, der Dirigent blickte irritiert hoch, der Regisseur, hinter der Bühne, schlug sich seinen Schal vors Gesicht und begann hemmungslos zu schluchzen.

Hottah Hegel hatte immer noch nicht begriffen. «Was 'n los – laß uns den Fettsack raustragen, nicht?»

«Du stehst falsch!» zischte Dr. Borg.

Die beiden anderen Schildträger grinsten unter ihren falschen Bärten. Dr. Fehler im Parkett durchfuhr es wie der Blitz der Erleuchtung: Das ist doch ...

Den gleichen Gedanken hatte der Bundesumweltminister Peschke: Das ist doch ...

Der Bundeskanzler beugte sich zu ihm hinüber: «Kennen Sie den, bester Peschke?»

«Und wie!»

Der also Erkannte starrte seine Mitträger verwirrt an. Ein hilfloses Lächeln huschte über seine Züge. Der Trauermarsch hatte seinen Höhepunkt erreicht.

Würde Hottah Hegel noch rechtzeitig bemerken, daß er falsch herum stand – oder würde der Vorhang fallen müssen?

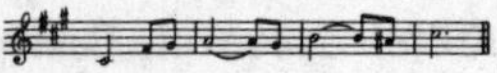

16

«Ich gehöre mit dem Klammerbeutel geprügelt, wenn das nicht Hottah Hegel ist!» flüsterte Dr. Fehler halblaut vor sich hin. Sein Nebenmann, der, der so aussah wie ein Regisseur, blickte kurz zu ihm herüber.

«Ich gehöre mit dem Klammerbeutel geprügelt, wenn das nicht Hottah Hegel ist!» wiederholte Dr. Fehler. Der mutmaßliche Regisseur grinste und tippte an die Stirn. Der andere, der, der aussah wie ein Dramaturg, kicherte. Im Parkett machte sich eine gewisse Unruhe breit.

Der mutmaßliche Regisseur flüsterte: «Dieser Rücken – was?»

«Echt phantastisch!»

«Wenn der noch frei ist ...»

Die beiden vertieften sich wieder in ihre Notizen. Auf der Bühne hatte Hottah Hegel inzwischen begriffen, was man von ihm erwartete. Der Bariton, der den König Gunther sang, mußte sich wegdrehen. Der Dirigent erbleichte und wagte gar nicht mehr, auf die Bühne zu schauen. Stoisch dirigierte er weiter. Einige der Mannen begannen zu kichern.

«Dreh dich um, Rindvieh!» flüsterte der junge, sympathische Frauenarzt seinem Kompagnon zu. Mit einem Seufzer drehte sich Hottah Hegel um – aber auch die restlichen Schildträger, die nicht mehr damit gerechnet hatten, daß der Radio BB-Moderator seinen Fehler noch einmal begreifen würde. Erste Lacher aus dem Publikum wurden laut. Tenor Knödel als toter Siegfried grummelte vom Schild herunter: «Blöder Bube, bald bringst du mich in Bedrängnis! Drehe dich dorthin, Dummkopf!»

Hottah Hegel war nur noch nervöser geworden. Schweiß rann ihm unter der Perücke hervor. Sein angeklebter Bart begann sich zu lösen. Statistenleiter Neidling schlug in der Kulissengasse die Hände vors Gesicht. Dr. Borg trat Hottah Hegel seitwärts gegen die Beine. Hegel jaulte leicht auf und ließ mit einer Hand den Schild los. Der tote Siegfried begann zu schwanken. Tenor Knödel krallte sich am Schild fest.

«Vorsicht – ich falle, falls nicht Friede vorherrscht!» flüsterte der Tenor erregt. Hottah Hegel hatte jetzt endgültig begriffen, die anderen drei Schildträger drehten sich wieder um, gerade als die letzten Takte des Trauermarsches ertönten, und wollten von der Bühne verschwinden, da passierte vieles auf einmal. Der Schweiß hatte Hottah Hegels Bart gelöst, der Bart fiel zu Boden, im selben Moment wurde die hintere Mitteltür des Theaters aufgerissen, zwei Logenschließerinnen gelang es nicht, die Frau, die sich, ihren dreijährigen Sohn im Arm, mit aller Macht in den Zuschauerraum drängte, zurückzuhalten. Das Kind half durch Kratzen und Beißen mit, seiner Mutter Zutritt zu verschaffen. Hemmungslos schrie Wanda Hegel durch den ganzen Saal: «Da biste ja, Oller – dir ha ick jesucht! Komm sofort da runter, oder du kannst was erleben, det sach ick dir!»

Als der Radio BB-Moderator die liebliche Stimme seiner charmanten Frau hörte, ergriff ihn die Panik – er rannte einfach los in die Kulissengasse. Dabei mußte er natürlich den Schild loslassen, auf dem der tote Siegfried ruhte. Mit einem schrillen Schrei: «Stop, stupider Stier! Ich stürze!» fiel Tenor Knödel in den Orchestergraben. Dabei versuchte er sich irgendwo noch festzuhalten und packte den falschen Bart von Dr. Borg, der sich ebenfalls löste. Mit einem schweren Krachen schlug der Tenor auf der großen Pauke ein. Der Pauker hatte sich gerade noch in Sicherheit bringen können. Der Dirigent brach ab, der Vorhang fiel, Wanda Hegel stand sprachlos im Mittelgang, Bundesumweltminister Peschke war in der ersten Reihe aufgesprungen und brüllte: «Ein Mörder! Da – auf der Bühne! Ein gesuchter Verbrecher!»

Tosende Unruhe, aufgeregtes Gerede im Zuschauerraum. Dr. Fehler wäre am liebsten verschwunden. «Gehe ich in ein Mauseloch oder unternehme ich eine letzte Kraftanstrengung?»

Der Radio BB-Chef hatte seinen Moderator und Dr. Borg natürlich erkannt. Zwei Polizisten gesellten sich zu dem immer noch heftig schimpfenden Umweltminister. Wanda Hegel schluchzte, ihr Söhnchen Daniel trat einen anderen Polizisten heftig gegen das Schienbein, Joachim Kaiser, der Kritiker der *Süddeutschen Zeitung*, schüttelte leicht den Kopf, ein Ausdruck höchster Mißbilligung – an eine Fortsetzung der Vorführung schien nicht zu denken zu sein.

Würde der *‹Ring des Nibelungen›* beendet werden können? Würde Siegfrieds Fall Dr. Borg in die Hände der Polizei führen?

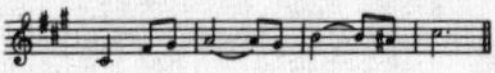

17

Die Aufmerksamkeit des eleganten Publikums richtete sich auf die zwei Gruppen, die sich gebildet hatten – in einer versuchte Wanda Hegel verzweifelt, die Platzanweiserinnen loszuwerden, die sie aus dem Saal zerren wollten. Danielchen, ihr kleiner Sohn, half fleißig mit, indem er heftig um sich trat, kratzte und spuckte.

Die Platzanweiserin versuchte vergeblich, sich seiner zu erwehren. «Aua! Also jetzt – au! – kommen Sie bitte, aua!»

«Ick bin keene Knallcharge, die sie so einfach raustrajen können, wa! Ick suche meenen Ollen!»

«Bitte! Aua!»

«Danielchen, laß det! Ick saje Ihnen, mein Oller ist in Jefahr! Ick spüre det deutlich, ick kenn mir da aus – mein Oller und icke, wir senden uff der jleichen Welle, klar?»

Beim Bundeskanzler und seinem Umweltminister hatte sich inzwischen auch die Polizei eingefunden. «Zur Stelle, Herr Bundeskanzler!»

«Bitte, mein Bester, lassen Sie mich aus dem Spiel, ja! Ich bin ganz privat hier, Sie verstehen? Der Minister hier, der Herr Dr. Peschke, der hat was zu sagen, ja?»

Und Minister Peschke sagte: «Da auf der Bühne – der eine der Schildträger – das ist ein gesuchter Mörder.»

«Herr Minister ...»

«Schon gut, ich bin nicht verrückt. Der Mann heißt Borg, hat in Bischofsbrück einen Mord begangen, an einem Kollegen von Ihnen – Sie verstehen? Sie können im Fahndungsbuch nachsehen.»

Der Polizist nahm Haltung an und beauftragte einen Kollegen, nach dem Rechten zu sehen, während Peschke ihm empfahl: «Ich würde Ihnen empfehlen, hinter der Bühne einige Nachforschungen anzustellen – sonst geht Ihnen der Kerl durch die Lappen!»

Auch der Bischofsbrücker Oberbürgermeister hatte sich zu den beiden Kabinettsmitgliedern gesellt. Er war mit Dr. Fehler und dem Roli-Club auf den grünen Hügel gekommen, obwohl er eher ein Wagner-Feind war – aber das gesellschaftliche Spektakel wollte er sich nicht entgehen lassen, zumal in Bischofsbrück Bürgermeisterwahlen ins Haus standen. «Na so was, Herr Bundeskanzler – was für eine Überraschung!»

«Ich bin jedes Jahr hier, wissen Sie, aber so was wie in diesem Jahr, das bekommt man nicht alle Tage geboten!»

«Haben Sie den einen da oben auf der Bühne auch erkannt?» frug der Oberbürgermeister den Umweltminister.

Peschke nickte. «Sofort.»

«Das war doch dieser – na, jetzt fällt mir der Name wieder nicht ein – der damals bei dieser traurigen Weinprobe dabei war.»

«Der jetzt wegen Mord gesucht wird.»

«Genau der. Aber hier trifft man ja wirklich alle Welt – wie schon in der Bibel steht ...»

«Ist schon gut ...» winkte der Bundeskanzler ab, der die Vorliebe des Bischofsbrücker Oberbürgermeisters für das Zitieren langer und ausführlicher Bibelzitate kannte.

Der wandte sich zu Peschke hin: «Man trifft viele Bekannte ...»

«Ach ja?»

«Sehen Sie, die beiden Herren da hinten ...»

«Wen?»

«Der eine da, der aussieht wie ein Regisseur – das ist unser Schauspieldirektor, Hans-Günther Hoimel. Gräßlicher Mensch – furchtbar. Macht so ein intellektuelles Theater, vertreibt die Leute, die Zuschauer. Wir müssen ungeheuer draufzahlen, von der Stadt.»

Der Umweltminister nickte leicht zerstreut, er beobachtete einen Trupp Polizisten, der sich Richtung Bühne in Bewegung setzte. «Ich denke, er hat neulich so ein Boulevardstück gemacht, großer Erfolg ...»

«Das werfen wir ihm auch vor, daß er alles macht, um das Theater voll zu bekommen.»

Die Unruhe legte sich, als der Regisseur des Abends, den Schal um den Hals, vor den Vorhang trat. «Meine Damen und Herren, Ladies and – äh – Gentlemen, wir haben gehabt eine kleine Malheur, aber *I think*, wir werden weitermachen können *just in a few minutes*. Bitte verzeihen Sie, aber wenn Sie Ihre Plätze wieder einnehmen wollen ...»

Dr. Fehler fand gerade noch Zeit, sich an Wanda Hegel, die von zwei Platzanweiserinnen hinausgeführt wurde, heranzuschleichen und ihr zuzuflüstern: «Wir sollten unsere Scheinwerfer kurz um die Ecke stellen, um hinter die Kulissen leuchten zu können!»

«Ach Jottchen!» flüsterte Wanda Hegel erschreckt, aber Dr. Fehler blieb ihr auf den Fersen. «Wir müssen am Ball bleiben und gleich wieder auf der Matte stehen! Aber höchste Vorsicht ist geboten, sonst machen wir eine Bauchlandung! Kommen Sie! Aua!» Während Danielchen ihm gegen das Schienbein trat, geleitete er Wanda Hegel hinaus.

Was wollte der Radio BB-Chef von der charmanten Frau seines Moderators? Was spielte sich derzeit hinter der Bühne ab?

18

Der Regisseur raufte sich die Haare, als der Vorhang fiel.

«Ghastly! Absolutely Ghastly! I've never seen such a desaster before! You damned bloody idiot!» stürzte er sich auf Hottah Hegel, der das Weite suchte, völlig in Panik. Statisterieleiter Neidling hielt den Regisseur zurück. «Keine weitere Aufregung, Sir – wir müssen über die Runden kommen!» Schluchzend brach der Regisseur an der Schulter des Statisten-Häuptlings zusammen, der ihm beruhigend auf die Schulter klopfte. Ferdinand Rübenacker, der Darsteller des Hagen, trat neben die beiden und stieß seinen Speer heftig auf. «Und nun? Wie soll es weitergehen? So etwas habe ich in Bayreuth noch nie erlebt! Kein Wunder, wenn man Ausländern das Werk des Meisters überläßt!»

Auch Tenor Knödel kam herangehumpelt, er hielt sich fluchend den Rücken. «Scheußlich schmerzt die Schulter – Schürfungen am Schienbein scheinen schon schwerer! Scheiße!»

«Können Sie denn überhaupt weitermachen?»

«Ein Statist stelle den gestorbenen rüstigen Recken auf dem Riesenschild dar! Ich rüste zur Ruhe, Rübenacker!» Sprach's und verließ schimpfend die Bühne. Die anderen beruhigten sich langsam wieder und versuchten, das Geschehen wieder in Gang zu setzen.

«The show must go on!» ordnete der britische Regisseur an, ehe er sich dem Publikum stellte. Hottah Hegel hatte sich währenddessen hinter die Kulisse geflüchtet. Schwer atmend lehnte er sich an die Weltesche aus Pappe. Langsam legte sich die Panik, die ihn ja fast grundlos erfaßt hatte. «Nie mehr auf eine Bühne!» schwor sich der Radio-Moderator.

Während das *‹Lohengrin›*-Vorspiel einsetzte, versuchte er seinen Puls zu erhaschen, fand ihn aber nicht und regte sich sofort wieder auf. Sein Herzschlag beschleunigte sich noch mehr, als er eine wohlbekannte näselnde Stimme hörte: «Nu, mei Gudsder – Brobleme?»

Suchend blickte Hottah Hegel hoch. In den Zweigen der Weltesche saß freundlich lächelnd jener Herr im gelbseidenen

Morgenmantel mit der merkwürdigen Kappe auf dem Kopf, den er schon mal irgendwo gesehen hatte.

«Was – was tun Sie hier?»

«Nu – gehört mir ja, nich war? Sie ham geenen Erfolch gehabt, oder?»

Hottah Hegel zuckte die Achseln. «Wie man's nimmt.»

«Es geht mich ja nischde an, aber ich an Ihrer Stelle däde ein wench auf Ihren Gombagnon aufbassen, nich wahr?»

Hottah Hegel drehte sich verwirrt um, aber niemand war zu sehen. «Äh ...»

Die Zweige der Weltesche aus Pappe waren leer – prüfend zog der Radio-Moderator daran und stellte fest, daß sie auch viel zu weich waren, um das Gewicht eines Menschen zu tragen. Er schüttelte verwirrt den Kopf und machte sich in Richtung Ausgang auf den Weg. Hinter der schweren Eisentür, die die Bühne vom Vorraum trennte, sah er gerade noch, wie Dr. Borg den zwei Polizisten, die ihn abführten, beteuerte: «Aber ich bin unschuldig! Was wollen Sie von mir?»

«Das sagen sie alle. Kommen Sie mit!»

Im selben Augenblick stürzten sich Wanda Hegel und der kleine Daniel auf ihn. «Papi, Papi!»

«Da biste ja, Oller! Wat machste hier eigentlich, sach ma! Uff der Bühne, ick denke, ick spinne ...»

Hottah Hegel wollte gerade zu einer Erklärung anheben, da bemerkte er seinen Chef Dr. Fehler, der sich wie folgt an ihn wandte: «Was uns jetzt ganz besonders auf den Nägeln brennt, ist diese Verhaftung! Wir müssen mit jeder Minute geizen, kommen Sie! Werfen wir unsere Intentionen zusammen, unternehmen wir einen besonderen Kraftakt – ich tapse zwar noch im dunkeln, aber ich hoffe, wenn wir die Lasten auf unsere Schultern verteilen, kriegen wir den Dr. Borg da wieder raus, oder?»

«Ja, äh –» versuchte er sich von seinem Sohn freizumachen, der gleichzeitig Dr. Fehler mehrfach heftig gegen das Schienbein trat.

«Jetzt bleibste aber da, oller Schusselkopp! Jetzt reicht's!»

«Ich will Ihnen jetzt nicht in den Arm fallen, gnädige Frau, aber ich brauche Ihren Mann – Herr Hegel: kommen Sie, vielleicht finden wir das Ei des Kolumbus!»

Wie würde Hottah Hegel sich entscheiden – hier Dienst, dort Familie? Würde er Dr. Borg retten können?

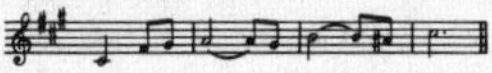

19

Hottah Hegel zögerte – sollte er dem Drängen seines Chefs oder den zärtlichen Überredungskünsten seiner Frau nachgeben? «Eins sag ick dir, Oller, wennde jetzt nich sofort mitkommst, denn pack ick Danielchen und hau ab, wa? Mir siehste dann nicht mehr!»

Dr. Fehler wirkte etwas verlegen – er wollte den Zwiespalt zwischen Pflicht und Neigung bei seinem Moderator nicht vertiefen. «Ich möchte keine Gräben aufreißen, soviel Zeit haben wir nicht, daß wir die abgebrochenen Brücken wieder aufbauen können, aber ich rate Ihnen nur: setzen Sie sich mal eine Minute ruhig hin und sagen Sie sich: da ist mein Job, da ist meine Familie – übernehme ich mich oder wie oder was? Für mich ist das die Wasserscheide.»

Ein Ruck ging durch die schlaffe Gestalt des Moderators. «Also – äh –» wandte er sich an seine liebenswürdige Gemahlin. «Also, ich meine, wenn ich dem Borg helfen kann, du verstehst, dann muß das sein, oder? Ich meine ...»

Weiter kam er nicht, denn mit einem: «Papi! Papi!» trat sein Sohn erst ihm, dann dem Radio BB-Chef ans Schienbein.

Wanda Hegel warf den Kopf zurück und fauchte: «Denn ehmt nich. Mir siehste nich wieder!»

Sie packte ihren Sohn und rauschte ab. Die beiden Rundfunkleute blieben stehen und sahen sich etwas betreten an. Dr. Fehler meinte behutsam: «Äh – sollten wir da gegen einen Prellbock aufgelaufen sein?»

«Und was nun?» Zum einen dachte der aufgeweckte junge

Moderator an sein gemütliches Heim, zum anderen an den jungen, sympathischen Frauenarzt. «Was können wir tun? Der Mordvorwurf steht, und wir haben nichts in der Hand!»

Während Dr. Fehler tief aufseufzte: «Ja, wir leben in der Tat in einer Zone der Unsicherheit!» bemerkte Hottah Hegel in der Tür wieder den kleinen Herrn im gelbseidenen Morgenmantel, der ihm verschmitzt zuwinkte: «Dort, wo mein Wähnen Frieden fand ...»

Hottah Hegel wiederholte leise: «Dort, wo mein Wähnen Frieden fand ...»

«Was sagen Sie, Hegel?» frug Dr. Fehler irritiert.

«Ich weiß auch nicht – dort, wo mein Wähnen Frieden fand, kam mir gerade so in den Sinn ...»

«Das Motto der Villa Wahnfried! Herr Hegel, ich möchte Ihnen rote Tücher auslegen!»

«Wieso?»

«Wagner hat sich das als Motto für seine Villa ausgedacht, wo mein Wähnen Friede fand – ‹Wahnfried› – vielleicht ist die Lösung dort verborgen – kommen Sie, Hegel, wir wollen nachsehen, ob unsere Blütenträume heranreifen oder den Nachtfrösten zum Opfer fallen!»

Er packte seinen Moderator, die beiden hasteten aus dem Festspielhaus in Richard Wagners Villa, die er sich zuallererst von dem Geld gebaut hatte, das die zahlreichen Wagner-Vereine gesammelt hatten. In der Eingangshalle blieben sie stehen. Dr. Fehler war etwas verwirrt. «Was suchen wir eigentlich?»

«Weiß ich nicht, ich meine ...»

«Egal, wir müssen jetzt die nächsten Schritte unternehmen, etwas muß passieren, dies ist die rechte Stunde, einen gemeinsamen Spaziergang durch das Haus zu unternehmen – Sie gehen rechts herum, ich links herum!» Die beiden Redakteure trennten sich. Hottah Hegel wanderte eher ziellos durch die Räume, wunderte sich darüber, daß sie nicht abgeschlossen waren. Als er durch eine Tür trat, erstarrte er.

In einem bequemen Sessel saß wieder der kleine sächsische Herr mit seiner merkwürdigen Mütze und lächelte Hottah Hegel freundlich an. «Nur herein, mei Gudsder, nur herein!» und er setzte hinzu, als Hottah Hegel zögerte: «Fühlen Sie sich, als ob Sie hier zu Hause wären. Ich bin's, ich hab immer gern Gäste um mich gehabt. Ich denke, ich hab Ihnen auch einiges zu erzählen, oder? Nähmse doch Blatz, bittescheen!»

Verwirrt setzte sich Hottah Hegel.

Was würde er von dem merkwürdigen Herrn erfahren?

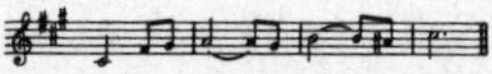

20

Die Premiere war währenddessen einigermaßen geordnet zu Ende gegangen. Dennoch mochten sich die Besucher nicht, wie sonst, eiligst in die zu wenigen und zu überfüllten Bayreuther Gaststuben begeben, um den Nachgeschmack Wagnerscher Mythenproduktion mit einem oder auch mehreren Gläsern Frankenwein hinunterzuspülen. Während Dr. Borg mit Blaulicht und Sirene ins Gefängnis gefahren wurde – eine Situation, die er bereits zur Genüge kannte –, standen der Bundeskanzler, Umweltminister Peschke und der Bischofsbrücker Oberbürgermeister, durch starke Sicherheitskräfte von den übrigen Besuchern abgeschirmt, noch vor dem Festspielhaus herum.

«Wie haben Sie den Mörder erkannt, bester Peschke?» wunderte sich der Bundeskanzler.

«Mir ging's wie dem Tausendfüßler, der ein hübsches Tausendfüßlermädchen sieht und sagt: ‹Die Beine kenn ich!›»

Beide lachten herzlich, denn es war, wie wir ja wissen, alter Brauch zwischen Bundeskanzler und Umweltminister, sich, wo sie gingen und standen, Tausendfüßlerwitze zu erzählen.

«Sie kennen ihn?»

Der Oberbürgermeister mischte sich in das Gespräch: «Mir kam er auch so merkwürdig bekannt vor!»

Peschke wandte sich ihm zu: «Erinnern Sie sich an die Affäre Plutchett?»

«Unser Besucher aus den Staaten?»

«Genau der.»

Auch der Bundeskanzler erinnerte sich: «Da waren doch auch diese jungen Leute, die Waffennarren, die man dann zu gefährlichen Rechtsradikalen hochgespielt hat, in einer gewissen Presse natürlich!»

«Dazu hatte er nie ganz geklärte Beziehungen.»

Der Oberbürgermeister wollte gerade zu einer weiteren Frage ausholen, da kamen Schauspieldirektor Hoimel und sein Dramaturg an ihnen vorbei. Die beiden blickten sich suchend um, der Oberbürgermeister grüßte übertrieben freundlich.

Minister Peschke wunderte sich. «Ich denke, Sie haben was gegen das Theater, das die beiden machen, und jetzt sind Sie so freundlich?»

«Wissen Sie, lieber Herr Minister, der Vertrag ist auch schon gekündigt, aber die beiden wissen es noch nicht. Das kann die Presse für mich übernehmen. Wie schon in der Bibel steht: Deine Rede sei ja, ja, nein, nein – aber, wenn ich das weiterführen darf: stimmen muß die Rede ja nicht!»

«Wie im Tausendfüßlerstaat!»

Die Herren lachten ausgiebigst, und Umweltminister Peschke erläuterte dem Kanzler, was der junge, sympathische Frauenarzt mit dem Mord zu tun haben könnte, dessen Zeuge er und der Oberbürgermeister geworden waren. Dabei verschwieg er natürlich, daß Dr. Borg sein leiblicher Neffe war.

Währenddessen strolchte Statistenleiter Norbert Neidling ziellos durch das leere Haus. Er machte sich Gedanken – zu eng hatte er lange Zeit mit Dr. Borg zusammengearbeitet, um glauben zu können, in diesem offenen, stark kurzsichtigen jungen Mann mit dem leichten Hang zu Übergewicht stecke ein Mörder. Der Vorfall mit dem herabstürzenden Scheinwerfer, dessen Opfer Hottah Hegel beinahe geworden wäre, machte ihn zudem mißtrauisch. Der Tod des Beleuchters und das plötzliche Auftreten des Bassisten Ferdinand Rübenacker, den er nie hatte besonders leiden können, lenkten seinen Verdacht auch in eine bestimmte Richtung. Da er wußte, daß der junge Dr. Borg mit Startenor Knödel etwas näher bekannt gewesen war, wollte er sich mit diesem Sänger aussprechen. Als er an der Garderobe

Rübenackers vorbeiging, stutzte er – er hörte Worte, heftige Worte, so etwas wie eine Auseinandersetzung. Neidling zögerte einen Moment, dann gewann seine Neugier die Oberhand.

Norbert, vergiß deine gute Erziehung! sagte er zu sich selber und preßte sein Ohr an die Füllung der Garderobentür. Was er hörte, war nicht uninteressant – und bestätigte seinen Verdacht. Was hörte Norbert Neidling aus Ferdinand Rübenackers Garderobe? Konnte es Dr. Borg entlasten?

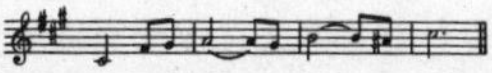

21

Eine der beiden Stimmen gehörte Ferdinand Rübenacker, aber die andere kannte Neidling nicht. Was die beiden sagten, war aber allemal interessant, auch wenn er den Anfang nicht mitbekommen hatte.

«... Sie sind ein Narr, ich wiederhole es gern noch mal!»

Die unbekannte Stimme antwortete: «So hat noch niemand mit mir geredet!»

«Zu Unrecht. Erst vermasseln Sie diese Geschichte in Bischofsbrück und jetzt hier!»

«Wenn Sie bei der Scheinwerfersache besser aufgepaßt hätten, hätten wir das Problem jetzt nicht.»

«Auf jeden Fall war es verrückt, die Papiere nicht zu vernichten. Unsere ganzen Namen stehen drauf!»

«Das war der Grund, warum ich sie nicht vernichtet habe, mein Lieber – eine Lebensversicherung, wenn Sie so wollen.»

«Und wenn sie jemand findet!»

«Dort wird niemand suchen, wer kommt schon auf die Villa!»

«Die Papiere müssen dort raus – ich bin sicher, daß die Polizei auch da drüben suchen wird.»

«Und wohin damit?»

«Vernichten!» rief Rübenacker.

«Aber ...»

«Sonst – Sie wissen, was dann passieren wird.»

«Sie sind verrückt!»

«Schwören Sie, die Papiere zu vernichten, sofort –»

«Ich ...»

«Schwören Sie!» beschwor Rübenacker seinen Gesprächspartner.

«Meinetwegen. Ich schwöre.»

«Das reicht nicht – schwören Sie bei der Spitze meines Speeres!»

«Was soll der pathetische Unsinn?»

«Unsinn? Wagners Worte Unsinn? Was wähnen Sie, Wicht? Meines Speeres Spitze wag ich daran – sie wahre den Eid!»

«Also – ich schwöre bei Ihres Speeres Spitze, die Papiere zu vernichten und über ihren Inhalt Stillschweigen zu bewahren. Richtig?»

«Spitze, achte des Spruchs! – Und jetzt machen Sie sich davon und holen die Papiere!»

Norbert Neidling hatte genug gehört. Auf Zehenspitzen schlich er eilends weiter und klopfte an die Tür des Tenors Knödel. «Siegfried sitzt sinnend im Sessel – sei's, wer's sei, so soll er sich sputen!»

«Ich bin's, Neidling, ich muß Sie sprechen!»

«Herein, hehrer Häuptling des Haufens harter Hungerleider!»

Norbert Neidling, der sich an Tenor Knödels Sprache nicht nur gewöhnt hatte, sondern sie auch noch verstand, trat ein und schloß die Tür schnell wieder hinter sich.

«Was wünschen Sie, Wertester? Wollen Sie wohl Wacholder-Wasser?» Er bot ihm ein Glas Gin an.

Neidling lehnte dankend ab. «Danke, im Moment nicht. Es geht um diesen Borg!»

«Borg, dessen banausischer Bundesbruder mich bäuchlings bergab brachte? Was bedrückt ihn?»

Neidling faßte kurz zusammen, was sich zugetragen hatte. Tenor Knödel schüttelte sein Haupt. «Der Mann ein Mörder? Mich macht's mißtrauisch! Niemals, nein, Neidling, nimmermehr!»

«Zumal ich ein interessantes Gespräch aus Rübenackers Garderobe gehört habe.»

«Rübenacker? Das rechte Riesenarschloch? – Falls Ihnen die Flasche nicht frommt, für mich voll, Freund!»

«Er und ein anderer haben mit der Sache zu tun», schenkte der Leiter der Statisten nach. «Sie haben darüber gesprochen. Es geht um Papiere, die irgendwo drüben in der Villa Wahnfried versteckt sind. Der andere soll sie holen. Was tun?»

«Was tun? Trantüte! Tapfer treten Sie den Teufeln entgegen! Der Tenor traut sich, dem Tückschen zu trotzen!» Knödel, des Gingenusses wegen nicht mehr ganz sicher auf den Beinen, war aufgesprungen. Ein Schmerz durchfuhr ihn. Er stöhnte und rieb sich den Rücken. «Des Sturzes Stelle!»

«Geht's wirklich – oder wollen Sie nicht lieber hierbleiben, ich gehe allein?»

«Zusammen ziehen wir zur Zuflucht! Bandagen und blaue Flecken behindern den bewunderten Bühnendarsteller nicht!»

Neidling lächelte in sich hinein. Gemeinsam durchschritten sie die Tür der Garderobe des gefeierten Tenors.

Was würden sie in Haus Wahnfried finden?

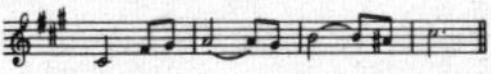

22

Leise wogte das *‹Lohengrin›*-Vorspiel durch den Raum. Der kleine Mann im gelbseidenen Morgenmantel mit der eigenartigen Kappe auf dem Kopf und der scharfen Nase lächelte, als Hottah Hegel ihn verwirrt anblickte. «Nämse doch Blatz, bittescheen?»

«Äh ...» setzte sich der Radio BB-Moderator. «Ich meine ...»

«Nur geene Unruhe, junger Mann, nur geene Unruhe. Ich weeß, wessenthalben Sie hier sind!»

«Ja?»

«Und ich weeß och, wo Sie's finden gönn!»

«Nee!»

«Doch! Neulich, da gam so 'n Gerl hier rein, der hatte Babiere in der Hand – ich saß drüben am Glafier und schbielte so 'n bißchen rum, ‹Drafiada› – wissense, der Ferdi, das war gar so geen schlechder Gerle, das hab ich immer nur so gesacht, wechen der Gongurrenz – inzwischen verschdähn wir uns ganz gut, nich wahr? Da droben –» Wagner zeigte an die Decke – «also da gommt dieser mergwürdige Geselle reingelaufen, holt diese Babiere aus der Dasche und lecht sie mittenmang in mein Glafier! Ich denke, weeß Gnöppchen, was mag denn das für 'n Zeuch sein?»

«Und er hat Sie nicht, ich meine, es hat ihn nicht gestört, daß Sie ihn beobachtet haben?» fand Hottah Hegel langsam seine Sprache wieder.

«Wissense, sachen wir: er hat nich auf mich geachded. Jedenfalls, ich hole mir die Babiere raus, als er weg war, und gugge nein – gomisches Zeug, lauter Namen und Zahlen – aber ich denke, das is wohl das, was Sie suchen, oder?»

Hottah Hegel tat das, was er selber wohl als erregt aufspringen bezeichnet hätte: langsam nahm er seine Beine von dem zweiten Stuhl, auf den er sie gelegt hatte, der schlaffe Oberkörper richtete sich fünf Zentimeter auf, mit den Händen stieß er sich im Zeitlupentempo in vertikaler Richtung nach oben, er riß die Augen auf und drehte sich halb um die eigene Achse.

«Das Klavier da drüben?» frug er. Als er keine Antwort bekam, wiederholte er: «Das Klavier da drüben?»

Der Stuhl jedoch war leer. Der merkwürdige kleine Mann war verschwunden. Im selben Augenblick näherte sich jedoch Redaktionsleiter Fehler. «Wir konnten ja nur einen Kurzdurchlauf machen, aber ich habe nur Fragezeichen mitgebracht. Nichts.»

«Da, in dem Klavier!» sagte Hottah Hegel wie in Trance. «In dem Klavier sind die Papiere!»

«In dem Klavier?» wunderte sich der Redaktionsleiter. «Woher wissen Sie das? Das ist doch nicht vom Himmel gefallen, oder?»

«Nee, so ein ulkiger Kerl hat es mir erzählt, der da saß ...» zeigte Hottah Hegel auf den Stuhl.

«Ich habe niemand besonderen gesehen – wo steckt er, der Kerl?»

«Plötzlich war er weg, ich meine – da, das da ist er, ein Bild von ihm!»

«Das da?» Der Rundfunkchef brach in Lachen aus. «Herr Hegel, ich weiß ja, daß Sie manchmal träumen, aber das nehme ich Ihnen nicht ab. Sie wollen bloß, daß ich wieder einen Lacherfolg erziele!»

«Wieso?»

«Also das ist doch Richard Wagner, bester Herr Hegel, und der ist seit hundert Jahren tot, genau!»

«Aber ich habe ihn gesehen, wirklich, da saß er, neben mir!»

«Jetzt ist Schluß damit, Herr Hegel! Der Mann ist tot, wirklich, Sie können ihn nicht gesehen haben – nur ein Schelm sieht mehr, als er kann, wenn ich mal eines meiner Bilder ein wenig variieren darf.»

Kopfschüttelnd begab sich Hottah Hegel an das Klavier. Er klappte den Deckel hoch und zeigte hinein. «Und das – diese Papiere? Wie wüßte ich sonst, daß sie da sind?»

«Lassen Sie mal sehen!»

Waren das die Papiere Professor Speichels? War Dr. Borg damit gerettet?

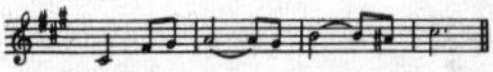

23

Als Professor Speichel sich dem Haus Wahnfried näherte, sah er, daß darin Licht war. Er näherte sich vorsichtig und schaute durch eines der Fenster. Wie groß war sein Erschrecken, als er zwei Gestalten sah – eine davon dieser ehemalige Student von ihm, dieser Hottah Hegel –, die sich über das geöffnete Instrument beugten. Der andere, der, den der Professor nicht kannte, hob die Papiere hoch und schien sie zu überfliegen. Seinem Gesicht entnahm Professor Speichel, daß er ihre Bedeutung nicht durchschaute. Die beiden klappten das Klavier wieder zu und löschten das Licht aus. Speichel verbarg sich hinter einem Baum. Die beiden kamen heraus.

«Lassen Sie es mich in ein Bild kleiden, unsere Decke ist sehr dünn. Was können wir damit beweisen?»

«Daß es eine solche Gruppe gibt, meine ich!»

«Wir müssen die nächsten Stunden weiterhin der Akquisition von Beweismaterial widmen, sonst befürchte ich, daß wir eine saubere Rückzugsstrategie entwickeln müssen, um keine Bauchlandung zu machen, was meinen Sie, Herr Hegel?»

Der so Apostrophierte kam nicht mehr dazu, seine Meinung zu äußern, denn diesen Augenblick hatte der Juraprofessor gewählt, um hinter dem Baum hervorzustürzen, Dr. Fehler umzustoßen und ihm die Papiere aus der Hand zu reißen. Ehe sich die beiden Rundfunkredakteure fassen konnten, war Speichel auf und davon.

Hottah Hegel konnte es nicht fassen. «Äh ...»

«Helfen Sie mir doch hoch, Hegel! – Verdammt!» kam Dr. Fehler mühsam wieder auf die Beine. «Hoffentlich können wir diese Scharte noch heute nacht auswetzen. Hinterher, Hegel!»

Eilends machten sich die beiden in die Richtung auf, in der sie den Flüchtenden vermuteten – er mußte wohl zum Festspielhaus gelaufen sein.

«Da vorne ist jemand, Hegel!»

«Das sind aber zwei!»

«Vielleicht haben die wenigstens was gesehen – oder sie können uns helfen! Wir müssen uns jetzt auf eine breitere Basis stellen, sonst ist alles verloren!» So stießen die beiden Rundfunkredakteure auf Statistenleiter Neidling und Tenor Knödel.

Hottah Hegel frug arglos: «Herr Neidling, haben Sie ...»

Knödel erkannte in ihm den Schildträger. «Der Schuft, der mich vom Schild schleuderte! Schäm dich, schäbiger Schurke!»

«Nachher!» unterbrach ihn Norbert Neidling. «Was ist los?»

Dr. Fehler schaltete sich ein: «Dies ist eine wichtige Schaltstelle unserer Untersuchung, Hegel, lassen Sie mich deshalb mal! Haben Sie jemand gesehen, meine Herren, der in diese Richtung lief?»

«Nein – jedenfalls – das heißt, warten Sie mal, dieser Schatten vorhin, Herr Knödel, könnte das jemand gewesen sein?»

«Meine Augen achteten allerdings auf anderes!»

«Richtung Festspielhaus, ist da jemand gelaufen?»

Dr. Fehler unterrichtete die beiden Theaterleute über das, was vorgefallen war.

Neidling hatte einen Verdacht. «Ich könnte mir denken, wer da wohin unterwegs ist – kommen Sie, vielleicht erwischen wir ihn noch!» Sie hasteten Richtung Theater, wobei Tenor Knödel sich Mühe gab, nicht zu nahe an Hottah Hegel heranzukommen. Der Moderator, der sich in seiner Tropfenform ein wenig kümmerlich im Vergleich zu dem hünenhaften Sänger vorkam, sah das nicht ungern – vielleicht mochte der Tenor Revanchegelüste verspüren?

«Da oben, bei den Garderoben, das könnte das Ende unserer Suche sein!»

«Hagens Hundling? Er harrte hier?»

«Wenn der andere die Papiere hat, muß er sie Rübenacker bringen! Vielleicht erwischen wir sie noch!» Der Garderobengang war leer, beleuchtet nur von einer einzigen Birne. Plötzlich hörten sie am anderen Ende ein Geräusch: jemand betätigte die Wasserspülung. Die Tür zur Toilette öffnete sich, Professor Speichel kam heraus, sah die vier und verschwand sofort wieder. Hottah Hegel rief: «Das ist er!»

Die Tür war verschlossen, vergebens hämmerten die vier dagegen. Tenor Knödel ließ seine gewaltige Stimme ertönen: «Heraus, Hundling, hierher! Tue die Toilettentür auf, trutziger Tor!»

Und Dr. Fehler drohte: «Wir holen sonst die Polizei!»

«Kommen Sie heraus! Es ist aus, wir wissen alles!»

Langsam öffnete sich die Tür einen Spalt.

Würde Professor Speichel herauskommen? Würde er alles gestehen?

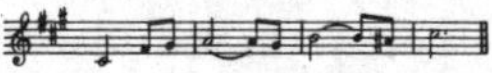

24

«Was wollen Sie von mir?» frug Professor Speichel hinter der leicht geöffneten Toilettentür hervor.

Knödel und Neidling riefen: «Komm aus dem Klo, Kerl!»

«Kommen Sie heraus!»

Dr. Fehler liebte die kurzen Sätze nicht: «Wir haben unsere Ergebnisse schon untereinander ausgetauscht, wir wissen alles.»

Aus dem Häuschen schallte es zurück: «Nichts wissen Sie! Nicht mal auf die Toilette darf man hier gehen!»

«Und was haben Sie hinuntergespült?»

«Darüber spricht man nicht.»

«Herr Professor», mischte sich jetzt erstmals Hottah Hegel ein, «Sie erinnern sich an unseren gemeinsamen Besuch im Türkenwohnheim in Bischofsbrück?»

Dr. Fehler rief: «Ihr Name steht auf den Papieren, die Sie uns entrissen haben!»

Neidling spielte einen weiteren Trumpf aus. «Ich habe Ihr Gespräch mit Rübenacker belauscht! Sie hören, Sie sind am Ende!»

Einen Augenblick herrschte Stille. Dann öffnete sich die Tür langsam ganz. Zögernd trat Professor Speichel aus der Toilette.

Dr. Fehler frug als erstes: «Wo sind die Papiere?»

«Welche Papiere?» lächelte der Professor. «Ich weiß nicht, wovon Sie sprechen.»

Neidling wurde energisch. «Kommen Sie, kein Unsinn! Sie wissen, wir haben Sie in der Hand. Sie sind dran.»

«Die Papiere gibt es nicht mehr. Sie sind in der Kanalisation. Wenn Sie auch mich haben, die anderen werden Sie nicht bekommen.»

«Da wäre ich mir nicht so sicher.»

«Höre, Hundling, hart wirst du hergenommen, hohe Strafe harret deiner!»

«An Ihrer Stelle würde ich sprechen!»

Speichel redete sich wieder in Rage. «Was wissen denn Sie davon, Sie Würmchen? Wenn es um Deutschland geht! Und es geht um Deutschland! Wenn die asiatischen Horden uns überschwemmen, weil sie gelernt haben, daß sie uns nicht mit Gewalt unterjochen können, sondern durch langsames Einsikkern, Sie verstehen? Einer nach dem anderen kommt, und immer mehr, und bald sind wir nur noch Fremde im eigenen Land!»

Tenor Knödel wuchtete seine hundert Kilo hoch und trat vor den Professor. Er packte ihn am Hemdkragen. «Bruder Borg haben sie eingebuchtet, bald bangt er im Bayreuther Kerker. Kerl – kriege die Kurve: sprich, sonst spalte ich die Stirne dem Sturen!»

«Aber – das ist doch Gewalt!»

«Wir sehen nichts!» versicherte Neidling.

Auch Dr. Fehler entwickelte Aktivität: «Das bringt mich auf eine Idee – gehen Sie mal beiseite, in solchen Momenten muß ich immer mal raus!» Sprach's und verschwand in der Toilette, deren Tür er hinter sich verschloß.

Knödel ließ den Professor los. «Nun? Niemand nimmt Notiz, notorischer Nörgler! Nenne die Namen!»

Zitternd sah sich Speichel um. Er bekam es mit der Angst zu tun. Er konnte ja nicht wissen, daß Tenor Knödel trotz seiner Körperfülle keiner Fliege ein Leid antun konnte. Er sah nur den bulligen, riesenhaften Sänger, der sich vor ihm aufbaute und ihm drohte. Schweiß lief in seinen Hemdkragen. Er schluckte. «Gut – es sei, ich – ich sage alles, was Sie wissen wollen. Alles!»

«Also – wer steckt hinter dem Mord, den Sie jetzt Dr. Borg anlasten wollen?»

Dr. Fehler kam wieder aus der Toilette zurück und lauschte erfrischt dem, was Professor Speichel zu sagen gedachte.

«Es gibt eine Organisation, die sich mit der Ausländerfrage beschäftigt.»

«Wer steckt dahinter? Wer ist dabei? Wer hat den Mord begangen? Reden Sie!»

«Der Name ist ...» Im selben Moment schrie er auf und verstummte – die Augen traten hervor. Blut stürzte aus seinem Mund, er brach mit einem Stöhnen zusammen. In seinem Rükken steckte ein gewaltiger Speer. Die vier fuhren zusammen. An seiner Garderobentür stand Ferdinand Rübenacker im Kostüm des Hagen. Er hatte sich noch nicht abgeschminkt. Während Neidling und Dr. Fehler sich um Speichel kümmerten, rief Tenor Knödel verwirrt: «Hagen, was tatest du?»

«Meineid rächt ich!»

Mit diesen Worten warf er die Tür seiner Garderobe hinter sich zu.

War Dr. Borg jetzt endgültig verloren?

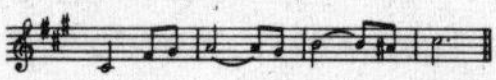

25

Während Tenor Knödel an die Garderobentür Rübenackers hämmerte, kümmerten sich Dr. Fehler und Statistenchef Neidling um den schwerverletzten Professor Speichel. Der Radio BB-Chef mühte sich, den Speer herauszuziehen: «Das ist mir auch nicht ins Stammbuch geschrieben worden – ich muß noch einen besonderen Kraftakt unternehmen!»

«Vorsichtig, vorsichtig!»

Mit einem Ruck gelang es Dr. Fehler, die Waffe zu entfernen. Mit einem Handtuch aus der Toilette versuchte Neidling, provisorisch das Blut zu stillen: «Hegel – holen Sie die Polizei und einen Arzt!»

Hottah Hegel trollte sich auf der Suche nach einem Telefon – er überlegte, ob er bei dieser Gelegenheit gleich noch ein paar Anrufe miterledigen sollte, verwarf diesen Gedanken aber. Speichel schlug derweilen die Augen auf und stöhnte.

Neidling beugte sich über ihn. «Herr Speichel?»

«*Professor* Speichel, bitte!» Auch schwer verletzt wußte der Ordinarius die Würde seines Berufsstandes zu wahren – nicht jedermann schließlich wird in der Bundesrepublik zum Professor.

«Was haben Sie uns zu sagen, Herr Professor Speichel?»

Dr. Fehler ermunterte ihn: «Jetzt werden Sie Ihren Kumpanen doch nicht mehr die Stange halten, oder?»

Speichel stöhnte noch einmal auf. Farbe kehrte langsam in sein Gesicht zurück. «Was wollen Sie wissen?»

«Wer steckt dahinter? Hinter alldem?»

«Eine lange Geschichte – die Namen auf dem Papier, ich habe es hinuntergespült ...»

Zerknirscht meinte Dr. Fehler: «Ich könnte mir selber eine Ohrfeige geben, daß ich es nicht verhindert habe!»

«Die Organisation, die dahintersteckt, sie ist groß – mächtig. Wir haben uns zum Ziel gesetzt, durch einzelne Aktivitäten die Ausländer zu beunruhigen, Sie verstehen! Und da kam uns der Kerl vom BKA in die Quere, er wußte zuviel ...»

Während Professor Speichel stockend und unter Stöhnen Einzelheiten zu Protokoll gab, versuchte Tenor Knödel, die von Ferdinand Rübenacker verbarrikadierte Tür zu öffnen. «Mach auf, maroder Mistkerl! Merke: Mord macht mich malade! Rache reicht dem Recken zum Ruhme! Raus mit dir, Rübenacker!»

Als sich nichts rührte, nahm Knödel einen großen Anlauf und rannte, von Gin und Wut befeuert, zweimal mit gewaltigem Krachen gegen die Tür. Beim zweitenmal gab die Füllung nach – mit einem großen Schlag brach sie heraus, der Weg in die Garderobe des mörderischen Bassisten war frei. Mit dem Ruf «Bahn frei dem Berserker! Bibbere, Bube!» stürzte der Tenor in die Garderobe. Kampfgeräusche waren zu hören, das Krachen von zwei, drei schweren Schlägen, ein Körper fiel dumpf zu Boden – dann kam Knödel wieder heraus, zwar mit einem blauen Auge und einem zerrissenen Hemd, aber siegestrunken.

«Hoiohotoho, ihr Herren! Hagen haben die Haken hingehauen! Siegfried siegte superb und souverän! Schafft den schlaffen Schurken schnell in den Schuldturm!»

Professor Speichel hatte inzwischen sein Gewissen durch eine gründliche Aussage gereinigt – Statistenchef Neidling schrieb in Stichworten das meiste mit. Hottah Hegel brachte den Theaterarzt zu dem Verwundeten. Der Arzt untersuchte ihn kurz und nickte dann nur: «Wird durchkommen. Keine lebenswichtigen Organe verletzt.»

«Des Barden berühmter Blick wird durch Bläue verhindert!» zeigte Tenor Knödel auf sein blaues Auge.

Der Arzt lächelte: «Legen Sie ein Schnitzel drauf, Herr Knödel, dann wird's besser. Ich hole derweilen den Krankenwagen.»

«Hagen harret der helfenden Hand! Bewußtlos bleibt der Baß, bis Büttel ihn beiseite schaffen!»

Der Arzt versprach: «Ich kümmere mich schnell um ihn.»

Speichel schlug noch einmal die Augen auf. «Weinsberg!» flüsterte er. «Wir wußten, daß sie hinter uns her sind!»

«Herr Professor – wer hat den Beamten getötet? Wer war es? Den Namen, nennen Sie uns den Namen!»

«Einer der Sicherheitsbeamten des Ministers – er hat den Wein präpariert, wir haben das Gift geliefert, saubere Sache, nur im Satz war Gift, das letzte Glas, es war tödlich, keins der anderen!» Stolz zeigte sich auf den Zügen des schwerverletzten Juristen. «Genial – nur ein deutscher Mann kann auf eine solche Idee kommen!»

Seine Sinne schwanden. Statistenchef Neidling wandte sich an Dr. Fehler. «Damit dürfte unser Dr. Borg wohl aus dem Schneider sein, was?»

«Noch ist nichts festgeklopft!» mißtraute der Rundfunkchef der Situation, aber er blickte höchst befriedigt drein.

War Dr. Borg wirklich aus dem Schneider? Oder warteten bereits neue Gefahren?

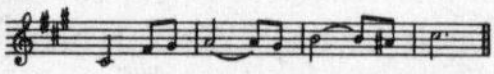

26

Der Bayreuther Bahnhof war voller als sonst vor der Einfahrt des Schnellzugs nach Bischofsbrück. Mehrere Gruppen standen beisammen – ganz vorn eine junge Frau mit einem kleinen, höchstens dreijährigen Knäblein im Arm und ein eher schlaff wirkender junger Mann in ausgewaschenen Jeans, einem ehemals sauberen T-Shirt und einem Goldkettchen um den Hals. Die junge

Frau redete heftig auf den Mann ein. «Ick saje dir, es is ehmt vorbei, Oller – ick lasse mir det nich mehr jefallen!»

«Aber Wanda, ich meine, meine Arbeit, du verstehst ...»

«Ick vasteje nischt mehr! Ick hab die Nase voll – ick sitze den janzen Tach zu Hause rum, opfere mir uff, und du ziehst mit deinen Jungs durch die Lande und kümmerst dir nich mehr um die dich liebende Familie! Kiek dir die anderen Kerle an, den Maulwurf zum Beispiel, wie der die Mäuse einschiebt, ohne viel zu malochen, und du! Nee, ick haue ab, nich wahr, Danielchen?»

Zur Bekräftigung trat Daniel seinem Vater kräftig gegen das Schienbein. Betröppelt stand Hottah Hegel da und mußte zusehen, wie seine Gemahlin den Schnellzug bestieg. «Ick ziehe zu Diana, det de det weeßt! Ick laß mir nich mehr sehen – tschüs, Oller!»

Wanda Hegel warf die Tür des Wagens zu, so daß Hottah Hegel nicht mehr sehen konnte, wie eine Träne die rosige Wange seiner charmanten Frau netzte. Betreten blieb er stehen. Eine Hand legte sich auf seine Schulter. Es war die hilfreiche Hand Dr. Fehlers: «Probleme?»

Und als Hottah Hegel langsam nickte, fuhr der Radio BB-Chef fort: «Warten Sie den Wind ab, bis Sie wieder mit vollen Segeln weiterfahren können!»

Aber ehe Dr. Fehler seinen niedergeschlagenen Redakteur weiter trösten konnte, näherten sich ihm zwei weitere Gestalten – der eine sah aus wie ein Regisseur, der andere wie ein Dramaturg.

«Haben Sie einen Moment Zeit?» frug der, der aussah wie ein Regisseur. «Fahren Sie auch nach Bischofsbrück?» frug der andere, der aussah wie ein Dramaturg. Und als Dr. Fehler verwirrt nickte, sagte der Regisseur: «Kommen Sie mit in unser Abteil. Mein Name ist Hoimel, ich bin Schauspieldirektor in Bischofsbrück ...»

«Schulze, Dramaturg ...»

«Haben Sie schon mal geschauspielert?» frug der wie ein Regisseur Aussehende den verdutzten Hottah Hegel.

«Wie – äh –»

Dr. Fehler wollte es wissen: «Könnten Sie mir bitte einen Augenblick mit Ihrer Logik zur Seite stehen – wie meinen Sie das?»

«Also passen Sie auf –» packte der Schauspieldirektor die beiden Radio BB-Redakteure und schob sie in den Zug – «wir machen gerade *‹Nathan den Weisen›* in einer ganz neuen Fassung, ja, mit dem Rücken zum Publikum, um ganz natürlich zu sein.»

Dr. Fehler ließ sich verwirrt in einen Sessel im Abteil fallen.

«Und wir haben diesen jungen Herrn hier –» zeigte Hoimel auf Hottah Hegel – «in der *‹Götterdämmerung›* gesehen, großer Eindruck, wirklich, ich sagte gleich zu Schulze, was sagte ich?»

«Das ist er!»

«Das ist er, jawohl, unser Tempelritter – dieser Rücken, der bringt's!»

«Aber ich habe – ich meine –» erinnerte sich Hottah Hegel an seine Panik. «Nie mehr auf die Bühne, das war mein Schwur!»

«Quatsch, das kriegen wir schon wieder hin. Und Sie –» deutete sein Zeigefinger auf Dr. Fehler – «Sie brauchen wir auch! Und zwar sind Sie und kein anderer unser Klosterbruder!»

«Ich bin aber evangelisch!» protestierte der Radio BB-Chef.

«Das macht nichts – niemand, da bin ich überzeugt, spielt den Klosterbruder so wie Sie – von hinten. Was sage ich: Sie spielen nicht, Sie *sind* Bruder Bonafides!»

Ohne Unterbrechung redete der Schauspieldirektor auf die zwei Redakteure ein. So kam es, daß Dr. Borg sich vergebens nach seinen zwei Freunden umblickte, als er den Bahnhof betrat. Er wollte gerade in einen x-beliebigen Wagen steigen, da hörte er hinter sich eine Stimme. «Herr Dr. Borg? Haben Sie einen Moment Zeit für mich? Es wäre dringend!»

Der junge, sympathische Frauenarzt fuhr herum und blickte in die dunklen Augen von Fußballnationalspieler Hansi Knüller.

Was wollte der schöne Fußballer von Dr. Borg? Drohten neue Verwicklungen?

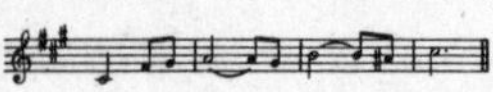

27

Dr. Borg war überrascht: «Herr Knüller! Ich freue mich, Sie zu sehen. Nur – bitte – ich bin auf dem Weg nach Bischofsbrück. Ich wollte gerade einsteigen!»

«Kann ich Sie einen Moment sprechen?»

«Der Zug – Sie verstehen?»

«Bitte, Doktor, ich habe mein Auto dabei. Würde es Ihnen etwas ausmachen, mit mir zusammen im Auto nach Bischofsbrück zu fahren?»

«Ja, Ihr Angebot kommt überraschend. Aber warum eigentlich nicht. Meine beiden Freunde – ich wollte eigentlich mit Freunden zusammen – aber sie sind verschwunden!»

«Ich danke Ihnen, Doktor!» Er griff den jungen, sympathischen Frauenarzt am Ärmel und führte ihn langsam vom Bahnsteig weg. «Darf ich Ihre Tasche tragen?»

«O nein, ich bin noch bei Kräften. Was man, wie ich in den Zeitungen entnahm, von Ihnen nicht so unbedingt sagen kann.»

«Ach was, diese Journalisten. Lauter Lügen, glauben Sie mir.»

«Was kann ich für Sie tun?»

«Die Frage wird Sie vielleicht überraschen – aber praktizieren Sie noch?»

Der junge, sympathische Frauenarzt blieb stehen. Diese Frage hatte er in der Tat nicht erwartet. Er spürte, Hansi Knüller erwartete von ihm eine ehrliche Antwort. «Nun, wenn ich ehrlich bin: nein. Aber bei uns Frauenärzten ist es so wie bei Fußballspielern: so schnell verlernt man das nicht, was man jahrelang praktiziert hat. Wobei ich nicht sagen will – um im Bilde zu bleiben –, daß ich schon zur Altherrenmannschaft gehöre.»

«Entschuldigen Sie. Es sollte keine indiskrete Frage sein.» Hansi Knüller atmete tief durch. «Wie Sie vielleicht wissen, lebe ich ja mit meiner Freundin zusammen.»

«Ja, ja, ich weiß. Beruhigt mich, daß die Zeitungen wenigstens in diesem Punkt die Wahrheit schreiben.»

«Bitte, lassen Sie uns weitergehen. Mein Auto steht dort drüben auf dem Parkplatz.» Und erneut nahm er den Arm des jungen, sympathischen Frauenarztes. «Ich weiß nicht, wie ich es Ihnen sagen soll. Aber meine Freundin, na ja, ich meine, sie hat einige Probleme, und ich dachte, ich frage Sie, ob Sie ihr helfen können.»

«Das ehrt mich, Herr Knüller, aber Sie überraschen mich.» Der junge, sympathische Frauenarzt überlegte einen Moment. Ein Lächeln überzog sein Gesicht. «Sie können fest auf mich bauen. Wenn ich ihr helfen kann, werde ich es tun.»

Hansi Knüller blieb erneut stehen, griff nach der Hand des jungen, sympathischen Frauenarztes und drückte sie fest, während er mit den Tränen kämpfte. «Ich wußte, Sie würden es tun!»

«Haben Sie denn kein Vertrauen zu den italienischen Ärzten?»

«Schon, schon. Aber da ist einmal das Problem der Sprache, Sie verstehen, und dann, wer weiß, die italienischen Journalisten sind da nicht zimperlich – ich möchte nicht, daß irgend etwas an die Öffentlichkeit kommt.»

«Das kann ich gut verstehen!»

«Hier – das ist mein Wagen.»

«Eine Sonderanfertigung?»

«O nein, wo denken Sie hin, ein ganz gewöhnlicher Maserati.»

Er öffnete ihm die Tür und verstaute seine Tasche, die sich allerdings nur mit Mühe in dem Sportwagen unterbringen ließ. «Wenn man in Italien Fußball spielt, muß man auch ein italienisches Auto fahren. Sonst wären mir die Fans noch böser, als sie mir eh schon sind.»

Sie hatten nach kurzer Zeit die Autobahn Richtung Süden erreicht. Hansi Knüller, so schien es dem jungen, sympathischen Frauenarzt, steuerte den Maserati nicht ohne Geschick. «Ich schlage vor, daß wir noch heute nach Italien weiterfahren.»

«Einverstanden. Ich hoffe jedenfalls, daß meine Frau nichts dagegen hat.»

«Das hoffe ich auch. Und wenn ich noch einen Vorschlag machen darf: ich setze Sie gleich zu Hause ab und hole in der Zwischenzeit, bevor wir weiterfahren, noch etwas ab.»

«Sie haben noch eine Besorgung zu machen?»

«Nicht der Rede wert: ich muß nur eben kurz zum Banco di Ponte Episcopale.»

Was wollte Hansi Knüller im Banco di Ponte Episcopale? Wollte er dort nur seinen Kontostand kontrollieren oder hatte er dort etwas zu tun, von dem wir alle noch gar nichts wissen?

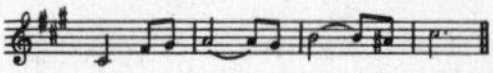

28

Der Saal war übervoll. Man rückte zusammen, so sehr man nur konnte. Die Wärme, an der es der Gesellschaft in Bischofsbrück – und nicht nur ihr – so sehr mangelte, hier konnte jeder sie spüren. Vornehmlich junge Leute waren dem Aufruf der Bürgerinitiative gefolgt und zur ersten Versammlung erschienen. «Freiheit für Mauritius – Kampf dem Zuckermulti», ein rot beschriftetes Leinentransparent, hing unbeholfen an der Stirnwand des Saals. Der Wirt des *Ochsen* hatte der Bürgerinitiative das Wirtshaus zur Verfügung gestellt. Am Stammtisch zeigte man wenig Verständnis.

«Schaffe sollet die – des sag i!»

«Armes Deutschland – des ischt meine Meinung! Je länger diea Hoor, desto kleiner des Gehirn!»

«Na, des können se nu ma laut sachen. Ich wees, wovon ich rede. Aber die gehörn alle mal zum Iwan. Vielleischt däden se dann mal lernen ...»

«Iwaan, Iwaan. Des ischt des ja, gell. Der hot se ja jetzt scho. Die Kerle g'höret verdrosche!»

«Bei dere Regierung! Die zahlt doch denne noch d' Ausbildung! Auf ounsre Kosta!»

Während am Stammtisch des *Ochsen* die Bischofsbrücker Wirtshausgänger ihrem Unmut freien Lauf ließen, wurde im Saal bereits heftig diskutiert. Emma Donner, die Filmemacherin, zählte zu den ersten, die das Wort ergriffen hatten: «Wir können im Kampf gegen die Multis und im Kampf für die Befreiung von Mauritius nur dann erfolgreich sein, wenn wir begreifen, daß dieser Kampf zunächst einmal ein Kampf hier ist. Hier in diesem unserem Land, hier in Bischofsbrück. Ohne Befreiung der Frauen hier reduziert sich der Kampf gegen die Multis auf ein simples männliches Machtproblem – ein Machtproblem, das auf dem Rücken von uns, von uns Frauen, auch heute noch ausgetragen wird.»

Beifall und Buhrufe mischten sich bei diesen Worten.

«Gut, okay. Ich will versuchen, denen, die hier eben gebuht haben, zu erklären, was ich meine. Wem das zu abstrakt gewesen ist, dem will ich klar sagen, was ich konkret meine: wir Frauen sind es, die immer schon den Zucker eingekauft haben – ich rede von den Frauen in der ersten Welt, wir sind es, die begreifen müssen, daß wir durch dieses Verhalten in zweifacher Hinsicht verantwortlich sind: zum einen sind wir es, die zum Reichtum der Multis beitragen, und zum anderen sind wir es, die dafür sorgen, ob Männer süßen Kaffee oder Tee trinken können oder nicht. Kampf den Multis heißt also für uns: Kampf dem Einkaufszwang für Frauen. Hilfe für unsere Schwestern in Mauritius beginnt in der Verweigerung!»

Emma Donner hatte sich, wie es ihre Art war, wieder einmal in Rage geredet, sehr zum Gefallen der anwesenden Frauengruppe. Auch Susi Sositsch fand das Engagement der Filmemacherin ganz toll: «Ich finde Emma ganz toll.»

«Ich auch!» stimmte Conny Golf enthusiastisch zu und klatschte heftig. Während die weiblichen Teilnehmer dieser Veranstaltung die Ausführungen Emma Donners mit Begeisterung aufnahmen, versuchte Bert Bunge, der neue Redakteur von Radio Bischofsbrück, die entstandene Pause zu einem kleinen Imbiß zu nutzen. Er hatte sich einen Hamburger, eingewickelt in Plastikfolie, mit zur Veranstaltung genommen und genoß den ersten Biß: «Hm, schmatz, schmatz!»

Während er schmatzte, setzte er seine Mickey-Mouse-Maske auf, die er nach Dienstschluß immer mit sich herumtrug, und begann zu kichern. Was sich, mit vollem Mund, verständlicherweise merkwürdig anhörte.

«Berti, benimm dich!» Conny Golf, die ihren Kollegen mit

auf die Veranstaltung geschleppt hatte, schämte sich ein wenig. «Nimm die Maske ab!»

«Was haste gegen Mickey-Mouse?» Völlig unvermittelt begann er halb zu kreischen, halb zu kichern: «Zucker, Zucker, lecki, schmatz, schmatz, süß, süß.»

Erstaunt schauten sich einige Anwesende um. «Macke, Macke, was?» vermutete Susi Sositsch.

Allmählich beruhigte sich Bert Bunge, nahm die Maske wieder ab und biß erneut in seinen Hamburger. Kaum hatte er seinen Bissen heruntergewürgt, kaum hatte Emma Donner das Mikrofon freigegeben, kaum war ein wenig Ruhe in den Saal eingekehrt, da schrie er, und Conny Golf blieb fast das Herz stehen: «Ketchup!»

Würde Bert Bunge durch seine komischen Einwürfe die ernste Veranstaltung der Bürgerinitiative gegen eine Zuckerfabrik sprengen? Würden ihn die anwesenden Frauen um Emma Donner zur Ruhe bringen? Und wer wird der nächste Redner sein?

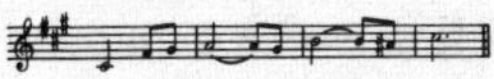

29

«Ich bin entsetzt!» Conny Golf, die junge Assistentin des drahtigen Redakteurs, machte sich heftige Vorwürfe, daß sie ihn mit auf die Veranstaltung genommen hatte. Sie kannte ihn als einen ruhigen, bisweilen bissigen, in aller Regel jedoch völlig friedlichen Menschen.

«Haste was?» frug Bert Bunge keß zurück.

«Allerdings! Du störst!»

«Ich störe nie!» Erneut holte er tief Luft und schrie: «Ketchup!!» Ausgelassen hüpfte Bert Bunge auf seinem Stuhl hin und her. Man schaute zu ihm hinüber – die einen belustigt, die andern voller Zorn. Inzwischen war Susi Sositsch ans Mikrofon geeilt.

«Laßt euch von dem nicht irre machen! Das ist einer der Radio Bischofsbrück-Chaoten!»

Buh-Rufe, Gejohle und Klatschen füllten den Saal. Als Susi Sositsch den Namen Radio Bischofsbrück ausgesprochen hatte, strahlte ein dunkelhaariger Mann im Trenchcoat – es war kein geringerer als Hubert Hantel – und schaute von seinem Strickzeug auf. Neben ihm pfiff ein blonder großgewachsener Mittzwanziger die Erkennungsmelodie des bei jungen Leuten beliebten Senders.

Hubert Hantels Gesichtszüge verklärten sich: diese Erkennungsmelodie – sie war sein Werk. Er hatte sie einst – in den Anfangszeiten des Senders – eingeführt. Er hatte in jahrelanger Kleinarbeit dafür gesorgt, daß sie richtig im Programm placiert wurde, er war es gewesen, der den Moderatoren, den Sekretärinnen, den Technikern, ja selbst dem Intendanten die Bedeutung seiner Erkennungsmelodie nahegebracht hatte. Liebevoll sprach er von der Erkennungsmelodie als «BB-Jingle» und vor nicht allzu langer Zeit veröffentlichte er auf vielfachen Wunsch in der Hauszeitschrift des Senders einen längeren Artikel über «Die Philosophie des Jingles». Als nun in dieser turbulenten Situation neben ihm der Radio BB-Jingle ertönte, da verspürte er väterliche Gefühle.

«Kannst du mal eben halten?» Er reichte seinem blonden Nebensitzer das Strickzeug und schneuzte sich gerührt. «Sag mal, warum johlen die denn so?»

«Wegen dem Ketchup-Typen natürlich.»

«Welcher Ketchup-Typ?»

«Na, der Typ, der ständig Ketchup will, da drüben!»

Hubert Hantel schaute sich um. «Ah, Bert Bunge ist auch da.» Er winkte ihm mit der Stricknadel zu. «Wir nennen ihn Big Mäck», informierte er seinen Nebensitzer. «Ernährt sich nur von Hamburgern und Ketchup.»

«Komische Typen bei Radio Bischofsbrück, echt. Das beste am Programm ist eh der Jingle!» Und erneut pfiff er die Erkennungsmelodie des Senders.

Hubert Hantel strahlte. Jovial klopfte er ihm auf den Rücken, das Strickzeug dabei verlierend: «Meine Idee!»

Susi Sositsch rief ins Mikrofon: «Laßt euch nicht irre machen. Die Chaoten von Radio Bischofsbrück haben nur Ketchup im Kopf!»

Hubert Hantel versuchte zu protestieren. Das konnte er sich nicht gefallen lassen. Er wollte nach vorn eilen, doch sein Nebenmann hielt ihn zurück. «Warte! Ich wollt dich noch was fragen. Das mit euerm Jingle – warum spielt ihr den nur einmal in der Stunde?»

Als Hubert Hantel das Wort Jingle hörte, setzte er sich sofort. Hier fühlte er sich angesprochen. Er lehnte sich leicht zurück, schob seinen Wollpullover etwas hoch und zog aus seiner rechten Hosentasche eine Taschenuhr heraus. «Paß auf. Das ist so. Wir haben hier die Nachrichten ...» Und Hubert Hantel erzählte seinem Nebensitzer die Jingle-Philosophie. Er erzählte und erzählte und merkte dabei nicht, wie sich die Krise zwischen Bert Bunge und Conny Golf zuspitzte.

Conny bat ihn gerade eindringlich: «Bert, hör bitte auf. Es geht hier um Zucker. Ich bitte dich.»

«Zucker, Zucker – ich brauche Ketchup!»

«Hör auf! Du bist hier nicht in der Redaktion!» Ihre Stimme wurde merklich schriller.

«Du solltest auch lieber Ketchup essen und weniger Zucker!»

«Wie meinst du das?»

«So wie ich's sage. Bei deinem Gewicht.»

Conny Golf stand auf. Sollte es Bert Bunge gewesen sein, der über sie gesagt habe, sie würde ihre Neurosen mit Süßigkeiten und Kuchen hinunterspülen? Sollte er die These von der Zuckerneurose in die Welt gesetzt haben? Sie holte tief Luft, packte ihre Jutetasche und schlug blitzschnell zu. Bert Bunge, der gerade ahnungslos einen Biß in seinen Hamburger tun wollte, spürte, wie sein Mund ruckartig voll wurde. Die Jutetasche traf ihn voll ins Gesicht, dabei rief sie zornig: «Hier hast du deinen Ketchup!»

Traf Conny Golf den Richtigen? Wird die Versammlung der Bürgerinitiative ungestört weitergehen können und wird es Hubert Hantel gelingen, seinem Nebensitzer die Jingle-Philosophie zu erläutern?

30

Es dauerte nicht lange, bis sich Bert Bunge gefaßt hatte. Drei, vier Schlucke und er hatte seinen Hamburger hinuntergewürgt. Verächtlich schnipste er eine Fluse der Jutetasche zu Boden, die an seinen Lippen hängengeblieben war. «Humorlose Gans!»

Mehr sagte er nicht und verließ wippend das Lokal. Conny Golf ließ sich währenddessen auf einen Stuhl inmitten der Frauengruppe plumpsen. «Mein Gott, seine Mutter hätte ihn mal ein bißchen besser trockenlegen sollen.»

Emma Donner klärte die Hintergründe auf: «Er will bei dir nachholen, was er in seiner Kindheit versäumt hat. Ketchup – Conny, ich hoffe, du kapierst die symbolische Bedeutung ...»

Während Emma Donner der in diesen Dingen unerfahrenen Conny Golf eine Aufklärungslektion erteilte, warb Susi Sositsch für eine sachliche Diskussion. «Wir können die Zuckerfabrik in Bischofsbrück nur verhindern, wenn wir zu einer sachlichen Diskussion fähig sind.»

Der heftige Beifall zeigte, wie recht sie hatte. «Ich möchte hier eindeutig sagen, daß ich – so wie Emma Donner und viele Frauen mit uns – gegen die Zuckerfabrik bin, weil ich gegen den Zuckerkonsum bin.»

Lebhaft spendeten vor allem die Frauen Beifall. Ein junger Mann mit blassen Gesichtszügen, blauen Cordhosen und einem verwaschenen Sweat-Shirt war der nächste, der sich zu Wort gemeldet hatte. Auf dem Button, den er in Herzhöhe trug, stand zu lesen, was die Anwesenden verband: «Rübe – nein danke».

«Laßt mich euch einige Fakten nennen. Ich hab da nämlich mal nachgeschaut und rumtelefoniert. Also die Sache ist so: in Europa ist in den letzten Jahren die Zuckerrübenproduktion um 25 % gestiegen, die verwendete Anbaufläche um 19 %. Viele Bauern hier um Bischofsbrück, die früher Getreide angebaut haben, bauen jetzt Zuckerrüben an. Die Europäer verbrauchen den Zucker nicht selbst – sie exportieren; Steigerungsrate im vergangenen Jahr 12 %. Da die Bauern subventioniert werden, können sie billig produzieren. Der hiesige Rübenzucker verschärft die Konkurrenzsituation auf dem Weltmarkt. Die Länder der Dritten Welt können weniger Zucker absetzen. Das sind die Fakten. Wenn wir für mehr Gerechtigkeit sind, dann müssen wir den Anbau von Zuckerrüben verhindern und selbstverständlich den Bau von Fabriken!»

Am Beifall konnte sich Hubert Hantel nur schwer beteiligen, war er doch voll damit beschäftigt, einen neuen Pullover zu stricken. Er klatschte nicht, sondern scharrte statt dessen mit den Füßen. Und so wie ihm erging es noch einer Reihe anderer Besucher: Stricken und Häkeln schien für die Ökologisten eine beliebte Beschäftigung zu sein. Und es war in diesen Kreisen keineswegs außergewöhnlich, daß auch Männer mit Wolle, Garn und Nadeln umzugehen wußten. Wobei gerade die Strickfrage besonders die Männer in zwei Lager spaltete. Reinhard Kral, genannt Fluppi, ein langjähriger Anhänger der Anti-Bewegung und mit Hubert Hantel gemeinsam zur heutigen Veranstaltung gepilgert, konnte seine Zweifel nicht verhehlen. «Sag ma, weeste eigentlich, wat de da machst?»

«Ich stricke einen Pullover.»

«Det seh ick schon. Ick meene, wat de da machst, psychisch gesehen?»

«Ich bin völlig normal», behauptete Hantel.

«Na – dann empfehl ick dir mal, den ollen Freud zu lesen. Vorlesung über die Weiblichkeit. In der Gesamtausgabe Seite 562.»

«Was hat das mit mir zu tun?»

«Weil dort der olle Freud das Weben und Häkeln als eine der wenigen Entdeckungen und Erfindungen bezeichnet, die Frauen in der Kulturgeschichte geleistet haben. Und weeste och warum?»

«Erzähle!»

«Ganz einfach. Das Häkeln und Stricken ist eine Folge des Penisneids. Als die Frauen nämlich erkannt hatten, verstehstde, daß ihnen da unten wat fehlt, da kam ihnen die Scham hoch, ‹eine exquisit weibliche Eigenschaft›, Freud wörtlich, und det Weben, Häkeln und Stricken is nischt anderes als der Versuch, die Schamhaare zu verlängern, um so zu verdecken, dat da wat fehlt, verstehst du?»

«Ich versteh immer noch nicht, was das mit mir zu tun haben soll?»

«Na, Junge, is doch klaro: Wenn du was machst, was eigentlich die Mädels machen, dann biste irgendwie weibisch und kommst mit deinem Geschlecht nicht zu Rande. Det sagt dir jeder Psychologe!»

Wird Hubert Hantel nach dieser Lektion seinen Pullover zu Ende stricken? Wird die Bürgerinitiative die sachliche Diskussion fortsetzen oder macht der *Ochsen*-Wirt der Bewegung einen Strich durch die Rechnung?

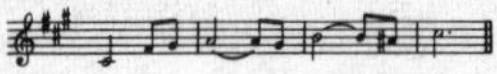

31

Hubert Hantels Gesicht versteinerte. «Quatsch. Alles Quatsch.»

«Det kann jeder sagen. Hast 'n Gegenbeweis?»

Hantels Gesichtszüge lockerten sich. Er grinste, beugte sich zu Reinhard Kral hinüber und flüsterte ihm etwas ins Ohr. Man konnte nur unscharf einige Worte vernehmen, wie Freundin oder Monat oder Vater. Reinhard Kral hörte aufmerksam zu. «Is ja toll.»

«Du kannst ihn also vergessen, deinen ollen Freud.»

«Na ja, so ganz wohl doch nicht. Verstehste, det is ja nu mal in erster Linie die Psyche. Du kannst zwar, ja, aber det is noch keen Beweis!»

«Quatsch. Ich laß mir keine Psychokiste aufquatschen. Da kannste sicher sein.»

Und mit verbissener Miene widmete er sich wieder seinem Strickzeug. Währenddessen war Reinhard Kral ans Mikrofon geeilt. Er hatte ganz vergessen, daß er der nächste war, der sich auf die Rednerliste hatte setzen lassen. «Liebe Freunde, schönen guten Abend allerseits.»

«Jetzt fehlt nur noch, daß er uns mit Damen und Herren anspricht!» flötete Conny Golf Susi Sositsch zu. Reinhard Kral merkte man bisweilen noch an, daß er, bevor er als Fluppi in die Szene abgedriftet war, eine Vorliebe für schnelle Autos und flotte Mädchen gehabt hatte.

«Ich möcht doch zunächst mal was ganz persönlich sagen. Ich freu mich, daß so viele Leute gekommen sind. Entschuldigt – aber wenn man, wie ich, schon so lange dabei ist, dann is das einfach ein ganz tolles Gefühl, wenn man sieht, daß immer mehr sich engagieren und ihr Schneckenhaus verlassen.»

«Zur Sache!» rief Conny an dieser Stelle.

«Conny, entschuldige, aber für mich ist das ein Teil der Sache.»

Beifall belohnte ihn für seinen Standpunkt. «Aber nun zu meinem Punkt. Ick wollte nur sagen, daß wir uns davor hüten sollten, unsern Kampf gegen die Zuckerfabrik Bischofsbrück nur ökonomisch zu begründen.»

«Blauauge!» kam ein Zwischenruf.

«Ick habe ja jar nichts dagegen, wenn auch Marxisten sich hier engagieren. Aber die Ökonomie ist die eine Seite – die Biologie is 'ne andere. Und wir Ökologisten sollten uns zunächst um det Leben an sich kümmern und erst in zweiter Linie um die wirtschaftlichen Aspekte. Und ick sage euch: die Rüben, die immer mehr bei uns angebaut werden, zerstören unseren Boden. Und nicht nur das: könnt ihr euch in einem Rübenacker ein Vogelnest vorstellen?»

Zustimmendes Gelächter kam auf.

«Das ist also ein Punkt und ick nenne euch gleich noch einen zweiten, warum unser Kampf sich lohnt. Det is nämlich auch 'ne Frage der Gesundheit. Rohrzucker is nun mal gesünder als Rübenzucker. Auch wenn euch die Rübenzuckerlobby was anderes erzählt.»

Unter dem Beifall der Anwesenden ging Kral zu seinem Platz zurück. Zwar wußten die wenigsten, daß der gemeinhin bräunliche Rohrzucker seine Farbe vom Dreck bekam, weil er nicht, wie weißer Zucker, vollständig gewaschen wurde – doch mit solchen Detailfragen mochte die Bürgerinitiative sich in diesem Augenblick nicht belästigen. Es mußte hingegen klarwerden, daß sich der Kampf gegen die Bischofsbrücker Zuckerfabrik aus vielerlei Gründen lohnen würde. Den Anwesenden war dies im Laufe des Abends auch trefflich gelungen, und so war man dann gespannt, wie es weitergehen würde, als Hubert Hantel sein Strickzeug seinem Nebensitzer überreichte und zum Mikrofon schritt, ohne sich zuvor den Trenchcoat ausgezogen zu haben.

«Ach Gott, Hubert Hantel. Weiß er überhaupt, worüber wir hier reden?» giftete Susi Sositsch in die Frauenrunde, die sich von den übrigen Anwesenden ein wenig abseits gesetzt hatte.

Emma Donner vermutete: «Hast wohl keinen Bock drauf, was?»

«Allerdings!»

«Sieht aber irgendwie komisch aus, der Typ. Hätte zum Fernsehen gehen sollen.»

«Kannst ja 'n Film mit ihm machen.»

«Vielleicht!»

«Mußt ihm nur immer sagen, welche Rolle er drauf haben muß, sonst kommt er durcheinander.»

«Na, mal hören, was er jetzt zu sagen hat.»

Hubert Hantel klopfte mit dem Finger ans Mikrofon. «Versteht ihr mich?»

Ein vielfältiges «Ja, ja, weitermachen, zur Sache», kam aus dem Saal zurück.

«Mal schauen, ob er heute abend noch zu Potte kommt!» stöhnte Conny Golf und merkte dabei nicht, wie die Tür aufgestoßen wurde und eine schlanke Frau mit einem Kind den Wirtshaussaal betrat.

Wer ist diese schlanke Frau? Wen sucht sie zu dieser ungewöhnlichen Stunde? Und wird Hubert Hantel mit seiner Rede die Anwesenden faszinieren können?

32

Wanda Hegel schien nicht besonders gut gelaunt zu sein. Die Art und Weise, wie sie sich durch die Reihen zur Frauengruppe begab, ließ zudem darauf schließen, daß sie nicht sonderlich interessiert war an dem, was hier ablief. Offensichtlich fehlte ihr irgend etwas. Auf halbem Weg hatte sich ihr Sohn Daniel von ihr losgerissen und schaute mit großen Augen umher. Als ihm eine ältere Frau zärtlich übers Haar strich: «Na, bist du mal 'n netter Kleiner!» trat er ihr, wie es so seine Art war, heftig gegen das Schienbein. «Ick bin keen Kleener! Ick heiße Dani!»

Und schon kümmerte er sich um sein nächstes Opfer, während seine Mutter die Frauengruppe erreicht hatte. «Sagt ma, habt ihr vielleicht meinen Ollen jesehen?»

«Nein, tut mir leid, hier war er noch nicht.»

«Det halt ick bald im Kopf nischt aus – ick suche ihn und suche ihn –»

Conny Golf sagte belehrend: «Selber Schuld – so lange du hinter ihnen herläufst, darfst du dich nicht wundern!»

«Ick will ja ooch abhauen, aber ick brauche meine Klamotten, weeßte? Und er hat ma wieder alle Schlüssel mit und ick komme nich in de Wohnung, verstehste?»

«Geh doch solange zu uns. Oder willst du hierbleiben?»

«Wat is 'n hier los?»

Emma Donner schaltete sich ein: «Wir kämpfen gegen die geplante Zuckerfabrik.»

«Na, wenn det meen Oller hört, wo er doch so gerne Süßes ißt!»

«Typisch – und du kaufst ihm das auch noch – oder?»

«Klar doch. Wenn er wat zum Lutschen hat, denn läßt er mir wenigstens in Ruhe, verstehste?»

Inzwischen war Daniel Hegel einem Herren auf die Pelle gerückt, der korrekter gekleidet war als die Mehrzahl der Anwesenden. Dies allerdings merkte man erst auf den zweiten Blick – wirkte die betreffende Person doch zunächst wie ein mittlerer Angestellter. «Nimmst du mich auf den Schoß, Onkel?»

Der Mann zögerte für einen Augenblick – dann hob er den kleinen Jungen auf seine Knie. «Sag mal, bist du nicht müde?»

«Nee!»

«Aber es ist schon spät. Kleine Jungs wie du gehören um diese Zeit ins Bett!»

«Ick bin nich müde.»

«Wie heißt du denn?»

«Daniel.»

«Und weiter?»

«Hegel.»

«Soso. Du bist der kleine Hegel. Sag mal, was macht denn dein Papi, wo ist er denn?»

«Weiß ick nich. Meine Mutti weiß och nich, wo er is. Weißt du, wo er is?»

«Leider nein.»

Daniel schaute den korrekt gekleideten Herrn traurig an. Er musterte ihn von oben bis unten. Plötzlich sah er etwas unter seinem Jackett, was ihm offensichtlich bekannt vorkam. «Was hast du denn da?»

«Meine Brieftasche.»

Doch die war es nicht, die dem kleinen Jungen aufgefallen war. Es war etwas anderes, das seine Aufmerksamkeit erregt hatte. Bevor der Mann sein graues Jackett zumachen konnte, hatte Daniel Hegel zugegriffen und das kleine graue Ding herausgerissen. «Hat mein Papi auch!»

«Gib her, laß los!» Er versuchte, ihm das kleine graue Ding aus der Hand zu reißen.

Doch Daniel Hegel hielt fest. «Bist de auf Reportage?»

«Gib her!» Und er klopfte dem Jungen auf die Finger. Sofort begann Daniel Hegel zu brüllen, warf das kleine graue Ding auf den Boden und versuchte, vom Schoß zu hüpfen. Das Gebrüll und Gezerfe hinderte Hubert Hantel daran, seine Rede zu beginnen, denn plötzlich schauten alle auf Daniel und den korrekt gekleideten Herrn.

«He, das ist ja ein Mikrofon!» Ein junger Mann hatte sich gebückt und war dem Mann im Anzug zuvorgekommen. «Was machst du hier? Nimmst du was auf?»

«Nein, nein – ich hatte nur hier, ich meine, es war ...» Dem Mann wurde plötzlich ganz heiß. Man sah ihm an, daß irgend etwas nicht stimmte. Einige Teilnehmer wurden mißtrauisch.

Eine junge Frau frug ihn: «Wie heißt du?»

«Erich.»

Lauthals schrie die junge Frau in den Saal: «Leute, kennt jemand den Typ hier?»

Die Unruhe nahm zu. Niemand kannte den Mann. Mit Unmut hörte man, daß er ein Mikrofon dabei habe. Und es dauerte nicht lange, bis einige Leute riefen: «Verfassungsschutz! Verfassungsschutz raus!»

Der Mann im grauen Anzug stand auf, schaute sich ängstlich um und hastete zur Tür. Daniel Hegel lief hinter ihm her, und bevor er den Saal fluchtartig verlassen hatte, spürte er, wie er von einem Kinderfuß ans Wadenbein getreten wurde.

War der Mann im grauen Anzug wirklich ein Verfassungsschützer? Würde die Bürgerinitiative sich durch diesen Auftritt beeindrucken lassen und was sagt Hubert Hantel zu dem Vorfall?

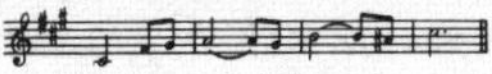

33

Es dauerte eine ganze Weile, bis sich die Unruhe im Saal einigermaßen gelegt hatte. Der angebliche Verfassungsschützer erregte weiterhin die Gemüter. Hubert Hantel, der schon seit geraumer Zeit am Saalmikrofon stand, stöhnte: «Ich komm mal wieder nicht zu Wort!»

Er kannte dieses Gefühl zur Genüge. In der Redaktion von Radio Bischofsbrück galt er als ausgefuchster Diskutant – doch geschah es keineswegs selten, daß er nur unter Schwierigkeiten das Wort erhielt. Dennoch: seine Kollegen schätzten seine Geduld und vor allem seine scharfe Beobachtungsgabe. Sie wären deshalb keineswegs verwundert gewesen, daß Hubert Hantel über das Saalmikrofon die folgende Frage stellte: «Könnt ihr mir sagen, warum ihr so unruhig seid?»

Die Anwesenden vermuteten hinter dieser Frage Ironie. Einige lachten. Und die Lacher vermehrten sich, als Hubert Hantel fortfuhr: «Wenn ihr mir schon nicht sagen könnt, warum ihr so unruhig seid, könnt ihr mir dann wenigstens sagen, was das für 'n Typ war, der gerade geflüchtet ist?»

Manche bogen sich vor Lachen. Sie glaubten, daß sich hinter dem Grinsen Hubert Hantels ein Schelm verberge. Es waren diese Art Scherze, die sie an Radio Bischofsbrück so liebten. Hubert Hantel hatte schnell ihre Herzen erobert. In ihm sahen sie einen Mann, der klaren Verstand mit Humor und Herz zu verknüpfen wußte. «Nun gut – ich sehe, ihr könnt mir nicht genau sagen, was los ist.»

Allmählich ebbte das Gelächter und Gemunkel ab, und Hubert Hantel konnte zum eigentlichen Teil seiner Ausführungen kommen. «Wir haben heute abend eine Menge Argumente gehört gegen den Bau der Zuckerfabrik. Ich will sie jetzt nicht noch mal alle wiederholen.»

Conny Golf stöhnte: «Zum Glück!»

«Ich will euch nur sagen, daß Argumente die eine Seite sind und Taten die andere.» Beifall erklang.

«Und weil das so ist, möchte ich euch hier alle dazu aufrufen, und das könnte unsere Aktion bereits morgen sein, den Zuckerrübenfeldern von Bischofsbrück einen Besuch abzustatten. Wir wollen morgen mal eine kleine Inspektion vornehmen, um festzustellen, wieviel Rüben angebaut werden, ob denn da immer noch mehr angebaut werden muß und ob wir hier überhaupt eine Zuckerfabrik brauchen. Wir sollten nicht nur darüber reden, sondern uns durch einen eigenen Augenschein davon überzeugen, wie es um das Ausmaß der Zuckerrübenfelder bestellt ist.» Erneuter Beifall. «Das Ziel unserer morgigen Aktion ist: es muß vollständig gewaltfrei ablaufen – vollständig gewaltfrei!» Beifall. «Aber – sagen wir – um 12 Uhr mittags müssen die Zukkerrübenfelder zu sein. Ich möchte deswegen an dieser Stelle allen Bauern und potentiellen Aktionären sagen, daß sie morgen nicht versuchen sollten, die Bischofsbrücker Rüben zu ernten.

Ich rate ihnen dringend, davon abzulassen. Das Ziel unserer Aktion ist klar: Morgen sind die Zuckerrübenfelder dicht.» Beifall. «Bitte nehmt eure Fahrräder mit auf die Felder oder wandert einfach dorthin. Wir werden gemeinsam den Standort der geplanten Fabrik inspizieren. Nur so können wir die Zerstörung der Landschaft am eigenen Körper erfahren. Es wird keinerlei Gewalt geben!»

Mit diesen Worten hatte Hubert Hantel die entscheidende Wende herbeigeführt, hatte der Bürgerinitiative eine neue Richtung gewiesen. Die klaren Worte Hubert Hantels wirkten auf die meisten Versammlungsteilnehmer erlösend. Die Veranstaltung wurde aufgehoben. Morgen sollte für sie ein großer Tag werden.

Würde die Hoffnung der jungen Menschen in Erfüllung gehen? Würden sie mit ihrer Aktion den Bau der Zuckerfabrik verhindern können? Oder hat die Rede Hubert Hantels nicht nur für ihn ungeahnte Folgen?

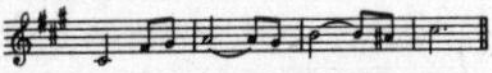

34

Bischofsbrück war für den jungen, sympathischen Frauenarzt kein ungefährliches Pflaster. Die örtliche Polizei war noch immer hinter ihm her. Sie rühmte sich auf regelmäßig abgehaltenen Pressekonferenzen ihrer Fahndungserfolge. Deswegen ließ er Hansi Knüller langsam auf das Forsthaus zufahren. «Fahren Sie bitte langsam. Man weiß nie, ob sich nicht irgendwo ein Polizeifahrzeug versteckt hält!»

Als der Fußballnationalspieler mit seinem Maserati langsam um die Ecke gebogen war, ergriff ihn Heimweh beim Anblick des schmucken Häuschens, das friedlich neben den Buchen und Birken stand. «Mein Gott, schön ist es hier. Diese Ruhe!»

«Lassen Sie das Schwärmen. Sehen Sie Polizei?»

«Nein – ich sehe nichts. Die Luft ist rein. Sie können unbesorgt aussteigen.»

«Wann holen Sie mich ab?»

«Noch vor 12. Wenn ich es schaffe.»

«Bis dann. Ich erwarte Sie.» Er stieg aus, betrat jedoch nicht sofort das Haus. Er war mißtrauisch. Sorgfältig schaute er die Bäume an, die unweit des Hauses standen. Seitdem er von den neuen Überwachungsmethoden der Polizei gehört hatte, kam ihm jeder Vogelkasten verdächtig vor.

«Julius!» Erschrocken hörte der junge, sympathische Frauenarzt die Stimme seiner Frau. Sie stand in der Haustür und schien über die Anwesenheit ihres Mannes völlig überrascht. «Julius, was stehst du herum? Komm herein!»

Sie hatten sich schon eine Weile nicht mehr gesehen. Seitdem Dr. Borg nach Bayreuth geflohen war, mochten fast zwei Wochen vergangen sein. Und trotz der Krise, die zwischen ihnen beiden heftige Ausmaße angenommen hatte, schienen sie doch in diesem Augenblick erfreut, einander zu sehen.

«Diana!» Er drückte sie kurz an sich und küßte sie, während er ihren dicken Bauch spürte. Sie war wieder dicker geworden. «Wie geht es dir?»

«Na ja, den Umständen entsprechend, wie du dir denken kannst.»

Sie betraten die große Wohnküche. «Soll ich uns einen Tee machen?»

«Ja, gern. War die Polizei schon hier?»

«Natürlich. Sie wollten wissen, wo du bist.»

«Was hast du gesagt?»

«Ich habe gesagt, was ich wußte.»

«Also nichts», stellte Dr. Borg fest.

«Natürlich. Als sie hier waren, wußte ich nicht, wo du stecktest.»

«Gut. Paß auf. Ich – wir haben nicht viel Zeit. Ich fahre mit Hansi Knüller gegen 12 nach Italien. Dieser Hansi Knüller ...»

«... Der Fußballspieler?»

«Ja. Er nimmt mich mit. Ich weiß nicht, wie lange ich bleibe.»

«Die Geburt deines Kindes ...»

«... Ich weiß, ich weiß. Ich werde natürlich da sein. Verlaß dich drauf.»

«Das wäre schön. Aber es muß nicht sein. Ich werde auch allein damit fertig.»

«Bitte, Diana.»

«Nach dem, was vorgefallen ist, Julius ...» Sie schaute ihn traurig und gleichzeitig voller Mitleid an.

«Bitte. Wir haben wenig Zeit. Laß uns jetzt nicht wieder bei Adam und Eva anfangen.»

«Ich nicht.»

«Gut. Was macht die Gymnastik?»

«Ich hab da 'ne ganz tolle Gymnastik ausfindig gemacht. Du hältst sicherlich nichts davon.»

«Warum?»

«Weil es eine Alternativgymnastik ist.»

«Aha. Und was ist das bitte?»

«Ich geb dir das Buch mal zu lesen, wenn es dich wirklich interessiert. Ich glaube, du könntest einiges daraus lernen.»

«So.»

«Im übrigen weiß ich, daß es auch Männer gibt, die es gut finden.»

«So.»

«Ja. Dein Spötteln kannst du dir sparen. Selbst deine ehemaligen Kollegen von Radio Bischofsbrück haben es im Radio empfohlen.»

«Wer denn?»

«Hubert Hantel.»

«Hubert Hantel. Der Typ hat wirklich zuviel bei Dr. Frankenstein abgekriegt.»

«Er ist der einzige, dem man glauben kann. Ich finde es wirklich merkwürdig, wenn du dich über ihn lustig machst.» Erbost war sie aufgestanden, um das kochende Teewasser vom Herd zu nehmen.

«Bitte, Diana, reg dich nicht auf. Wenn du Hubert Hantel näher kennen würdest, wüßtest du, was ich meine.»

«Ich kenne ihn, mein bester Julius. Ich kenne ihn. Er ist nämlich auch in unserer Bürgerinitiative ‹Kampf dem Zuckermulti – Freiheit für Mauritius›.»

«Aha. Und – ich meine – was wollt ihr mit dem Verein?»

«Wir wollen verhindern, daß hier in Bischofsbrück eine Zukkerfabrik gebaut wird, daß hier ständig mehr Zuckerrüben angebaut werden, während die Armen auf ihrem Rohrzucker hokkenbleiben. Wenn du verstehst, was das heißt?»

«Ist ja schon gut. Aber ich weiß nicht, ob es, in dem Zustand, das Richtige ist.»

«Wie meinst du das – nicht das Richtige?»

«Na ja, du brauchst Ruhe, Diana. Bei euern Versammlungen geht es doch sicherlich hoch her bisweilen. Jede geringste Erregung solltest du vermeiden.»

«Schau an, schau an. Der Herr Doktor psychologisiert, versucht, unter dem Vorwand psychologischer Scheinargumente mein politisches Engagement zu unterdrücken.»

«Ich bitte dich, Diana, ich bitte dich.»

«Nein, nein – so nicht. Zum Glück hat mir die Frauengruppe noch rechtzeitig die Augen geöffnet, sonst hätt ich am Ende gar noch diesen Stuß geglaubt.»

«Diana – das ist kein Stuß. Sicher marschierst du auch noch in vorderster Front bei einer Demo mit ...»

«... in welchem deiner Lehrbücher steht, daß schwangere Frauen nicht demonstrieren dürfen, in welchem?»

Die Antwort blieb dem jungen, sympathischen Frauenarzt erspart. Das Klingeln des Telefons unterbrach die Auseinandersetzung. Diana Borg war zum Apparat gegangen und hob ab. «Ja, hallo?»

«Diana, bist du det?»

«Ja, ich bin's.»

«Wanda hier, grüße dir.»

«Ach, Wanda – hab deine Stimme zuerst nicht erkannt. Wie geht's dir?»

«Schlecht – oder jut – janz wie de willst. Ick habe eben meim Ollen den Laufpaß jejeben. Jetzt muß ick ers mal durchatmen, verstehste.»

«Ja, das versteh ich gut.»

«Sag ma, nu hab ick ja keene Lust, mit dem Ollen noch det Bette zu teilen, wa?»

«Klar.»

«Dachte, ick komme bei dir vorbei mit dem Kleenen. Für 'n paar Tage, wenn de nischt dajegen hast.»

«Fein. Ich freue mich.»

Würde Wanda Hegel wirklich nur für ein paar Tage im Bischofsbrücker Försterhaus bleiben? Läßt sich die gestörte Beziehung zwischen Diana und Julius Borg jemals wieder kitten? Und was erlebt Hansi Knüller im Banco di Ponte Episcopale?

35

Der Banco di Ponte Episcopale demonstrierte seine Bedeutung in der schlichten, aber vornehmen Außenfassade seiner Filialen. Das Mutterhaus in Bischofsbrück zeigte noch ein wenig mehr Glanz als die anderen Geldinstitute. Als Hansi Knüller mit seinem Maserati auf den hauseigenen Parkplatz zusteuerte, hatte man den Eindruck, als ob hier ein guter Kunde mit einem angemessenen Fahrzeug vorfuhr. Das Armaturenbrett des Wagens – handgefertigt in England und natürlich aus feinstem Walnußholz – paßte zur Marmorfassade und den goldenen Türgriffen, was man von den vielen Plastikautos, die hier täglich vorfuhren, wahrlich nicht behaupten konnte. Lässig stieg der dunkelhaarige Nationalspieler aus und betrat den Kundenraum. Ein äußerst korrekt gekleideter Angestellter hatte ihn bereits bemerkt und kam auf ihn zu. «Guten Tag, Herr Knüller.»

«Guten Tag.»

«Herr Stützli erwartet Sie bereits. Wenn Sie mir bitte folgen würden ...»

Der Fußballnationalspieler folgte. Sie gingen eine Treppe hinauf. Hansi Knüller spürte den weichen Teppichboden unter seinen Füßen. Unwillkürlich dachte er an den Rasen in Wembley. Der Angestellte öffnete im ersten Stock eine der Palisandertüren, die kaum sichtbar waren, schienen sie doch mit dem übrigen Holz gemeinsam eine undurchdringliche Wand zu bilden.

«Bitte schön!»

Das Vorzimmer des Bankdirektors strahlte und blitzte – ganz so, als ob ihm Meister Propper höchstselbst vor einer halben Minute einen Besuch abgestattet hätte. Die Sekretärin des Direktors empfing ihn, wie immer, kühl und eher unfreundlich. «Sie kommen spät, Herr Knüller.»

«Ja, ja, ich weiß. Es war leider nicht anders zu machen.»

«Da wollen wir mal sehen, ob der Chef Zeit für Sie hat.»

Immer wenn Hansi Knüller dieses Sekretariat betrat, hatte er das Gefühl, etwas verbrochen zu haben. Mit dieser Dame zusammenarbeiten zu müssen, würde ihn wahnsinnig machen. Jedesmal ärgerte er sich über sich selbst, daß er ihr nicht aggressiver gegenübertrat. Dabei – und dies stellte er mit einiger Bewunderung fest – hatte sie gar keine schlechte Figur.

«Bitte schön.» Sie hatte die Doppeltür zum Büro des Direktors geöffnet, und er ging an ihr vorbei wie ein schuldbewußter Schuljunge, der aber eigentlich nicht so recht wußte, woher die Schuld kam, die er in sich verspürte.

«Kommen Sie rein, mein Bester!» Die Jovialität des Bankdirektors, wenn auch nur vordergründig gespielt, erschien ihm immer wieder von neuem als die Erlösung aus dem Fegefeuer.

«Gott zum Gruße.»

«Guten Tag.»

«Lassen Sie uns bitte in Ruhe, Fräulein Rems. Keine Anrufe, verstanden?»

«Sehr wohl, Herr Direktor.» Sie zog die beiden Türen hinter sich zu und verschwand an ihren Schreibtisch.

Direktor Stützli frug jovial: «Na, was macht der Fußball, mein Bester?»

«Ich nehme an, Sie haben Zeitung gelesen?»

«Habe ich. Habe ich. Scheinen einige Probleme zu haben, was?»

«Na ja. Das Publikum hetzt mich, wenn Sie wissen, was das bedeutet.»

«Ahne es, mein Bester, ahne es!»

«Wenn man keine Tore schießt, hat man ausgespielt. Egal, wie gut man ist.»

«Verstehe, mein Bester, verstehe. Warum sollten Sie es besser haben als unsereiner. Ich kann mir noch so viel Gedanken über Geldanlagen machen, wenn die Leute keine Zinsen kriegen, stehe ich im Regen.»

«Nur daß sich bei Ihnen alles hinter Marmorfassaden abspielt, während unsereiner sich von den Fans anspucken lassen muß.»

Jean-Luc Stützli ekelte sich. «Ekelhaft. Fürwahr. Ekelhaft. Lassen Sie uns über erfreulichere Dinge sprechen. Sie fahren heute wieder nach Italien?»

«Ja, natürlich, wie abgesprochen.»

«Ich habe Ihnen ein hübsches Köfferchen zurechtgemacht», er zeigte auf eine Sporttasche. «Und habe Herrn Blauschild informiert, daß Sie bei ihm heute noch vorbeikommen. Ich gehe davon aus, daß nichts dazwischengekommen ist?»

«Ja, ja, es geht alles in Ordnung.»

In diesem Augenblick summte die Sprechanlage. «Ich habe doch gesagt, daß ich nicht gestört werden will.» Unwirsch drückte er auf die Taste der Gegensprechanlage.

Die Sekretärin entschuldigte sich: «Entschuldigen Sie bitte, Herr Direktor – aber der Vatikan möchte Sie sprechen.»

«Der Vatikan? Wer bitte?»

«Monsignore Suknicram – er sagt, es sei sehr, sehr dringend.»

«Gut. Sagen Sie ihm, ich rufe in zwei Minuten zurück.»

Eilig stand der Direktor auf. Offensichtlich hatte ihn der Anruf ein wenig verunsichert. «Also, mein Bester. Wir haben alles besprochen. Ich hoffe, Sie haben eine gute Fahrt.»

«Hoffe auch.»

«Ihre Freundin fährt mit?»

«Nein, nein, sie ist noch in Italien. Ich fahre ...» Er zögerte. «Dr. Borg wird mich begleiten.»

Werden Hansi Knüller und der junge, sympathische Frauenarzt wohlbehalten in Italien ankommen? Was enthält die Sporttasche, die Hansi Knüller in der Schweiz abliefern soll? Und welche Rolle spielt der Anruf des Monsignore aus dem Vatikan?

36

Hansi Knüller atmete auf, als er die Tür der Banco di Ponte Episcopale hinter sich ins Schloß fallen hörte. Eigentlich wollte er mit Leuten wie Direktor Stützli oder seiner arroganten Sekretärin nichts zu tun haben. Diese Welt der Palisanderwände und Telefonapparate – sie war nicht die seinige und stieß ihn eher ab, als daß sie ihn beeindruckte. Die steif und korrekt gekleideten Herren erweckten seinen Abscheu. «Lackaffen!» stöhnte er kurz auf und näherte sich wippenden Schrittes seinem Maserati. Die Sporttasche, die ihm Direktor Jean-Luc Stützli gegeben hatte, verstaute er sorgfältig im kleinen Kofferraum des Sportwagens. Als er die Haube zuklappte und verschloß, spürte er, wie jemand hinter ihm stehenblieb. Langsam drehte er sich um und schaute in das unrasierte Gesicht eines stämmigen Mannes.

«Hey, Cerco, wie geht's?»

«Freut mich, daß du mich noch kennen!»

«Hör mal, Leute wie dich vergißt man nicht.»

Durch das Grinsen schien sich die Größe des unrasierten Gesichts zu verdoppeln. Der Mann, den Hansi Knüller Cerco nannte, zählte zu seinen eifrigsten Fans, als er noch in der Bischofsbrücker Fußballmannschaft spielte. «Ich dir was zeigen!» Er machte einen Schritt zur Seite, neigte seinen Oberkörper ein wenig und zupfte Hansi Knüller am Ärmel. Der Fußballnationalspieler folgte zögernd. «Ich, ich habe nicht viel Zeit ...»

«Nix viel Zeit. Ich dir zeigen schnell.» Und schon hatte er den Kofferraum seines Autos geöffnet, das er unmittelbar neben dem Maserati des Nationalspielers geparkt hatte. Er schaute kurz nach links und rechts, um sicherzugehen, daß sie von niemandem beobachtet wurden. Mit flinken Händen streifte er die Plastiktüte von einer Lederschachtel und öffnete sie. Neugierig sah Hansi Knüller in den Kofferraum und staunte nicht schlecht, als Cerco ihm den Inhalt der Lederschachtel präsentierte. «Nix schlecht, was? Gold, echt Gold. Hier du sehe die Stempel!»

Es handelte sich um eine Besteckgarnitur. Auf dem Messer sah Hansi Knüller die Höhe der Goldlegierung.

«Nicht schlecht, mein Lieber, nicht schlecht.» Bewundernd pfiff er durch die Zähne. «Was machst du damit?»

«Ich dir gebe für eine gute Preis!»

«Preis hin, Preis her. Woher hast du das gute Stück?»

Cerco grinste erneut. «Hab ich bekomme von eine gute Freund. Du versteha?»

«Na ja. Ich versteh schon. Was willst du denn haben?»

«Ich dir mache gute Preis. Das teuer, wenn du kaufe in Geschäft. Du zahlen 3000 Mark.»

«Ich weiß, ich weiß. Also wieviel willst du?»

«Du des kriege ...» Er zögerte kurz. «Für 2000.»

«2000 ist zuviel. Ich weiß ja nicht, ob es wirklich echt ist!»

«Das echt. Echte Gold. Ich dir nix verkaufe schlechte Sache.»

«Paß auf. Ich geb dir 1500. Und niemand erfährt ein Wort, verstanden?»

Cercos blasses Gesicht wurde noch blasser. Die Bartstoppeln traten noch deutlicher hervor, er krümmte sich leicht nach vorne. «Ich arme Mann, du reich.»

«Also gut – 1600, okay?»

Wortlos packte Cerco die Lederschachtel in die Plastiktüten und drückte sie Hansi Knüller in die Hand. «Gut, 1600.»

In seinen guten Jahren hatte Hansi Knüller 1600 Mark an jedem Tag des Jahres verdient und auch jetzt, wo er sich in einer spielerischen Krise befand und deswegen weniger zum Einsatz kam, konnte er sich einen solchen Betrag mühelos leisten. Als Cerco die pralle Brieftasche des Nationalspielers sah, aus der dieser ihm das Geld in Hundertern überreichte, ärgerte er sich, daß er nicht auf 2000 bestanden hatte. Andererseits wußte er, daß gutverdienende Fußballspieler für derartige Geschäfte immer zu haben waren. Hansi Knüller war nicht der einzige, der zu seinem Kundenkreis gehörte.

Schnell hatten sich die ungleichen Männer verabschiedet und fuhren davon. Hansi Knüller mit einem sogenannten Kavalierstart. Was beide nicht ahnen konnten: sie waren bei ihrem Geschäft beobachtet worden.

Wer hatte die beiden Männer beobachtet? War es die strenge Sekretärin des Bankdirektors Stützli, Frau Rems? War es einer der Stadtstreicher, der im nahe gelegenen Park ein ruhiges Stündchen genoß? Oder war es der Bundestrainer, der sich in diesen Tagen in Bischofsbrück aufhielt und gerade einen Frühschoppen zu sich genommen hatte?

37

Auf dem Weg zu Dr. Borg, mit dem er nach Italien zu fahren beabsichtigte, wollte Hansi Knüller kurz bei seiner Mutter vorbeischauen, einer alten Bischofsbrückerin, um sich von ihr zu verabschieden. Sie war eine einfache Frau geblieben, und obwohl sie sich sehr über den Erfolg ihres Sohnes freute, schloß sie manchmal ihr nächtliches Gebet mit dem Wunsch, daß ihm der Erfolg nicht in den Kopf steigen möge. Wenn in letzter Zeit die Zeitungsberichte sich häuften, in denen ihr Sohn hämisch kritisiert wurde, so ging ihr das sehr zu Herzen. Sie war – Erfolg hin, Erfolg her – immer noch der Meinung, daß ihr Hansi erst noch erwachsen, das heißt vernünftig werden müsse, und so war es nicht nur eine alte und schwer abzulegende Gewohnheit, daß sie ihren Sohn bis auf den heutigen Tag «Bubele» nannte.

«Ja, Bubele, du bischs. Des ischt aber recht, daß du bei deiner Mutter vorbeikommscht.» Mit diesen Worten begrüßte sie ihn, als er in die elterliche Wohnung kam.

«Ich wollt dir bloß noch ade sagen. Ich muß gleich wieder fahren.»

«Nach Italien?»

«Ja, ja – ich muß am Wochenende spielen.»

«Meinscht, du wirscht aufgestellt?»

«Wenn mein Knie im Training durchhält – dann glaub ich schon.»

«Wie goht's denn deinm Knia, Bubele?»

«S' goht. Es wird scho besser.»

«Des will i au hoffe. Sag a moale, in dr Zeitung stoaht, daß se de auspfiffe hend – des letschte Moal, als de gspielt hoscht.»

«Ja, ja, des stimmt.»

«I han drs ja glei gsagt – werscht du nur nicht nach Italien. So was hets in Bischofsbrück net gäbe.»

Dafür hab ich hier auch weniger Geld verdient.»

«Des scho – aber du hascht hier au nicht schlecht verdient. Gnug zum Läba!»

«Na ja – jetzt laß mal. Ich weiß schon, was ich mach. Laß des mal meine Sorge sein.»

«Bubele, Bubele – sag, soll ich dir ein paar Maultaschen machen – i han ganz frische.»

«Danke, danke – ich hab's wirklich eilig.»

«Du muscht doch in Italien des komische Zeugs do essa – Ravioli, Canneloni oder wiea des hoißt – i han denkt, i mach dr moal was rechts.»

«Des ist wirklich lieb von dir – aber ich hab's wirklich eilig. Ich muß auch noch jemand abholen.»

«So fährscht nicht alloi?»

«Nein.»

«Und wer fährt mit?»

«Wir brauchen einen neuen Mannschaftsarzt, und ich soll nach einem deutschen Arzt schauen.»

«Ond wia hoist dr?»

«Borg.»

«Borg? Sag a moale, isch des der Borg, der jetzt em Förschterhaus drauße wohnt?»

«Ja, genau – den muß ich noch abholen. Ich weiß natürlich nicht, ob er bei uns bleiben kann.» Hansi Knüller war während des Gesprächs ans Fenster gegangen. Er konnte die Blicke seiner Mutter nicht ertragen. Spürte sie, wie er log?

«Sa a moale – der Dr. Borg – den hend se doch amol als Terrorist verdächtigt.» Hansi Knüllers Mutter war aufmerksame Zeitungsleserin.

«Zu unrecht.»

«I hans gläsa. Aber woischt, i sag mr emmer, irgendwas muaß doch dran sein, wenn oiner so verdächtigt wird. Oder?»

«Bei ihm war jedenfalls nichts dran. Aber – ich hab's wirklich eilig. Ich wollt dir, bevor ich geh, noch ein kleines Geschenkle machen.»

«Des isch abr net nöetig, Bubele.»

Hansi Knüller packte aus den Plastiktaschen die Lederschachtel aus, die wir bereits kennengelernt haben, stellte sie voller Stolz auf den Tisch, öffnete sie und fragte erwartungsvoll: «Und gefällt es dir?» Offensichtlich brauchte seine Mutter einen Augenblick, um die Überraschung zu verkraften. «Des ischt ja – ja sag amole – des ischt ja Gold?»

«Richtig – ein echtes Goldbesteck.»

«Aber – Bubele – i brauch doch koi Goldbesteck. Cromargan langt mir au.»

«Für besondere Anlässe.»

«Ha noi – woischt – Gold ischt nicht mein Stil!» Offensichtlich hatte sie sich jetzt wieder gefangen. «Des ischt ja sündhaft teuer. Wieviel hoscht denn zahlt?»

«Ich hab's sehr günstig bekommen – von einem Freund. Sechzehnhundert.»

«Sechzehnhundert? Des ischt ja glatt des Doppelte wert.»

«Eben.»

«Also noi – i will des net, Bubele. Sechzehnhundert. Irgendebbas stimmt do net. Was ischt denn des fr n Freind, von dem de des her hoscht?»

«Das ist ein alter Fan. Aber wenn du es nicht willst – ich dachte, ich mach dir eine Freude.» Und er begann einigermaßen enttäuscht, die Besteckschachtel wieder einzupacken.

«An doinr Stell – tät i des wieder zrückgäba. Des ischt bestimmt nicht mit rechten Dingen zugegangen.»

Hansi Knüller zog wieder seine Sportjacke über, umarmte seine Mutter und verabschiedete sich. «Also, Mama, mach's gut. Ich laß was hören.»

Offensichtlich war Frau Knüller noch immer ein wenig beunruhigt: «Paß auf di auf!» Sie drückte ihn. «Ond mach mr koi dumms Zeug, Bubele!»

Hansi Knüller hatte es eilig. Er trippelte, wie er es schon als kleines Kind getan hatte, die Treppe hinunter, und als er die

Haustür schon fast erreicht hatte, traf in die Frage seiner Mutter, die durch das Treppenhaus rief, wie ein Faustschlag: «Sag a moale: der Dr. Borg – ischt des nicht ein Frauenarzt?»

Was passiert mit dem Goldbesteck? Werden Hansi Knüller und der junge, sympathische Frauenarzt gut durch den Zoll kommen? Und was ist in der Tasche, die Hansi Knüller in der Schweiz abliefern soll?

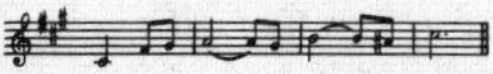

38

Nur kurz betätigte der Bankdirektor Stützli den Knopf der Gegensprechanlage. «Den Monsignore bitte.»

«Sofort, Herr Direktor.»

Auch Lean-Luc Stützli hatte zu seiner Sekretärin kein herzliches Verhältnis. Seine steile Bankkarriere – vor 30 Jahren hatte er als kleiner Kassierer angefangen und zählte heute zu den mächtigsten Bankiers im Land – sein steiler Aufstieg hatte ihn immer mehr den Menschen entfremdet, mit denen er zu tun hatte. Sie waren für ihn immer mehr zu Figuren eines Spiels geworden, dessen Würfel er allein in Händen hatte. Sein verbissener Mund, sein kalter Fischblick, seine stets grauen Anzüge waren Zeugen seiner einsamen Herrschaft. Seinen schmalen Schnurrbart und die wenigen Haare auf seinem ansonsten kahlen Kopf ließ er regelmäßig schwärzen – seine Eitelkeit paarte sich eindurcksvoll mit seiner kaltblütigen Herrschsucht. Nach außen hin führte er ein bescheidenes Leben: er besaß keine Villen und Jachten, ging nicht ins Theater oder ins Kino, mied nach Möglichkeit teure Restaurants und fuhr einen bescheidenen, allerdings gepanzerten Mittelklassewagen. Wenn er hin und wieder zum Pokern ging, dann nur, weil er diese andere Art des Umgangs mit jenem Material genoß, das zu seinem einzigen Lebensinhalt geworden war: Geld.

Die Sekretärin hatte die Verbindung hergestellt: «Monsignore Suknicram, Herr Direktor.»

«Ich übernehme.» Er nahm den Telefonhörer ab. «Stützli. Ich grüße Sie, Monsignore.»

«Gott sei mit Ihnen, Verehrtester.»

«Entschuldigen Sie bitte, daß ich Ihr Gespräch eben nicht sofort annehmen konnte und zurückrufen mußte, aber ich hatte Besuch.»

«Ich hoffe, angenehmen Besuch.»

«Ersparen Sie mir eine Wertung – es war ein Fußballspieler.»

«Das erweckt meine Neugier: Sie finanzieren nun auch den Breitensport?»

«Nein, nein – keine Sorge, Monsignore – es war ein Nationalspieler.»

«Interessant, interessant – entschuldigen Sie meine Impertinenz, aber würden Sie mir den Namen verraten?»

«Hansi Knüller – der Name sagt ihnen aber sicher nichts.»

«Sagen Sie das nicht, mein Bester. Wenn Sie wollen, nenne ich Ihnen sofort drei seiner Glanzleistungen, von denen im Moment ja nichts mehr zu sehen ist. Ein begabter Bursche, aber nicht hart genug, wenn Sie mich fragen.»

Direktor Stützli wunderte sich ein wenig: «Sie scheinen ein Experte zu sein.»

«Experte – nun ja. Ich liebe Fußball. Ein großartiger Sport.»

Und dann erzählte Monsignore Suknicram, daß er einst selber ein begeisterter Fußballspieler gewesen sei, bevor er in die Dienste der Kirche und der kirchlichen Finanzen getreten sei. Schon damals, so der Monsignore weiter, habe seine Devise «Angriff» gelautet, was ihm mit seiner Körpergröße von 1,90 Meter nicht allzu schwergefallen sei. «Angriff ist die beste Verteidung, mein Bester, und das nicht nur im Fußball.»

«Erwarten Sie bitte keinen Kommentar von mir, ich verstehe nichts vom Fußball.»

«Aber von Geld.»

«Ist das der Grund Ihres Anrufes?»

«So ist es, mein Bester. Und da ich selbst, außer von Fußball, auch noch etwas von Geld verstehe, können wir ein offenes Gespräch führen.»

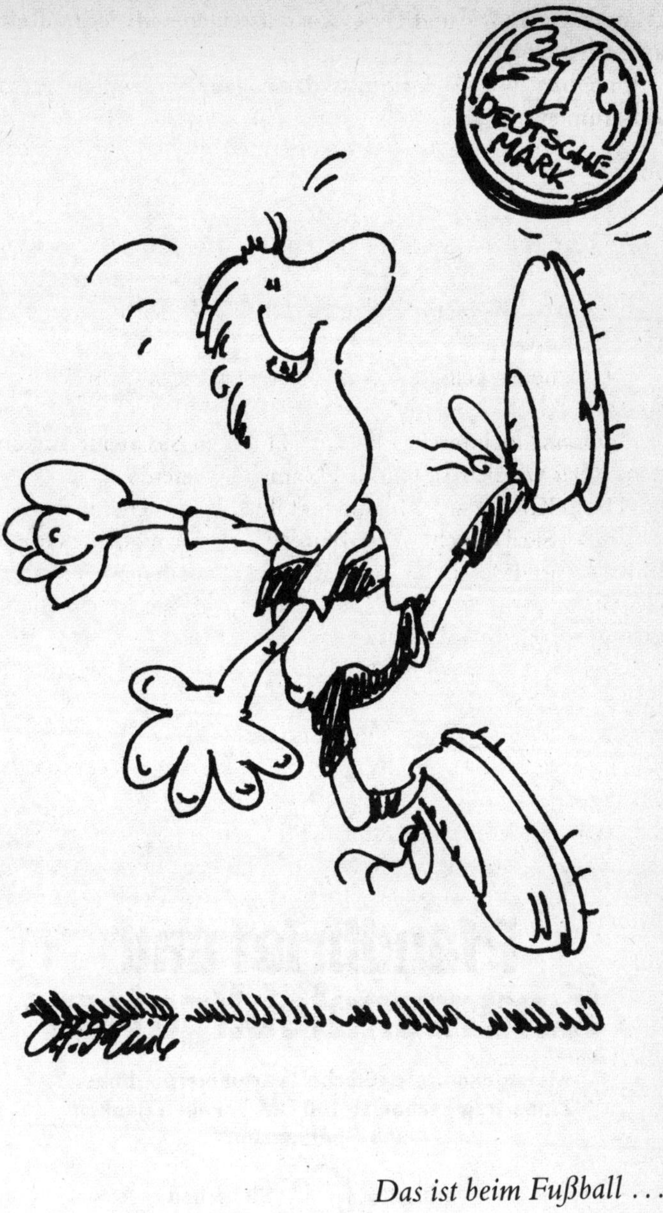

Das ist beim Fußball …

... doch genau wie im Leben: Wer aufsteigen will, der muß eben am Ball bleiben.

Und hier wie da kommt's dabei ganz wesentlich auf das Zusammenspiel an ...

Seit Jahren kannten sich die beiden Herren. Jean-Luc Stützli hatte den Banco di Ponte Episcopale nur deshalb so zielstrebig ausbauen können, weil er in Monsignore Suknicram einen verständnisvollen Geschäftspartner wußte. Der Monsignore leitete die Geschäfte des Instituts gegen teufliche Handlungen (IGTH), einer Bank, deren engagiertes Tun in aller Welt sich einen Namen erworben hatte. Gemeinsam hatten die beiden bereits mehrere Objekte in Mittel- und Südamerika zur Zufriedenheit ihrer Auftraggeber zu Ende gebracht.

«Ich will nicht lange um den heißen Brei reden, Herr Stützli, aber mir sind da einige Geschichten ans Ohr gekommen, die ich, wenn sie öffentlich würden, heftigst verurteilen müßte.»

«Sie wissen selbst, Monsignore, daß unser Beruf oft Ungewöhnliches verlangt.»

«Ich weiß, mein Bester. Aber ich habe keine Lust, mich noch einmal zum Titelhelden von obskuren Illustrierten machen zu lassen. Jedenfalls sage ich Ihnen klipp und klar, daß ein zweiter Fall Angelo nicht noch mal über die Bühne geht – und mit dieser Meinung stehe ich nicht allein da.»

Der Fall Angelo hatte vor einigen Jahren für Schlagzeilen gesorgt. Angelo Dona, sizilianischer Mafia-Bankier, hatte damals Geschäftspartner und Tausende kleiner Anleger um mehrere hundert Millionen Dollar geprellt. Und da seine Bank geschäftlich mit dem Institut gegen teufliche Handlungen verbunden gewesen war, hatte Monsignore Suknicram damals große Mühe gehabt, die erregten Gemüter zu beruhigen und den finanziellen Verlust des Instituts zu vertreten. Jean-Luc Stützli spürte daher, daß es dem Monsignore Ernst war. «Monsignore, ich bitte Sie, Angelo war ein Dilettant.»

«Ihr Wort in Gottes Ohr, mein Sohn, aber wenn ich bis Mitte nächster Woche keine besseren Nachrichten habe, dann kann ich Ihnen keine Freibriefe mehr ausstellen.»

Wahrscheinlich meinte der Monsignore damit Schreiben, in denen er zum Beispiel einer Ponte Episcopale-Tochter eine Schuld dieser Bank in Höhe von einer Milliarde Dollar gegenüber zehn ausländischen Instituten für Transaktionen, die diese im Auftrag der Bank vorgenommen hatte, abdeckte. Jean-Luc

Stützli schien den Ernst der Lage begriffen zu haben. «Ich habe verstanden, Monsignore.»

Wird sich die Krise um den Bankier Stützli zuspitzen? Werden die alten Freunde dem Bankier helfen? Und welche Rolle spielt in diesem Zusammenhang, wenn überhaupt, der junge, sympathische Frauenarzt?

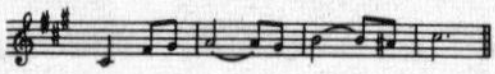

39

Wie üblich hatte Jean-Luc Stützli in seinem trapezförmigen Büro bis 20 Uhr gearbeitet. Seine Sekretärin genoß bereits den wohlverdienten Feierabend, als ihr Chef den gepanzerten Mittelklassewagen bestieg. Der Chauffeur wußte, daß es für ihn eine lange Nacht werden würde. Einmal im Monat mußte er den Bankier zu einem Gut fahren, das sich eine Autostunde von Bischofsbrück inmitten sanfter Hügel und Täler eher schlicht als prunkvoll ausmachte. Auf der Fahrt dorthin studierte Jean-Luc Stützli die *Bischofsbrücker Abendzeitung*. Ein warmer Spätsommertag neigte sich zum Ende, die laue Abendluft, die durch das halbgeöffnete Schiebedach in das Wageninnere strömte, nahm der Bankier nur unbewußt wahr. Dieser Abend sollte für sein weiteres Schicksal nicht ohne Bedeutung sein.

«Fahren Sie nicht wie Ihre eigene Großmutter, Maier!»

«Sehr wohl, Herr Direktor.»

Jean-Luc Stützli, Direktor des Banco di Ponte Episcopale, schien sichtlich nervös. Das Telefongespräch, das er heute nachmittag mit Monsignore Suknicram zu führen hatte, hatte er immer noch nicht verdaut. Er spürte instinktiv, daß der fromme Bankier am längeren Hebelarm saß. Er legte die Zeitung beiseite, lehnte seinen Kopf zurück auf die Nackenlehne und versuchte ein wenig zu entspannen. Allerdings blieben ihm dafür nur wenige Sekunden. Das Autotelefon störte ihn. Unwirsch hob er ab. «Stützli.» – «Ja, hier Blauschild. Hab ich Sie doch noch erwischt.» Bankier Blauschild zählte zu den

Geschäftspartnern in der Schweiz. Über ihn liefen eine ganze Reihe von Transaktionen. Ihm sollte Hansi Knüller bei seiner Fahrt nach Italien die Sporttasche übergeben, die ihm Jean-Luc Stützli heute morgen überreicht hatte.

«Was ist los, Blauschild? Alles bekommen?»

«Ja, das ischt es ja, weswegen ich anrufe. Es ischt noch niemand da gsi.»

«Was?»

«Ja, ja, Ehrenwort.»

«Knüller ist ein zuverlässiger Mann. Da muß was passiert sein.»

«Ja, so, denken Sie?»

«Anzunehmen. Er ist heute morgen weggefahren. Müßte schon längst bei Ihnen gewesen sein.»

«Zapperlot!»

«Fluchen hilft nicht weiter, mein Bester. Also passen Sie auf: rufen Sie sofort alle Polizeistationen an, die auf dem Weg liegen, und erkundigen Sie sich nach dem Verbleib eines roten Maserati. Sollte der Wagen einen Unfall gehabt haben, fahren Sie sofort hin und stellen die Sporttasche sicher.»

«Mach ich, Stützli, mach ich. Kann ich Sie erreichen heute nacht?»

«Schwierig. Ich bin – ich treffe mich heute mit einigen Leuten und da können Sie mich – nein: rufen Sie unter dieser Nummer meinen Fahrer an: er verständigt mich sofort und ich rufe zurück.»

«Ischt guet – wiederluega.»

«Wiederhören!» schmiß Direktor Stützli den Telefonhörer auf die Gabel. «Verdammt! Hören Sie, Maier. Wenn sich heute abend oder heute nacht Herr Blauschild aus Zürich meldet, lassen Sie mich sofort herausrufen, verstanden?»

«Verstanden, Herr Direktor!»

«Sofort, verstanden?»

«Jawoll, Herr Direktor!»

Über Jean-Luc Stützli schien sich ein Gewitter zusammenzubrauen. Aber Jean-Luc Stützli wäre nicht Jean-Luc Stützli gewesen, hätte ihn eine Reihe schlechter Nachrichten einfach umgeworfen. Er zupfte sein Jackett zurecht: «Jetzt erst recht, meine Lieben.» Und während er die Zeitung wieder aufblätterte, huschte über sein Gesicht ein teuflisches Grinsen.

Blutrot hing die Sonne am Himmel und tauchte mit ihren letzten Strahlen das adlige Gut, auf das sie zusteuerten, in ein sanftrötliches Licht. Die beigen Sandsteine schienen mit rötlichem Zuckerguß überzogen. Nur das Grün der Pappeln, die die Allee säumten, auf der sie sich dem Gut näherten, schien die Strahlen der untergehenden Sonne zu schlucken. Als Herr Maier den Mittelklassewagen im Innenhof des Gutes zum Halten brachte, machte sich dieser neben den Mercedes, Jaguar, Rover und Rolls-Royce wie ein fehlgesteuertes Dienstbotenfahrzeug aus. Aber eben dies schien Jean-Luc Stützli zu genießen: so konnte er die Verachtung für eine Gesellschaft demonstrieren, die ohne ihn nicht hätte leben können. Doch anders als sonst spürte er heute abend, daß er zu einem Gefangenen dieser Gesellschaft werden könnte.

Was passiert auf dem nächtlichen Landgut? Was ist das für eine Gesellschaft, die sich hier trifft, und welche Nachrichten erhält Jean-Luc Stützli im Laufe der Nacht aus der Schweiz?

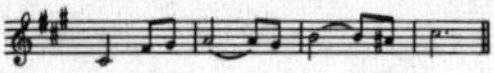

40

Jean-Luc Stützli grüßte nur kurz, als ihm ein Diener die Tür öffnete. «Abend.»

«Bitte, Herr Direktor.»

Das Entrée war nur schwach beleuchtet. Der Kandelaber stand im hinteren Teil des Raumes. Man sah an der Stirn des Raumes eine weitere Tür mit alten Eisenbeschlägen. An der Längsseite des Raumes prunkte ein großer Barockschrank.

«Darf ich bitten?» Der Diener führte Jean-Luc Stützli dorthin, öffnete den Schrank, holte eine schwarze, seidene Kutte heraus und half dem Bankdirektor beim Anziehen derselben.

«Danke. Sind wir schon vollzählig?»

«Nahezu, Herr Direktor. Bitte sehr.» Nun öffnete er die schwarze Eichentür und versuchte sie, nachdem Jean-Luc Stützli eingetreten war, so leise wie möglich zu schließen. Als die bereits anwesenden Herren den Bankdirektor sahen, nickten sie ihm freundlich zu. Doch Jean-Luc Stützli vermochte nur einen Teil der Anwesenden wahrzunehmen, mußte er sich doch zunächst an das schummrige Licht gewöhnen. Die Kerzen, die an den Wänden angebracht waren, vermochten den großen Raum nur spärlich zu erhellen. Und da alle Anwesenden schwarze, seidene Kutten trugen, konnte man zunächst nur schwer die einzelnen Gestalten voneinander unterscheiden. Manche Herren – und es waren ausschließlich Männer, die sich hier zusammengefunden hatten – saßen an kleinen Tischen, andere standen und unterhielten sich, dicker Zigarrenrauch trug darüber hinaus zu diffusen Lichtverhältnissen bei.

«Bruder Stützli, seien Sie gegrüßt.» Dr. h. c. Gerd-Rüdiger Peschke, der Umweltminister, reichte dem Bankier die Hand.

«Guten Abend, Bruder Peschke.»

Der Bankier schüttelte die Hand des Ministers. Es war üblich, daß sich die Herren bei ihren Zusammenkünften mit Bruder anredeten. Die schwarzen, seidenen Kutten zählten ebenso wie die Anrede «Bruder» zum festen Ritual der Loge A 5, die zu den wichtigsten Vereinigungen – manche Journalisten sprachen auch von einem Geheimbund – zählte.

«Abend, Bruder, hoffe, Jeschäfte laufen zu vollster Zufriedenheit?» Das war die Stimme von Oberst a. D. von Kuebel. Er wurde von vielen als der geistige Vater der Vereinigung angesehen. «Habe nachher noch mit Ihnen zu reden. Könnte interessant sein für Sie.»

«Stehe zu Ihren Diensten.»

«Das hört man gern, heutzutage. Zu Diensten, mein Bester, eine Haltung, die am Verkümmern ist.» Er ließ die beiden Herren allein stehen und verschwand in einem Nebenausgang. Allmählich konnte Stützli die Anwesenden im Kerzenschein erkennen. Minister, Parteisekretäre, Parlamentarier, Generale, Industrielle, Verleger, Journalisten, Geheimdienstchefs und Verfassungsrichter – sie alle zählten zu dieser erlauchten Gesellschaft.

«Haben Sie schon mit Bruder Glubscher gesprochen, Bruder Peschke?»

Bruder Glubscher war Vorsitzender der Materialdemokraten, jene Partei, die jahrzehntelang die Politik der Republik bestimmt hatte, obwohl sie nicht gerade zu den großen Parteien gehörte.

«Sie meinen wegen des neuen Kurses?»

«Ja.»

«Es tut mir leid – aber ich werde nicht schlau daraus. Mal hü, mal hott. Ich glaube, man sollte sie endgültig vergessen.»

«Endgültig? Vielleicht können wir sie nochmals brauchen.» Neugierig schaute Stützli umher, offensichtlich suchte er jemand.

«Sie entschuldigen, aber ich muß unbedingt Bruder Knallo sprechen.»

«Bis gleich.»

Hans Herbert Knallo war Chef des Militärischen Aufklärungsdienstes. Er zählte zu jenen Leuten, von denen die Öffentlichkeit nur wenig wußte. Sein Amt führte er mit strenger Hand. Ihn fand Stützli nicht unsympathisch. «Bruder Knallo – haben Sie einen Augenblick Zeit für mich?»

Hans Herbert Knallo schien offensichtlich das gleiche Bedürfnis zu haben. Sofort gingen die beiden Herren in eine ruhige Ecke des Raumes. «Ich wollte Sie auch sprechen, Bruder Stützli. Es gibt einige interessante Neuigkeiten.»

«Danach wollte ich Sie fragen, Bruder Knallo.»

«Es scheint, als ob es demnächst losgehen wird. Die Vorbereitungen laufen auf Hochtouren. Ich habe erst heute nachmittag die letzten Satellitenbilder ausgewertet. Da wir den Code für den Funkverkehr nahezu geknackt haben, besteht für mich kein Zweifel mehr.»

«Wann rechnen Sie damit, Bruder Knallo?»

«Innerhalb der nächsten vier Wochen.»

«Und die andere Seite?»

«Ist hoffnungslos unterversorgt. Keine Abwehrraketen – weder zu Wasser noch zu Luft.»

«Wie sehen Sie die Chance, dies zu ändern?»

«Das entzieht sich meiner Kenntnis. Ich kann Ihnen nur eins sagen: wenn die andere Seite innerhalb der nächsten vier Wochen keine entsprechenden Systeme hat, dann braucht sie erst gar nicht anzutreten.»

«Ist sie sich dessen bewußt?»

«Und ob, mein Bester.»

Unbemerkt hatte sich der Oberst von Kuebel den beiden Herren genähert. Mit allen militärischen Orden ausgezeichnet, verdiente sich Oberst von Kuebel seit seiner Pensionierung ein kleines Zubrot als Waffenhändler. «Und ob, mein Bester. Sie ist sich dessen bewußt. Und sie hat sich bereits gerührt.»

«Interessant», stellte Stützli fest.

«Hochinteressant, mein Bester – auch für Sie. Habe Vollmacht, alle notwendigen Systeme zu besorgen. Zwei Milliarden. Wenn Sie mitmachen, können Sie einen hübschen Profit einstreichen.»

«Garantien?»

«Absolut sichere, mein Bester. Sie erhalten Aktienpakete von Firmen, die in Geld schwimmen, wenn das Feuerwerk losgeht. Absolut risikolos. Ich kann mich auf Sie verlassen, Bruder Stützli – oder?»

«Sie wissen, daß Sie sich auf mich verlassen können.»

Ist dies der Beginn einer Erfolgssträhne von Jean-Luc Stützli? Wird dies das einzige Geschäft bleiben, das er in dieser Nacht abschließt? Oder ereilt ihn eine Nachricht, die alles in einem anderen Licht erscheinen läßt?

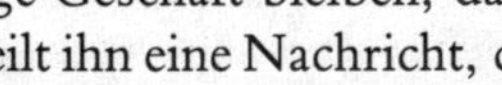

41

Der Tag, der für den Bischofsbrücker Bankier nicht gut begonnen hatte, schien sich nun doch einem guten Ende zuzuneigen. Das Angebot, das ihm Oberst a. D. von Kuebel soeben gemacht hatte, ließ ihn hoffen. «Ich weiß, Bruder, daß ich mich auf Sie verlassen kann.»

«Woher bekommen Sie die Systeme, die Sie brauchen?»

«Natürlich von hier, mein Bester, was dachten Sie?»

«Nun – es könnte, ich will nicht übermäßig skeptisch sein, aber es könnte hier vielleicht einige Auslieferungsprobleme geben.»

«Man merkt, mein Bester, daß Sie vielleicht was von Geld, aber nichts von Waffen verstehen.» Oberst von Kuebel straffte seinen Oberkörper und man konnte, wenn man wollte, unter seiner schwarzen Kutte einen Orden sehen, der ihm während des letzten Krieges verliehen worden war. Das Tragen desselben war mittlerweile zwar verboten worden, aber hier, bei den Zusammenkünften der Loge A 5, störte sich niemand daran. «Wohl noch nichts von humanitärer Hilfe gehört was?»

«Sie wollen etwa ...»

«Ganz recht, ganz recht. Wir verpacken die Einzelteile in große Kisten, die alle ein Rotes Kreuz tragen und damit sind wir aus dem Schneider.»

«Und wer montiert die Einzelteile wieder zusammen?»

«Unsere Techniker, mein Bester, und zwar in Südafrika. Völlig risikolos, die Geschichte, mein Bester. Aber das lassen Sie mal meine Sorge sein.»

In diesem Augenblick näherte sich den beiden Herren ein graumelierter Herr mit Brille. «Störe ich?»

Oberst von Kuebel versicherte: «Sie stören nie, Bruder Rattenberg. Weder auf der Mattscheibe noch sonst.»

Rudolf Rattenberg war einer von zwei Fernsehjournalisten, die der Loge anzugehören die Ehre hatten. «Ich müßte Sie beide kurz sprechen.»

«Sie machen ein Gesicht, Verehrtester, als ob Ihnen mal wieder was über die Leber gelaufen ist.»

«Gut beobachtet, Oberst. Ich sorge mich um unsere Demokratie, meine Herren, sie wird lascher und lascher.»

«Vorzügliche Analyse, Bruder.»

«Ich denke, wir müssen alle aktiver werden, als wir bislang waren.»

«Nur zu, nur zu.»

«Dazu benötige ich Ihre Hilfe, meine Herren.»

Direktor Stützli griff in das Gespräch ein: «In welcher Form, Bruder Rattenberg?»

«Wir müssen zweigleisig fahren, wie ich immer sage: wir müssen uns wieder auf die alten Werte besinnen. Wie Sie wissen, ist mir dies ein ganz besonderes Anliegen ...»

«... was wir zu schätzen wissen», ergänzte von Kuebel jovial.

«Danke. Und deswegen möchte ich Sie, Oberst, mal wieder vor die Kamera bitten.»

«Ist mir ein Vergnügen. Und wozu wollen Sie mich vernehmen?»

«Zur Verteidigungspolitik, natürlich. Ist Vorwärtsstrategie ein alter Hut?»

«Köstlich. Ihr Journalisten formuliert mir immer aus dem Herzen. Bin dabei, Rattenberg. Wann immer Sie mich brauchen.»

«Danke, Oberst. Und was das andere Gleis anbelangt, Bruder Stützli: Sie haben sicherlich von den jüngsten Aktionen gehört?»

«Ich sehe zwar nicht fern, aber ich lese Zeitung. Sie sind mir nicht entgangen.»

«Nun – dann wissen Sie auch von den Schwierigkeiten?»

«Leider ja. Kann ich Ihnen helfen?»

«Ich will es offen sagen: wir müssen unsere Logistik verbessern. Das ist die erste Lehre, die wir gezogen haben. Aber um dies zu erreichen, brauchen wir Geld, Bruder Stützli.»

«Wenn ein armer Mann Ihnen helfen kann, bitte.»

Von Kuebel hielt diese Formulierung für einen köstlichen Scherz. «Alter Scherzbold, Stützli, was?»

«Galgenhumor.»

«Köstlich, meine Herren, köstlich.»

«Aber nun im Ernst, Bruder Rattenberg. Ich will mich gern erkenntlich zeigen und dies um so mehr, wenn Sie mir Ihrerseits unter die Arme greifen würden.»

«Meine Sendezeit ist begrenzt, aber ich tue für Sie, was ich kann.»

«Nein, nein – ich brauche keine Sendezeit. Passen Sie auf. Ich hätte Sie gern als, nun, als Aktionär.»

«Ich verstehe wenig von Geld ...»

«Es ist ganz einfach: Sie kaufen ein beträchtliches Aktienpaket des Banco di Ponte Episcopale, damit steigt der Wert der Bank, Sie transferieren die Wertpapiere dann nach Nassau, wo wir keine Steuern bezahlen müssen und sie sicher anlegen können, und zwar bei einer Tochter des Banco – Sie verstehen?»

«Ja, einigermaßen. Und diese Gefälligkeit würden Sie sich etwas kosten lassen?»

«Sagen wir 2 Millionen, fürs erste.»

«Das würde uns weiterhelfen. Nur: diese Transaktion wäre ein Verstoß gegen das Devisenkontrollgesetz, wie Sie wissen.»

«Allerdings. Aber – Sie scheuen doch sonst das Risiko nicht.»

Oberst a. D. von Kuebel klopfte den beiden Herren jovial auf die Schulter. «Eine vorzügliche Transaktion, meine Herren, wirklich vorzüglich.»

In diesem Moment trat ein Diener an sie heran: «Entschuldigen Sie, meine Herren, Herr Direktor Stützli, Sie werden dringend am Telefon verlangt. Ihr Fahrer bat mich, Sie zu informieren.»

«Ich komme sofort. Entschuldigen Sie, werte Brüder. Ich bin sofort zurück. Es ist wichtig.»

Jean-Luc Stützli eilte zu seinem gepanzerten Mittelklassewagen, in dem sich das Telefon befand. Er hatte es so eilig, daß er sogar gegen eine der obersten Regeln der Loge A 5 verstieß, nämlich vor Verlassen des Hauses die schwarze Kutte auszuziehen. In diesem Augenblick war ihm alles egal. Er mußte von seinem Schweizer Geschäftspartner erfahren, wo Hansi Knüller mit der Sporttasche geblieben war, in der sich erhebliche Geldbeträge befanden, die dieser über die Grenze hätte bringen sollen. Hastig griff er nach dem Telefonhörer, den sein Chauffeur auf den Rücksitz des Fahrzeugs gelegt hatte. «Was ist los, Blauschild? Haben Sie Nachricht von Hansi Knüller?»

Welche Nachricht hatte Direktor Blauschild für Jean-Luc Stützli? Wird sie seine weiteren Pläne beieinflussen? Und wie steht es um den jungen, sympathischen Frauenarzt?

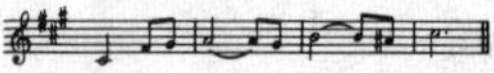

42

Die Tage im Bischofsbrücker Kloster verliefen gleichmäßig: man stand früh auf, schlief nicht tief in den Morgen hinein und verpaßte so auch nicht den schönen Augenblick, wenn die Sonne sich über den Bergen erhob, die Bischofsbrück umgaben. Man betete, wusch sich und zog sich an, betete, frühstückte, verbrachte den Morgen im Gebet oder bei Lektüre guter Bücher, nahm ein frugales Mittagsmahl im Kreise der anderen Schwestern ein, betete, widmete den Nachmittag – nur unterbrochen von einer kurzen Andachtspause – nützlichen Tätigkeiten, beispielsweise dem Stricken von Pulswärmern für die hungernden Kinder in der Äquatorialzone Afrikas, schob vor dem Abendessen eine Stunde Gemeinschaftslektüre bester Werke der literarischen Zunft ein, und nach dem Abendessen ging man früh zu Bett. Nur an Wochenenden gönnten sich die frommen Schwestern ein wenig Abwechslung: im Gemeinschaftsraum sah man sich stets das «Wort zum Sonntag» im Fernsehen an. Für die verwöhnte Marilyn Peschke war ein solcher Tagesablauf natürlich zunächst mehr als enervierend; war sie doch gewohnt, lange zu schlafen und spät ins Bett zu gehen. Zumal auch Dinge, die für sie zum täglichen Leben gehörten, wie Luxuszigaretten oder Champagner, im Kloster nicht vorrätig waren.

«Nun, meine Tochter?» frug Mutter Maria von den Heiligen Wassern, als Marilyn eines Tages verweint ihre Zelle betrat. «Was bedrückt dich, meine Tochter?»

Marilyn blieb stumm und schaute auf den reinlichen Boden.

«Du kannst ihn nicht vergessen?»

Marilyn schüttelte den Kopf.

«Nein? Was dann?»

Wie eine Eruption brach es aus Marilyn heraus: «Mutter Maria – mir ist so langweilig!»

Die lebenskluge Frau lächelte. «Sei dankbar für jede Weile, die dir lang vorkommt, meine Tochter. Aber ich glaube, es ist etwas anderes, was dich bedrückt. Dein hohles, mit vordergründigen Freuden ausgefülltes Leben fällt langsam von dir ab wie Schlacke und heraus kommt die echte Form, der Inhalt, die wahre Marilyn. Das ist ein Prozeß, der nicht schnell gehen kann, meine Tochter, und nicht ohne Schmerzen, wie eine Geburt.»

Marilyn, die in diesem Moment wieder wie ein störrisches Kind wirkte – aber was für ein bildschönes Kind! –, schüttelte erneut den Kopf. Die wilden Locken umflammten ihr bleiches Gesicht. «Und er? Was wird aus ihm?»

«Du hattest mir versprochen, nicht mehr an ihn zu denken.»

«Aber ich liebe ihn! Wie kann ich das versprechen – wie kann ich das halten?»

«Du weißt, daß er nicht dir gehört, meine Tochter. Er gehört zu einer anderen – merke wohl: er gehört *zu* einer anderen.»

«Er gehört mir!»

Wieder lächelte Mutter Maria. Es war ein trauriges Lächeln. «Kein Mensch gehört einem anderen. Wir alle gehören nur einem ...»

Einen Moment herrschte Stille in der kärglich möblierten Zelle. Die deutsche Sprache, deren Bildhaftigkeit ja nur noch von wenigen Menschen voll genutzt wird – wie unter unseren Bekannten aus Bischofsbrück eigentlich nur noch von Dr. Fehler –, hat ein schönes Exempel für diese Form der Stille anzubieten: Ein Engel fliegt durch den Raum, sagte man früher, als man noch so sprach. Ja, ein Engel flog durch die Zelle von Mutter Maria, und mit seinen goldenen Schwingen berührte er Marilyns liebeswundes Herz.

«Was soll ich tun – Mutter Maria?» brach es aus ihr heraus, und die fromme Frau erkannte in diesen wenigen Worten die tiefe Verzweiflung des schönen jungen Menschenkindes vor ihr. Sie dachte einen kurzen, schmerzhaften Moment daran, als sie selber noch jung gewesen war, als ein Mann auch ihr Herz gebrochen hatte, und wie sie Trost in der Gemeinschaft Bischofsbrücker Nonnen gefunden hatte.

«Du mußt erkennen, wo sein Platz ist und wo deiner ist. Und du darfst nicht verwundet aus dieser Erkenntnis hervorgehen. Ich gebe dir einen Rat, meine Tochter.»

Marilyn sah in Mutter Marias ruhiges Gesicht, das unendliche Güte ausstrahlte, eine Güte, die um Fehler, Verirrungen und Leid weiß, die versteht und nicht verurteilt.

«Geh zu – ihr. Sprich mit ihr. Laß dir von ihr erzählen, was er ihr bedeutet. Und mehr noch – was es bedeutet, eine Familie zu sein und zu werden.»

Marilyn erbleichte noch mehr. Ihr voller, sinnlicher Mund, jetzt ungeschminkt, wurde zu einem dünnen Strich. Sie sollte Diana Borg, seine rechtmäßige Frau, besuchen?

Würde sich Marilyn dazu entschließen können, in das alte Försterhaus zu fahren?

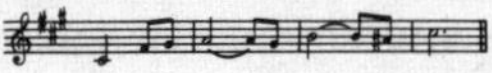

43

Marilyn gab sich einen Ruck. «Ich werde tun, was Sie mir geraten haben, ehrwürdige Mutter.»

Mutter Maria stand auf, trat vor Marilyn, gab ihr die Hand und sah ihr lang in die dunklen, wilden Augen. «Du tust wohl daran, meine Tochter. Und vergiß nicht – es wird auch zu deinem Besten sein.»

Und so kam es, daß wenige Minuten später, denn das alte Nonnenkloster lag am Rande der Stadt, Marilyn vor dem alten Försterhaus aus dem Taxi stieg und den eisernen Türklopfer betätigte. Sie klopfte und klopfte erneut. Es dauerte einige Zeit, bis die Tür geöffnet wurde. Eine dunkelhaarige Frau in knallgelben Hosen, einer rosa Bluse und einem kurzärmeligen grasgrünen Pullover öffnete. An der Stimme erkannte Marilyn sofort, daß es sich nicht um Diana Borg handelte. «Wat wollnse denn?»

«Ich – ich möchte Frau Dr. Borg sprechen. Ist sie da?»

«Nur keene Umstände, Kleene, immer rin in die jute Stube!» wies ihr Wanda Hegel, die charmante Frau des Radio BB-Moderators, den Weg ins Wohnzimmer. Beklommen folgte ihr Marilyn. In einem großen, bequemen Ohrensessel saß Diana Borg und stickte. Das Stickzeug hatte sie auf einem kleinen Tischchen vor sich liegen, das Garn ordnete ein junger Mann von leicht türkischem Aussehen, in Cord-Jeans, einem trotz der Wärme dicken Pullover und einer auberginefarbenen wattierten Jacke.

«Besuch für dich, Diana!» Bei diesen Worten von Wanda Hegel sah Diana von ihrer Arbeit, einem entzückenden kleinen Kissen, sichtlich für eine Wiege gedacht, auf und erschrak ein wenig. Sie kannte die fremde Frau nicht, die da vor ihr stand. Der junge Mann im auberginefarbenen Outdoor-Outfit sah nicht auf und sortierte weiter.

«Guten Tag – Entschuldigung, daß ich nicht aufstehe, aber –» wies Diana leicht verwirrt auf ihren gewölbten Leib. «Es ist sehr anstrengend, wissen Sie.»

Wortlos stand Marilyn vor ihr, maß die blonde, bis auf ihren Leib schmale junge Frau mit den traurigen Augen, den blassen Wangen und der zerbrechlichen Schönheit. Sie schluckte tief. «Was – ich meine, womit kann ich –» Diana war beklommen, als sie die fremde, dunkle Wildheit der Frau, die sie nicht kannte, betrachtete.

«Ich bin Marilyn», sagte die schließlich.

Diana zuckte zusammen. Eine Hand krampfte sich unter der Brust zusammen. Sie wollte etwas sagen, aber ein scharfer Schmerz ließ sie nur heftig ausatmen.

«Ich möchte – ich möchte mit Ihnen reden.»

Wanda Hegel versuchte, dem jungen Mann, der weiterhin die verschiedenen Garne sortierte, ein Zeichen zu geben. «Ick gloobe, mein Kleener brüllt. Ick muß mal nach ihm sehen. Kommste mit, Hubert?»

Der junge Mann – wir haben an seinem Aussehen und seinem Vornamen bereits Hubert Hantel von Radio Bischofsbrück erkannt – der junge Mann sah auf.

«Nu komm schon, Hubert», stieß sie ihn an. «Wir stören, los!»

Verwirrt erhob sich Hubert Hantel und folgte wortlos der charmanten Frau seines Kollegen.

«Wennde mir brauchst, ick bin oben, bei meinem Kleenen, ja?» sagte Wanda Hegel noch an der Tür, ehe sie sie von außen schloß. Auf der knarrenden Treppe in den oberen Stock, in dem

Wanda Hegel und ihr Söhnchen Daniel ihr Lager aufgeschlagen hatten, frug Hubert Hantel präzise: «Wanda – da war doch eben noch eine Frau im Zimmer?»

Wanda Hegel blickte ihn kurz an und schüttelte dann den stark geschminkten Kopf. Ihre langen goldenen Ohrringe, die ihr Hottah Hegel auf Kredit – ehe man ihm die Kreditkarte gerichtlich hatte entziehen lassen – vor längerer Zeit einmal gekauft hatte, klirrten. «Manchmal denke ick, ick ha mit meinem ollen Schusselkopp doch keen schlechtes Los jezogen!»

Hubert Hantel starrte sie an. Die beiden Frauen – Diana Borg und Marilyn Peschke – waren im Wohnzimmer allein. Die Stille lastete.

Von was würde diese Stille unterbrochen werden? Tränen? Vorwürfe? Oder gar Gekreisch?

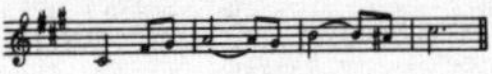

44

Es war Diana, die mit ihrer sanften, traurigen Stimme, in der auch nicht die Spur von Hysterie zu finden war, die Stille brach. «Warum sind Sie gekommen? Haben Sie mir nicht schon genug angetan?»

Marilyn, die eher einen heftigen Ausbruch erwartet hatte, war verwirrt. «Ich wollte Sie sprechen!» konnte sie nur stammeln. Und setzt hinzu: «Ich denke, es ist gut, wenn wir miteinander reden, oder?»

«Ist es nicht schon zu spät?»

«Für wen – für Sie? Für mich?»

«Für uns beide?»

In Marilyn erwachte der Kampfgeist. Diese andere Frau hatte sichtlich bereits aufgegeben oder war kurz davor aufzugeben – und doch: irgend etwas hielt sie zurück. War es das, was bei Diana so sichtbar war, die höchste, edelste, schönste Aufgabe der Frau, die Mutterschaft? Sollte bei Diana nicht der festlichsten Stunde im Leben einer Frau, der Hochzeit, die schönste Stunde folgen, die der ersten Geburt?

«Ich liebe meinen Mann, trotz allem und immer noch. Und ich bin sicher, daß er mich auch liebt.»

«So? Und wenn er – eine andere liebte?»

«Sie zum Beispiel?»

«Mich zum Beispiel», wurde die Frau des Bundesumweltministers aggressiv.

«Ich glaube es nicht.»

«Wenn Sie ihn so lieben, wie Sie sagen – würden Sie ihn dann nicht gehen lassen müssen, wenn er für eine andere mehr empfindet als für Sie?»

«Liebe ist mehr und anderes als Leidenschaft. Nach alldem, was Julius und ich gemeinsam durchgemacht haben, glaube ich, daß wir zusammengehören. Daß nichts uns endgültig trennen kann.»

«Auch keine andere Frau, keine Frau, die anders ist als Sie – die für ihn neu und überraschend sein kann?»

Wie ein feiner Blitz zuckte der Schmerz durch Dianas Gesicht. Wieder verkrampfte sich ihre schmale Aristokratenhand unter der Brust.

Marilyn, wild in ihrer wütenden Schönheit, bemerkte das alles nicht. «Sie hätten dann kein Recht, ihn für sich zu behalten, verstehen Sie, kein Recht!»

«Wenn es so wäre, nein, das Recht hätte ich nicht», sagte Diana leise. «Aber es ist nicht so, daß weiß ich ganz sicher!» setzte sie ein wenig lauter hinzu.

«Und woher wollen Sie das wissen?»

«Eine junge Frau, die ihrer Mutterschaft entgegensieht, weiß das einfach. Es ist unser ureigenster, mütterlicher Instinkt. Ich empfehle Ihnen zu diesem Thema das Buch *‹Mutterschaft heute – Aufgabe, Berufung, Erfüllung›* aus dem Frauenverlag, von Emma Donner.»

«Ich habe Wichtigeres zu lesen», höhnte Marilyn. Im selben Moment entfuhr ein leises Stöhnen den zusammengebissenen Lippen Diana Borgs. Marilyn, die sie erschreckt anblickte, sah, daß die Wangen der jungen Frau plötzlich gerötet waren.

«Was ist Ihnen?»

«Nichts, nichts – es ist schon vorbei.»

«Aber –»

«Lassen Sie. Und gehen Sie bitte.»

Wieder zuckte die Frau des jungen, sympathischen Frauenarztes zusammen. Marilyn war jetzt doch erheblich mehr beunruhigt. «Ist Ihnen nicht gut?»

«Was soll schon sein ...»

In diesem Moment begriff Marilyn. Sie hastete zur Wohnzimmertür und rief in den dunklen Gang: «Schnell – schnell – einen Arzt!»

Oben wurde eine Tür aufgerissen und Wanda Hegels Stimme ertönte: «Wat is denn? Is et soweit?»

«Kommen Sie herunter, schnell!»

Eine andere Tür im Obergeschoß ging auf und Hubert Hantel ließ sich vernehmen. «Hat da jemand gerufen?»

Wanda Hegel hastete die Treppe hinunter und kniete sich schnell neben Diana nieder. Sie schaute auf ihre Armbanduhr und nickte dann beruhigt. «Det hat noch Zeit. Wir packen unseren Krempel und denn nischt wie ab ins Krankenhaus.»

Würde Diana Borg den Kreißsaal noch rechtzeitig erreichen oder würde Hubert Hantel, der Verfechter der natürlichen Geburt, bei einer Hausgeburt Hilfestellung leisten müssen?

45

Wanda Hegel besaß nicht nur Charme und Durchblick, sondern auch Energie. Als sie sah, was los war, als sie auch bemerkte, wie sehr sich Marilyn aufregte, wie wenig Hilfe also von ihr zu erwarten war, nahm sie sofort fest die Zügel in die Hand. «Hubert, du holst gleich det Köfferchen, det wir jepackt haben, ja?»

«Welchen Koffer?»

«Den für det Krankenhaus!»

Hubert Hantel verschwand und kam mit einem fertig gepackten kleinen Schweinslederkoffer wieder. Energisch nahm Wanda Hegel ihm den Koffer aus der Hand, öffnete ihn, überflog kurz den Inhalt und verschloß ihn wieder, befriedigt nickend. Ein schneller Blick hatte Marilyn gezeigt, daß ganz oben ein großes Foto von Dr. Borg lag. Das versetzte ihr einen heftigen Stich in der Herzgegend.

«Holen Sie bitte ein Taxi!» flüsterte Diana Borg, die jetzt nicht mehr laut sprechen konnte, weil Hubert Hantel Atemübungen mit ihr machte.

Aber der Radio BB-Chefideologe winkte gleich ab. «Ich fahr euch mit meinem Wagen rein!» und nahm seine Atemübungen wieder auf. Im selben Moment begann im oberen Stockwerk ein erbärmliches Geschrei.

«Jottchen! Det is meen Kleener, jetzt isser uffjewacht!»

Marilyn Peschke straffte sich. «Gehen Sie zu Ihrem Kind!» sagte sie, und es war plötzlich eine ganz andere Marilyn, die da sprach, verwandelt mit einem Schlag. «Ich bleibe bei – Diana. Darf ich Diana sagen?»

Dankbar lächelte die junge Frau ihr zu. Wanda Hegel zuckte die Achseln, und mit einem «Ick komme, Kleener, een Moment noch!» rannte sie die Treppe zu ihrem brüllenden Sprößling hoch.

Marilyn half Diana beim Aufstehen und wies Hubert Hantel an: «Nehmen Sie den Koffer!»

«Welchen Koffer – ach so!» schritt der ausgefuchste Diskutant voran. Marilyn hatte ihren Arm um Diana gelegt und hielt ihr den Mantel zu. Dankbar lehnte Diana den Kopf an die Schulter Marilyns, und mit einem einzigen Blick, der zwischen den beiden so ungleichen jungen Frauen getauscht wurde, waren alle Mißverständnisse ausgeräumt.

«So, das ist mein Flitzer!» warf Hubert Hantel den Koffer hinten auf den Rücksitz seiner Ente. Er öffnete die vordere Tür, dabei öffnete sich automatisch die rückwärtige Tür auf der anderen Seite. Marilyn half Diana beim Einsteigen, stellte den Koffer auf den Boden und zwängte sich daneben. Als sie versuchte, die Tür zu schließen und dies mit einem Ruck tat, öffnete sich die Kühlerhaube.

«Macht doch nicht meinen Wagen kaputt!» empörte sich Hubert Hantel, schloß die Kühlerhaube und stieg ganz, ganz vorsichtig ein. Der Wagen sprang nicht an.

«Scheiße!» fluchte er und hub, während er weitere Starts versuchte, wie üblich zu einer allgemeinen Belehrung an: «Da zeigt sich mal wieder, wie schlimm es mit dieser Technik ist. Mit einem Pferd wäre das nicht passiert! Das Auto, Umweltfeind Nummer eins, darüber sind sich alle einig!»

Diana wurde blaß, denn der Wagen schaukelte bei jeder Bewegung von Hubert Hantel hin und her. Er nestelte sich schließlich aus seinem Sicherheitsgurt heraus, stieg aus, trat zweimal heftig gegen den Wagen, daraufhin sprang der von allein an, allerdings öffneten sich sämtliche Türen, und der rechte vordere Kotflügel brach ab. Fluchend schloß Hubert Hantel die Türen und fuhr los. Die drei ratterten durch Bischofsbrück. Marilyn drückte Dianas Hand, die drückte zurück und lächelte dankbar. Hubert Hantel erzählte währenddessen von seinen Sendungen und dem vielen Lob, das er dafür eingeheimst hatte.

«Nur die Jungs –» gemeint waren Manfred Maulwurf und Jumbo Fant – «machen mir's immer wieder madig. Aber ich sage immer: da gibt es für einen Germanisten wie mich zwei Möglichkeiten. Es ist, wie wenn man einen Kuhfladen sieht – man kann darum herumgehen oder mitten hineintreten, nicht? Ich bevorzuge die erste Variante.»

Unter solchen Reden, Stottern des Motors, Gerumpel und Geratter kam man endlich im Krankenhaus an. Eine Schwester kam heraus und wollte Diana hineinführen, aber die junge Frau schüttelte den Kopf. «Bitte bleiben Sie bei mir, Marilyn.»

Marilyn schluckte – Würde alles gutgehen? Würde die Geburt das Verhältnis der beiden Frau bereinigen?

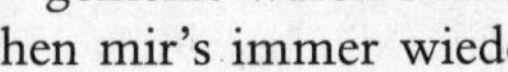

46

Hansi Knüller war selbstverständlich den Zöllnern kein Unbekannter. Manche hielten ihn für den besten Spieler, den Bischofsbrück je besessen hatte, und die Nachricht, daß er des Geldes wegen nach Italien gehen würde, wurde von ihnen mit gemischten Gefühlen aufgenommen. Die eine Fraktion hatte dafür volles Verständnis, die andere sah allerdings fast einen kleinen Landesverrat. Doch beide Fraktionen waren stolz, daß Hansi Knüller auf dem Wege nach Italien ihren Grenzübergang benutzte. Mit den Autogrammen, die er ihnen immer zu geben bereit war, war mittlerweile ein kleines Nebengeschäft entstanden, das in letzter Zeit allerdings etwas nachließ. Schließlich hatte sich auch in der Republik die schlechte Form des Stars herumgesprochen, und niemand wollte sich mit dem Autogramm eines sinkenden Sterns schmücken. Die bisherige Popularität des Stars hatte Jean-Luc Stützli, der Direktor des Banco di Ponte Episcopale, auszunutzen gewußt: Da die Zöllner auf eine Kontrolle ihres Idols verzichteten, war es relativ risikolos gewesen, ihm Dinge mitzugeben, die eigentlich nicht die Grenze hätten passieren dürfen. In der Sporttasche, die Stützli dem Star in den letzten Monaten in Kommission gegeben hatte, befanden sich denn auch Wertpapiere und Devisen, deren Ausfuhr die neue Regierung streng untersagt hatte. Hansi Knüller kannte den Inhalt der Tasche nicht, er wußte nicht, welch explosiven Stoff er da ständig transportierte – er ahnte nur, daß es sich nicht um unwesentliche Dinge handeln mußte –, bezahlte ihn Stützli doch für jeden Transport mit einer nicht gerade kleinen Summe. Nachfragen wollte er nicht, solange er regelmäßig Geld bekam, und da er sparsam erzogen worden war, wußte er die Summen zu schätzen. Man konnte nie wissen …

«Grüezi, Herr Knüller.» Die Zöllner hatten den roten Maserati bereits von weitem gesehen.

Freundlich lächelte Hansi Knüller. «Grüß Gott, wie geht's?»

«Danke der Nachfrage. Und selbst?»

«Besser. Ich hoffe, ich kann am Wochenende spielen.»

«Ja – das hoffen wir auch, oder?»

«Danke, also tschüs, bis demnächst.» Er legte den Gang ein und wollte weiterfahren, als ihn ein anderer Zöllner zurückhielt.

«Langsam, langsam. Wen haben Sie denn da dabei?»

«Einen Freund von mir.»

«Kann ich bitte den Passport sehen?»

Der junge, sympathische Frauenarzt reichte ihm seinen Personalausweis. Der Zöllner blätterte darin und frug beiläufig: «Ischt ihr Freund auch Ballkicker?»

«Nein, nein.»

«Einen Moment bitte!» Der Beamte drehte sich um und reichte einem weiteren Kollegen, der in einem Glashäuschen saß, den Ausweis.

«Scheiße, hoffentlich stehe ich nicht auf der Fahndungsliste», flüsterte Dr. Borg dem Fußballnationalspieler ins Ohr. Hansi Knüller versuchte es mit jener Lüge, mit der er bereits seine Mutter zu beruhigen versucht hatte. «Das ist unser neuer Mannschaftsarzt.»

Zwar schaute einer der Zöllner voller Ehrfurcht auf den jungen, sympathischen Frauenarzt – doch offensichtlich kam diese Lüge zu spät. Ein Kopfnicken des Glashausbeamten war der Beginn einer für alle unangenehmen Aktion.

«Haben Sie irgendwelche Waren anzumelden?»

«Nein, nein, wir haben nichts dabei.»

«Es tut mir leid, aber fahren Sie bitte rechts ran.»

Hansi Knüller beteuerte: «Hören Sie, wir haben nichts dabei. Ich hab's eilig – was soll das?»

«Es dauert nicht lange, bitte fahren Sie eben da rüber.»

Verärgert legte Hansi Knüller den ersten Gang ein.

Dr. Borg flüsterte ihm zu: «Hauen Sie ab, Knüller. Das ist unsere einzige Chance.»

Hansi Knüller zögerte.

«Wenn Ihnen Ihre Freundin etwas wert ist, hauen Sie ab.»

Hansi Knüller überlegte. Wenn er aufgehalten würde, wenn es Probleme geben könnte, vielleicht käme er dann zu spät zum Training – ungeordnete Gedanken schossen ihm durch den Kopf. Plötzlich fiel ihm das Goldbesteck ein, das er in seinem Kofferraum verstaut hatte. Man würde ihn als Schmuggler festhalten. Sein rechter Fuß senkte sich auf das Gaspedal. «Verdammte Scheiße!» fluchte er. Zweiter Gang, der Motor heulte auf. Wild rasten sie an einem Lastwagen vorbei. Dritter Gang. Dem Maserati schien diese Fahrweise zu gefallen. Der Motor surrte.

«Festhalten!» Er überholte einen Pkw trotz Gegenverkehrs. Lichthupen blitzten auf, vorne und hinten, links und rechts dröhnten die Hupen. Sie rasten an einer Schlange vorbei, steuerten auf eine rote Ampel zu, Hansi Knüller schrie: «Rechts?»

«Frei!» brüllte der junge, sympathische Frauenarzt erleichtert. Fürs erste hatten sie es geschafft. Die Autobahnauffahrt war bereits in Sicht. Sie hatten keine Zeit, um lange nachzudenken. Erst einmal weg – das war das einzige, was in ihren Köpfen hämmerte. Fort! Nur fort! Sie schossen auf die Autobahnauffahrt zu. Das Quietschen der Reifen dröhnte in ihren Ohren. Eine scharfe Rechtskurve wollte und wollte nicht aufhören. Und es war Dr. Julius Borg, der junge, sympathische Frauenarzt, der als erster von ihnen einen Schrei ausstieß.

Warum schrie Dr. Borg? Hatte er Angst oder sah er plötzlich ein unerwartetes Hindernis? Würde die Flucht enden, bevor sie erst richtig begonnen hatte?

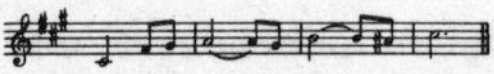

47

Der junge, sympathische Frauenarzt riß die Hände vors Gesicht und versuchte, sich zu ducken. Hansi Knüller fluchte: «Scheiße!» Er riß mit aller Gewalt sein Fahrzeug herum. Mitten auf dem Autobahnzubringer stand unbeweglich eine braungescheckte Kuh mit prallem Euter. Während Dr. Borg sich duckte, schossen ihm Bilder von Fernsehspots durch den Kopf. Das Euter wurde größer und größer. Der Maserati des Fußballnationalspielers geriet ins Schleudern. Sie drehten sich, gerieten auf die andere Straßenseite, flogen wieder zurück, Dr. Borg sah das Euter der Schweizer Kuh plötzlich aus dem Seitenfenster, sie kamen von der Straße ab, rasten eine Böschung hoch, Hansi Knüller versuchte gegenzusteuern, er merkte, daß die Räder nur widerwillig reagierten. Sie wurden in ihre Sitze gepreßt und im selben Moment wieder herausgerissen, krampfhaft versuchte sich der junge, sympathische Frauenarzt irgendwo festzuhalten, wurde sofort aber wieder weggerissen. Das Fahrzeug schoß immer noch die Böschung hoch, schwenkte plötzlich um, überschlug sich, rutschte und blieb am Straßenrand liegen. Als Dr. Borg die Augen aufmachte, stand das Euter, das pralle Euter der Kuh senkrecht zum Himmel. Für eine Sekunde herrschte tiefe Stille. «Sind Sie verletzt?» Dr. Borg sah in das bleiche Gesicht des Nationalspielers. Hansi Knüller antwortete nicht.

«Wir müssen raus!» Er versuchte, die Seitentür zu öffnen. Sie klemmte. Er drückte, so stark er konnte. Hansi Knüller hörte nur schwach das Keuchen und Stöhnen des jungen, sympathischen Frauenarztes, und als dieser endlich die Tür so weit offen hatte, daß er herausklettern konnte, war ihm bereits schwarz vor den Augen geworden. Dr. Borg tastete seinen Körper ab – offensichtlich war er unverletzt. «Oh, mein Gott, ich bin unverletzt!» Er lief um den Wagen herum, versuchte die Fahrertür, die verbeult und eingedrückt war, aufzureißen, zerrte und quälte sich. «Ich helfe Ihnen!» Von Ferne vernahm man leise die Sirene des Polizeiwagens. «Verdammt, was soll ich tun?»

Sollte er versuchen zu flüchten? Für einen Moment schoß ihm dieser Gedanke durch den Kopf. Aber es war weniger die Aussichtslosigkeit seiner Situation als vielmehr sein Gewissen, das ihn davon abhielt. Er mußte helfen. Erneut lief er um den Wagen herum. Er mußte versuchen, den Fußballnationalspieler auf der anderen Seite aus dem Wagen zu ziehen. Die Polizeisirenen kamen näher. Dr. Borg stemmte sich gegen die Tür. Er mußte sie noch weiter aufmachen, um an den bewußtlosen Hansi Knüller heranzukommen. Plötzlich hörte er leises Knistern. Es mußte Feuer sein. Der Wagen stand unter Explosionsgefahr. Er rutschte in den Innenraum, packte den Nationalspieler, so gut es ging, und zerrte an seinem Oberkörper. Zum Glück zählte Hansi Knüller nicht zu den Schwergewichtigen. Zentimeter für

Zentimeter wollte sein Werk gelingen. Er hörte nicht mehr das Knistern des Feuers und die nahenden Polizeisirenen. In seinem Kopf hämmerte nur noch das eigene Blut. Jetzt konnte er sich halb aufrichten, hatte einigermaßen festen Stand unter den Füßen. Geschafft! Er hatte Hansi Knüller aus dem Fahrzeug gezerrt. Der Nationalspieler stöhnte. Er schlug die Augen auf. Mehrmals klopfte er ihm vorsichtig auf die Wange.

«Was – was – was ist los?» stotterte er.

«Kommen Sie – der Wagen brennt.»

Er zerrte ihn die Böschung hoch. Knüller kroch, torkelte, kroch, torkelte, sie hatten gerade die Kuppe erreicht, als aus dem Knistern des Feuers ein leichtes Knallen wurde.

«Auf den Boden!» Obwohl der junge, sympathische Frauenarzt nie beim Militär gewesen war – er war wegen seiner starken Kurzsichtigkeit für untauglich erklärt worden, hätte aber sonst auch den Dienst mit der Waffe verweigert –, schrie er wie ein Feldwebel. Hansi Knüller preßte sein Gesicht in das frische, saftige dunkelgrüne Gras der Schweizer Wiese. Dr. Borg hingegen rannte in Richtung Straße. Er merkte, wie seine Füße schwer wurden, ganz so wie im Traum, wenn man wegrennen möchte und sich trotz aller Anstrengungen die Beine nicht bewegen. Er sah, wie das Blaulicht des ersten Streifenwagens näher kam, er hörte noch die Sirenen, er erinnerte sich später, wie er mit allerletzter Kraft mit seinem Taschentuch zu winken versucht hatte – doch dann sank er zu Boden wie jemand, den seine Kräfte völlig verlassen haben. Das Polizeifahrzeug bremste, der brennende Maserati mochte 40 Meter entfernt gewesen sein. Die Beamten sprangen aus dem Fahrzeug, doch noch bevor sie Dr. Borg erreicht hatten, gellte ein Schrei durch die warme Luft des Spätsommertages: «Vorsicht, hinwerfen!»

Er mischte sich mit dem lauten Knall einer Explosion.

Werden die Anwesenden die Explosion unverletzt überstehen? Wird Hansi Knüller beim nächsten Länderspiel gegen Österreich aussetzen müssen? Wird Dr. Borg des Devisenvergehens und der Fahrerflucht beschuldigt?

48

Als Bert Bunge, der neue Moderator von Radio Bischofsbrück, wie üblich die Verkehrsübersicht von einer überaus freundlichen Kollegin der Verkehrsredaktion auf seinen Moderatorentisch bekam, da konnte er nicht ahnen, wer die Blokkade auf der Autobahnauffahrt in der Nähe des Grenzstädtchens Oberwil verursacht hatte. Routinemäßig drückte er auf die im Studio eingebaute Taste für den Verkehrspieps. Doch der Pieps ertönte nicht wie gewohnt – die Taste klemmte, und da Bert Bunge zu den reaktionsschnellen Moderatoren zählte, wußte er sofort mit der unvorhergesehenen Situation fertig zu werden.

«Ob Sie's mir glauben oder nicht, aber die Piepstaste ist verklemmt. Ich sehe eine rote klebrige Flüssigkeit, die hier über die gesamte Anlage gekippt wurde, na, was soll's. Also, ich pieps mal selber. Piiieps.

Die Autobahnauffahrt bei Oberwil in Richtung Zürich ist blockiert. Die Umleitung wird von der Polizei geregelt. Piiieps.»

Und während die nächste Platte anlief, die die Radio Bischofsbrück-Hörer an diesem Tag schon zum drittenmal hören mußten, begann Bert Bunge zu toben. Schaum trat ihm vor den Mund. «Diese Schweinerei. Wer hat das gemacht?»

Die Technikerin, die ihm hinter der Studioscheibe gegenübersaß, wußte auch keine Antwort. «Des woiß i au net.»

Erbost griff Bert Bunge zum Telefonhörer. Er wählte die Nummer des Redaktionsleiters.

«Fehler.»

«Bunge. Hören Sie – es ist eine unheimliche Sauerei hier im Studio.»

«Wir sitzen alle in einer Fabrik, wenn Sie verstehen, was ich meine.»

«Ich verstehe sehr wohl, aber das hier ist der Gipfel. Der Pieps ist total verklebt.»

«Ich muß Ihnen gestehen, daß ich immer kalte Füße bekomme, wenn die Taste gedrückt wird.»

«Ja, ja – aber die Taste – es hat jemand mutwillig eine rote klebrige Flüssigkeit darübergekippt.»

«Darf ich mir ein vages Urteil erlauben?»

«Ja, bitte!»

«Und ich rufe Sie zum Zeugen auf.»

«Einverstanden.»

«Ich finde es aller Ehren wert und möchte mich ausdrücklich bedanken.»

«Es geht mir nicht um ein Dankeschön.»

«Bitte – an dieser Stelle muß ich etwas pingelig sein.»

«Das wäre gut.»

«Wenn uns das ein zweites Mal passiert, verlieren wir allzusehr an Kredit.»

«Mir reicht das erste Mal auch schon.»

«Wir müssen einen kleinen Schlachtplan entwerfen.»

«Ich finde, daß die Verantwortlichen zur Rede gestellt werden müssen.»

«Da treffen Sie mich an einem wunden Punkt.»

«Mag sein, aber so geht es nicht.»

«Wir dürfen uns nicht in Sicherheit wiegen, sonst gibt es Feuer unterm Dach.»

«Das würde mir gefallen – es ist dringend nötig.»

«Sehen Sie – ich habe damals bei den Rhein- und Neckarschiffern, da habe ich auch Lehrgeld zahlen müssen.»

«Gut, gut. Aber jetzt muß etwas passieren. Diese Sauerei hier! Ich sehe mich nicht imstande, aus diesem Studio eine Sendung zu fahren. Schließlich gebe ich dafür meinen Namen her.»

«Ich verstehe Sie, Herr Bunge – aber könnten wir uns nicht zu folgender *policy* verabreden ...»

«Welcher?»

«Das beste wäre, es so einzubeziehen, daß man eine Position anbietet, die man räumen kann, ohne daß alles zusammenbricht.»

«Meinethalben – aber dann muß ich jetzt das Studio wechseln.»

«Sollten wir nicht an die Möglichkeit einer abgemagerten Sendung denken?»

«Nicht mit mir!»

«Sie meinen, wir wären dann alle ganz schön blaß um die Nase?»

«Ja, ja – jedenfalls so geht es nicht.»

«Wir haben nur wenig Galgenfrist, aber vielleicht könnten wir mit einem großen gemeinsamen Kraftakt – haben wir inzwischen doch eine breitere Palette in der Hand – einen Reservestützpunkt aufbauen.»

«Also kann ich, bevor ich hier mit einem Kuli versuche, die Dinge zu reparieren, in ein Ausweichstudio marschieren?»

«Ich weiß, uns brennt die Zeit auf den Nägeln – aber könnten wir – lassen Sie es mich in ein Bild kleiden – könnten wir nicht zunächst gemeinsam die Frage ventilieren: findet Studio 11 überhaupt noch Kombattanten?»

«Also, wenn Sie mich fragen ...»

«Oh, entschuldigen Sie bitte, ich werde soeben höheren Orts verlangt. Gestatten Sie mir einen Vorschlag, daß wir das Verfahren abkürzen, indem wir das große Konzilium einberufen, damit wir die Kuh endlich vom Eis kriegen. Sie entschuldigen mich jetzt bitte.»

Er legte auf. Bert Bunge stöhnte, und während der junge, sympathische Frauenarzt in einem Polizeiwagen wieder das Bewußtsein erlangte und neben sich Hansi Knüller und mehrere Polizisten wahrnahm, die dabei waren, den Inhalt einer Sporttasche auszupacken, da schrie sich der Moderator von Radio Bischofsbrück seinen Ärger aus der Seele – natürlich, ohne daß ihm das Mikrofon geöffnet worden war: «Ketchup – ich will Ketchup!» Wird Bert Bunge die Sendung noch zu einem guten Ende bringen? Was finden die Polizisten in der Sporttasche, die der Fußballnationalspieler Hansi Knüller im Auftrag des Bankiers Jean-Luc Stützli in die Schweiz bringen sollte? Und was sagt Dr. Borg dazu?

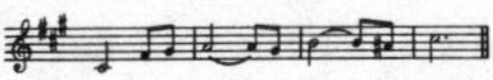

49

«Wo bin ich?» Der junge, sympathische Frauenarzt schlug die Augen auf.

«Schwyzer Polizei, grüezi», tippte der Schweizer Polizist kurz an seine Mütze.

«Was ist – was ist los?»

Die Ohnmacht, aus der der junge, sympathische Frauenarzt aufwachte, mußte ihm offensichtlich das Gedächtnis geraubt haben. Er schaute sich um.

«Es ist schon gut, Doktor.» Hansi Knüller, der Fußballnationalspieler saß – eingehüllt in eine schwere Militärdecke – auf dem Plastiksitz des Polizeiwagens.

«Doktor Borg?»

«Ja –» Er nickte leicht.

«Julius Borg?»

«Ja, Julius.»

«Gratuliere.»

«Wie bitte?» Verdutzt schaute ihn der junge, sympathische Frauenarzt an. Allmählich begann er sich zu erinnern.

Der Polizist präzisierte: «Gratuliere zum Leben.»

«O ja.»

«Das hätte auch ins Auge gehen können, oder?»

Dr. Borg widersprach nicht. Erneut nickte er.

«Weshalb haben Sie einen Fluchtversuch unternommen?»

«Einen Fluchtversuch?»

«Ja, ja. Wenn nicht die Ohnmacht über Sie gekommen wäre, wer weiß, wo Sie jetzt wären, oder?»

«Aber, ich, ich wollte Sie doch nur warnen!»

«Häscht es ghört, Schorschi? Der Herr wollte uns warnen!» Spöttisch wandte er sich seinem Kollegen zu, der auf dem Beifahrersitz saß und sich Notizen machte.

«Ja – ich hab's ghört. Sauber, oder?» Die beiden Polizisten lachten gequält. «Sie wollten uns warnen – wovor denn?»

«Vor der Explosion. Ich habe zuerst den Herrn Knüller aus dem Auto gezogen.»

«Besten Dank, Doktor.» Der Fußballnationalspieler legte

dem jungen, sympathischen Frauenarzt die Hand auf die Schulter. Mit der anderen suchte er nach einem Taschentuch. Tränen liefen ihm still über die wohlgeformte, wenn auch schlecht rasierte Backe.

«Schon gut, schon gut. Ich sah, daß das Auto Feuer gefangen hatte, dachte an die Explosion und wollte Sie warnen. Ich bitte mir das abzunehmen. Ich bin – Arzt.»

«Haben Sie ein Spezialgebiet?» wollte der Polizeibeamte wissen.

«Ich bin Gynäkologe, Frauenarzt.»

«Was wollten Sie in der Schweiz?»

«Wir waren auf dem Weg nach Italien.»

Hansi Knüller hatte dieselben Fragen bereits über sich ergehen lassen müssen, während Dr. Borg noch ohnmächtig gewesen war. Neugierig frug ihn der Polizist weiter: «Diese Tasche – gehört die Ihnen?» Er zeigte auf jene Sporttasche, die der Direktor des Banco di Ponte Episcopale dem Fußballnationalspieler zum Weitertransport überreicht hatte.

«Nein, sie gehört nicht mir.»

Und Hansi Knüller ergänzte: «Sie gehört keinem von uns.»

«Und das Goldbesteck, das Sie bei sich führten, gehört wohl auch keinem von Ihnen?»

«Doch, das gehört mir», gab Knüller zu.

«Zum Glück ist der Besteckkasten und diese Tasche aus dem Wagen geflogen. Sie hätten sonst leicht Schaden nehmen können.»

Der zweite Polizist nickte und zeigte Hartnäckigkeit. «Wem gehört denn diese Tasche?»

Verlegen hüstelte Hansi Knüller. «Ich, äh – sie gehört einem guten Freund.»

Der Polizist stellte die Kernfrage: «Und was ischt in dieser Tasche?»

«Ich weiß es nicht genau – ich sollte sie einem anderen Freund mitbringen – ein Geschenk, Sie verstehen?»

«Ja, das versteh ich gut. Lassen Sie uns mal hineinluegen.»

Vergeblich versuchte der Beamte, die Tasche zu öffnen. «Sakra – die ischt aber zua!»

Bedächtig nahm er ein rotes, mit einem weißen Kreuz versehenes Schweizer Messer aus der Tasche, klappte von fünf möglichen das mittelgroße Messer heraus und begann eine Naht der Sporttasche aufzutrennen. «Ich muß es tun – es ischt meine Pflicht.»

«Ja, selbstverständlich», pflichtete ihm der junge, sympathische Frauenarzt bei. «Wir wollten wirklich nur pünktlich zum Training sein, sonst nichts. Herr Knüller hatte seinen Vertrag zu erfüllen – verstehen Sie? Ich meine ...»

Er sah nicht, wie dem jungen Nationalspieler der Schweiß auf die Stirn trat, und stockte, als der Polizist aus der Tasche ein dickes Bündel Geldscheine herausholte.

«Ja, sakra – das ischt aber ebbes, odr?» Mit seinem scharfen Messer schlitzte er weiter die Naht auf, sein Kollege schaute neugierig zurück und bekam den Mund nicht mehr zu, Dr. Borg begann zu stammeln: «Das sind ja, das ist ja ... ja von wem ist denn ... Herr Knüller ...»

Hansi Knüller wurde blaß und blasser, und als der Polizist die Sporttasche auf dem Klapptisch des Polizeifahrzeugs ausleerte, da wurde dem Nationalspieler wieder schwarz vor den Augen. Seine schwache Gesamtkonzeption machte sich auch in dieser Situation bemerkbar. Langsam kippte sein Oberkörper zur Seite – direkt in die Arme des jungen, sympathischen Frauenarztes. «Ja – das ischt aber mal ein Fang!» Geldbündel, Aktien und andere Wertpapiere häuften sich auf dem Polizeitisch. Der Wert mochte in die Hunderttausende gehen. Niemand konnte es in diesem Augenblick überblicken. «Ich hätte Sie eh verhaften müssen, meine Herren. Aber nun gleich doppelt, oder?»

Wie lange wird die Ohnmacht Hansi Knüllers dauern? Wird Jean-Luc Stützli von der Verhaftung erfahren und was wird er unternehmen? Sitzt der junge, sympathische Frauenarzt im Gefängnis, während seine Frau einen Sohn oder eine Tochter zur Welt bringt?

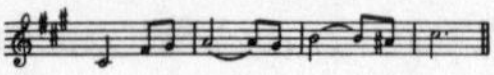

50

Im Dunkel der Nacht konnte niemand sehen, wie Jean-Luc Stützli blaß geworden war, als er von dem Unfall und der Verhaftung Hansi Knüllers erfuhr. Er wußte, daß es nicht lange dauern würde, bis die Polizei auch bei ihm auftauchte. Er mußte handeln – und zwar sofort.

«Fahren Sie mich in mein Büro!» herrschte er seinen Fahrer an.

«Bitte, Herr Direktor», schlug der die Wagentür zu. Er wollte um den Wagen herumgehen, zögerte, öffnete die Tür nochmals und sagte mit aller ihm möglichen Höflichkeit: «Herr Direktor ...»

«Was ist?»

«Ich darf Sie drauf aufmerksam machen, daß Sie Ihre Kutte noch anhaben.»

Die schwarze Kutte, die die Logenbrüder bei ihren Zusammenkünften trugen, durfte außerhalb des Versammlungsraumes nicht getragen werden. Jeder, der den Saal verließ, mußte seine Kutte ablegen. Doch Stützli hatte gegen dieses eherne Verbot verstoßen, als er zu seinem Autotelefon gehetzt war, und er war jetzt offensichtlich auch nicht bereit, sich zu entschuldigen und seine Kutte ordnungsgemäß abzuliefern. «Fahren Sie, verdammt noch mal. Lassen Sie das meine Sorge sein, was ich mit meiner Kutte mache.»

«Sehr wohl, Herr Direktor.»

«Wir haben keine Sekunde zu verlieren!» Der für einen Mittelklassewagen starke Motor heulte auf. «Fahren Sie so schnell Sie können!»

«Kann oder darf, Herr Direktor?»

«So schnell Sie können, verdammt noch mal. Hören Sie schlecht?»

Die Bäume der Allee, die zum Gut der Loge A 5 führte, huschten an ihnen vorbei. Der Lichtkegel tastete den fahlen Asphaltbelag der schmalen Straße ab. Insekten klatschten gegen die Windschutzscheibe. Der abnehmende Mond erhellte nur schwach die warme Spätsommernacht. Jean-Luc Stützli, Direktor des Banco di Ponte Episcopale, dachte nach. Er kniff seine eiskalten Augen zusammen und schaute in die dunkle Nacht. Jetzt konnten ihm nur noch gute Freunde helfen.

Die rasende Fahrt hatte ihn schnell in sein Büro gebracht. Er ließ sich sofort, nachdem er das Licht angemacht hatte, an seinem Schreibtisch nieder, griff zum Telefon, wählte eine mehrstellige Nummer und wartete. Es schien ihm eine Ewigkeit, bis sich jemand meldete.

«Ja, bitte?» Offensichtlich war der Partner am andern Ende der Telefonleitung aus tiefem Schlaf geweckt worden. Es war mitten in der Nacht.

«Stützli hier.»

«Wer bitte?»

«Stützli. Entschuldigen Sie die nächtliche Störung, Monsignore.»

«Ah, Stützli. Sie holen mich aus tiefem Schlaf.»

«Ich weiß, Monsignore. Aber ich brauche Ihren Beistand.»

«Sagten Sie Einstand, Stützli?»

«Nein, Monsignore. Ich brauche Ihren Beistand.»

«Oh, mein Sohn – was kann ich für Sie tun?»

«Ich bin in höchster Not, Monsignore.» Und dann erzählte er dem Monsignore von dem Unfall und der Verhaftung Hansi Knüllers. Aufmerksam, wenn auch immer noch verschlafen, hörte der Monsignore zu.

«Und wie hoch – mein Sohn – war die Summe, die Sie dem Nationalspieler mitgegeben haben?»

«Eine knappe Million.»

«Das könnte zu Schwierigkeiten führen.»

«Eben, eben.»

«Eine bittere Nachricht.»

«Eben, eben.»

«Es muß etwas geschehen, mein Sohn.»

«Ja, ja – ich weiß. Deswegen rufe ich Sie auch zu dieser unchristlichen Stunde an. Ich brauche Ihren Rat.»

«Ersparen Sie mir, Ihnen einen Vortrag über christliche und unchristliche Stunden zu halten, mein Sohn. Es ist dies eine Stunde, in der uns der Herr zeigt, daß wir nicht mehr sind als arme, geworfene Menschenkinder, mein Sohn.»

«Was soll ich tun?»

«Sie müssen sich offenbaren, mein Sohn.»

«Das wäre mein Ende, Monsignore – das wissen Sie so gut wie ich.»

«Es ist die Aufgabe des Menschen, Schuld anzunehmen, mein Sohn. Bitte: es ist doch nur eine Frage der Zeit, bis die Polizei die Spur zu Ihnen gefunden hat. Und Sie können nicht einfach zulassen, daß dieser junge Fußballnationalspieler unschuldig hinter Gittern sitzt.»

«Sie wissen, Monsignore, daß die Spur nicht bei mir endet.»

«Hören Sie, mein Sohn: wir haben manchen Weg miteinander beschritten, wohl wissend, daß sich die Kirche nach den Gesetzen des Geldes zu richten hat, aber: unsere Wege trennen sich, sobald diese Wege von andern als schmutzig bezeichnet werden.»

«Ich verstehe, Monsignore.»

«Ich weiß, mein Sohn, daß Sie ein vernünftiger Mensch sind. Vielleicht sollten Sie für einige Wochen Stunden der Einkehr suchen?»

«Ich habe keine Lust, freiwillig ins Gefängnis zu gehen.»

«Das verstehe ich, mein Sohn, aber wie wäre es, wenn Sie für eine Weile ins Ausland gingen? Ich könnte Ihnen da behilflich sein.»

«Man wird mich am Flughafen sofort verhaften.»

«Wenn Sie die erste Maschine nehmen, vielleicht nicht. Besuchen Sie einen Freund in London.»

«London? Muß es London sein? Ich hasse diese graue Stadt.»

«Eben. Dort würde Sie kaum jemand vermuten. Mein Freund ist Vertreter der anglikanischen Kirche, jedoch ein heimlicher Katholik. Bei der Hochzeit von Prinz Charles und Lady Di hat er mir seine heimliche Liebe gestanden.»

«Gut. Ich nehme Ihr Angebot an.»

Die beiden Herren redeten noch über Einzelheiten, die uns an dieser Stelle nicht zu interessieren brauchen. Jean-Luc Stützli rief nach Beendigung des Telefonats sofort den Flughafen an.

«British Airways.»

«Guten, äh, äh. Ich möchte, äh, sagen Sie, ist in der ersten Maschine nach London noch ein Platz frei?»

«Nur noch in der ersten Klasse, mein Herr.»
«Gut. Bitte reservieren Sie ihn mir!»
«Und auf welchen Namen bitte?»
«Hans Lukas Stützler.»

Wird Jean-Luc Stützli, alias Hans Lukas Stützler, die Flucht nach London gelingen? Wer besorgt ihm so schnell einen falschen Paß? Und bedeutet dies die Freilassung von Hansi Knüller und Dr. Julius Borg aus dem schweizerischen Gefängnis?

51

Nur auf den ersten Blick war der Morgen, der über Bischofsbrück anbrach, ein Morgen wie jeder andere. Die ersten Sonnenstrahlen spiegelten sich in den Fenstern der Häuser, die arbeitende Bevölkerung war bereits auf dem Weg in die Fabrik oder ins Büro, Schulkinder klemmten sich in überfüllte Schulbusse, die Brötchen der Zentralbäckerei waren bereits kalt und pappig, als sie auf den Frühstückstisch des Oberbürgermeisters kamen. Ein Morgen wie jeder andere. So schien es. Doch wer an diesem Morgen Zeitung las, für den war es, als ob eine Bombe in Bischofsbrück eingeschlagen hätte: Hansi Knüller und der junge, sympathische Frauenarzt in der Schweiz verhaftet nach einem schweren Unfall – dieses Thema beherrschte die Titelseite des *Bischofsbrücker Tagesanzeigers,* und wer an diesem Morgen Radio Bischofsbrück hörte, auch der wurde mit nichts anderem konfrontiert als mit dieser aufregenden Geschichte. So auch Jean-Luc Stützli, der soeben die Wohnung von Rudi Lustlos, genannt Miezen-Rudi, mit einem neuen Paß, der auf den Namen Hans Lukas Stützler ausgestellt war und für den er eine horrende Summe hatte bezahlen müssen, verlassen hatte – auch Jean-Luc Stützli alias Hans Lukas Stützler mußte auf dem Weg zum Flughafen in seinem Autoradio mit anhören, wie Radio Bischofsbrück sich dieses Themas annahm. Radio

Bischofsbrück – bekannt für knallharten Journalismus und das, was die Redakteure die andere Sichtweise nannten, hatte zunächst eine Schilderung der Unfallstelle, dann ein Gespräch mit dem Zöllner gebracht und hatte nun den Bundestrainer an der Strippe.

Hottah Hegel, ansonsten bekannt und beliebt durch seine außergewöhnliche Schlaffheit, lebte auf. Nicht nur, daß er seinen Hörern von seiner Bekanntschaft mit dem jungen, sympathischen Frauenarzt aufs Trefflichste zu erzählen wußte, auch im Gespräch mit dem Bundestrainer zeigte er, hatte er doch einst beim FC Meppen das Rückgrat der Reservemannschaft gebildet, daß er zu den bestinformierten Journalisten der Redaktion gehörte. «Am Telefon nun der Bundestrainer. Jupp – was sagen Sie zu den Ereignissen in der Schweiz?»

«Isch bin bestürzt.»

«Hansi Knüller soll viel Geld bei sich gehabt haben. Legen deutsche Spieler ihr Geld in der Schweiz an?»

«Rischtig ist, dat der Spieler von heute mehr Jeld verdient als dat früher der Fall war. Nischt nur durch dat Fußballspielen – Werbung usw. kommen noch als Verdienstmöglichkeiten dazu. Da kommt et denn schon mal vor, dat sisch die Spieler Jedanken machen, wie und wo sie dat Jeld auf de hohe Kante legen können. Isch will nit ausschließen, daß mansche Jungs ein Konto in der Schweiz haben.»

«Sie sind, Jupp, nach dem letzten Länderspiel von vielen heftig kritisiert worden, weil das Mittelfeld zu schwach gewesen war.»

«Dat Mittelfeld is dat Herzstück der Mannschaft. Isch finde dat oberfläschlisch, zu therotisch und teilweise beschämend, dat sich nach einem verlorenen Spiel alles auf misch stürzt. Et is eine Verschwörung jejen misch im Jange, dat können Se nun mal nicht von der Hand weisen. Sehen Sie, wir haben auch mit einem schwachen Mittelfeld schon jewonnen – allerdings, nur durch Kampf und Einsatz.»

«Aber daran hat es gefehlt?»

«Hätten Sie mir vor dem Spiel jesagt, wat isch für Alternativen habe? Wenn die Qualitäten des Kaders nischt ausreischen, dann kann ein Spiel verlorengehen. Unabhängig vom Mann auf der Bank.»

«Aber der Mann auf der Bank bestimmt die Taktik des Spiels.»

«Rischtisch. Und meine Taktik war janz klar. Isch hab den Spielern schon in der Kabine jesagt: Laufen, Jungs, laufen. Und flanken.»

«Aber die Flanken kamen nicht an.»

«In der Musik macht auch keiner dem Dirigenten einen Vorwurf, wenn der Bassist danebengreift.»

«Hansi Knüller sitzt nun im Knast. Was werden Sie als Bundestrainer tun? Werden Sie sich für ihn einsetzen?»

«Isch weiß, dat der Bundestagspräsident, ein juter Freund von mir, schon tätig jeworden ist, nischt zuletzt auf meinen Rat hin. Denn isch liebe den Fußball und isch weiß, dat ohne eine starkes Mittelfeld kein Spiel zu jewinnen is. So jesehen is et von nationalem Interesse, daß der Hansi wieder freikommt.»

«Angenommen, Hansi Knüller hat gegen Gesetze verstoßen – Sie würden ihn dennoch aufstellen?»

«Sischer. Jesetze sind Jesetze und Fußball is Fußball. Isch würde ihm dat verzeihen. Verzeihen, lassen Sie misch dat noch sagen, is eine der Tugenden, die wir wieder lernen müssen.»

«Das war ein Gespräch mit dem Bundestrainer. Hier ist Radio Bischofsbrück. Es ist jetzt 6 Uhr 50 – genau 10 Minuten vor halb acht.»

Verdutzt schaute Jean-Luc Stützli auf seine Uhr. Verärgert schüttelte er den Kopf. Zum Glück wußte er, daß er sich auf seine Schweizer Uhr verlassen konnte. «Noch nicht mal die Uhr richtig ablesen können diese dämlichen Journalisten», murmelte er vor sich hin. Die Zeit drängte. Als er den Wagen auf dem Parkplatz des Flughafens abgestellt hatte, nahm er seinen nur notdürftig gepackten Koffer und eilte zur Abfertigungshalle. Die meisten Passagiere nach London hatten bereits eingecheckt. Er merkte, wie sich in seinen Handflächen der Schweiß sammelte, als er einen graugekleideten Mann mit einem Walkie-Talkie neben dem Abfertigungsschalter fragen hörte: «Saget Se, hand Sie oinen Stützli, Jean-Luc, auf der Lischte?»

«Einen Moment, bitte.» Die Dame am Abfertigungsbord schaute auf ihr Sichtgerät. «Nein – haben wir nicht.»

Der Mann in Grau drehte sich zufrieden um und ging. Als er an Jean-Luc Stützli vorbeikam, las dieser auf seiner Brusttasche die Worte «Chief Securitiy Officer». Damit war klar: Er wurde gesucht.

«A 5 bitte.»

Wie versteinert blieb Stützli stehen, nachdem er seinen Koffer abgegeben und sein Ticket zurückbekommen hatte. «Bitte?» frug er verdutzt.»

«Abflugschalter A 5 bitte.»

Hastig schnappte Jean-Luc Stützli seinen Aktenkoffer.

Wird Jean-Luc Stützli die Paßkontrolle unerkannt passieren und wird er in London Stunden der Einkehr finden können? Wird sein Verschwinden die Freilassung Hansi Knüllers und Dr. Borgs beschleunigen oder verzögern?

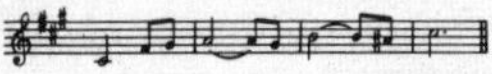

52

Es wäre übertrieben, würde man behaupten, daß der Fußballnationalspieler Hansi Knüller und der junge, sympathische Frauenarzt das Leben in der gemeinsamen Zelle des Kantongefängnisses geschätzt hätten. Die Kargheit und die Enge des Zimmers verstärkten ihren allgemeinen Zustand der Niedergeschlagenheit.

«Selbst die Umkleidekabine beim KSC ist vergleichsweise ein Luxusappartement!» Mit derartigen Bemerkungen versuchten sie sich gegenseitig die Situation erträglich zu machen.

«Ich hoffe nur, daß Sie am Wochenende werden spielen können!» Selbst in dieser für beide schier ausweglosen Lage kümmerte sich der junge, sympathische Frauenarzt erst in zweiter Linie um sich. «Im übrigen –» und sein Gesicht nahm überaus ernste Züge an – «im übrigen gibt es da ein kleines Problem.»

«Sprechen Sie.»

«Ich meine Ihre Freundin.»

«Es wird nicht lange dauern, dann sind wir hier raus. Ich glaube, so lange kann man noch warten. Ihre Hilfe kommt nicht zu spät.»

«Das ist es eben. Sehen Sie, ich habe es Ihnen bislang verschwiegen – aber meine Frau ist hochschwanger.»

«Sie werden Vater?»

«Ich denke ja. Und ich hatte – eigentlich hatte ich versprochen, bei der Geburt dabei zu sein.»

«Ich verstehe.»

«Sie ist im letzten Monat, es könnte sehr schnell gehen.»

«Wenn Sie mir das gesagt hätten, ich hätte Sie nie gebeten, uns einen Gefallen zu tun.»

«Wenn alles glattgegangen wäre, hätte ich Ihnen helfen können. Zeitlich wäre es hingekommen, aber jetzt, ich bin etwas beunruhigt.»

«Bitte nicht unseretwegen, Doktor. Wir müssen uns dann nach einem anderen Arzt umsehen, das ist doch selbstverständlich.» Er war aufgestanden und hatte dem jungen, sympathischen Frauenarzt kameradschaftlich den Arm um die Schulter gelegt.

«Was gibt es denn, Tochter oder Sohn?»

«Wenn meine Berechnungen stimmen, dann müßte es einen Sohn geben.»

«Ich hab das immer für einen Scherz gehalten, daß man das bestimmen kann.»

«Nein, nein. Man kann es beeinflussen. Es hängt mit dem Eisprung zusammen. Je nachdem, wann der Samen das Ei erreicht, gibt es entweder Mädchen oder ein Junge.»

«Und Sie sind damals ständig auf der Lauer gelegen?»

«Nein, nein – es war ganz natürlich zwischen uns. Nur, ich habe nachher angefangen zu rechnen.»

«Und wie soll er denn heißen, der Sohn?»

«Ich habe in letzter Zeit weniger mit meiner Frau darüber gesprochen – aber wir hatten uns schon einmal auf Tillman geeinigt, kurz Till.»

«Till Borg – hübsch. Und wenn's ein Mädchen wird?»

«Ich würde es dann gern Anna nennen oder Marilyn – aber ich weiß nicht recht, ob meine Frau da mitmacht.»

«Na ja, Sie haben ja noch ein wenig Zeit.»

Mit verklärten Augen starrten beide Männer auf den kahlen Boden ihrer Gefängniszelle. Und jeder dachte auf seine Weise an eine Frau.

Jäh wurden sie aus ihren Gedanken gerissen, als ein Beamter die Zellentür aufschloß. «Dr. Borg?»

«Ja, bitte?»

«Ich darf Ihnen sagen, daß Sie Sonderurlaub haben.»

«Wie bitte?»

«Ja, ganz recht. Sonderurlaub.»

«Darf ich fragen weshalb?»

«Ihre Frau, Dr. Borg, ist vor kurzem ins Spital eingeliefert worden.»

«Meine Frau ins Spital? Was ist los? Wie geht es ihr?» Er war aufgesprungen, griff sich unbeholfen an die Stirn, packte sein Jackett, das er auf den Stuhl geworfen hatte. «Ich komme», stürzte er zur Tür, ohne dem Beamten zuzuhören. Dabei hätte er fast vergessen, sich von Hansi Knüller zu verabschieden.

«Entschuldigen Sie, Herr Knüller.» Er kam nochmals zurück und reichte dem schmächtigen Fußballnationalspieler die Hand. «Bis bald!»

«Alles Gute, Doktor. Hoffentlich wird es ein Sohn!»

Ein kurzer Händedruck, und Dr. Borg eilte davon. Der Beamte, der ihn zu begleiten hatte, murrte. «Langsam, langsam – ich bin doch kein Sprinter!»

Das Fahrzeug der Kantonspolizei stand bereits im Hof mit laufendem Motor. Der junge, sympathische Frauenarzt ließ sich auf den Rücksitz fallen, neben ihm nahm der Beamte Platz, der ihn zu bewachen hatte.

«Ich hoffe, daß Sie mir keine Probleme machen, Doktor!» legte er die Handschellen neben sich.

«Aber nein – Sie können ganz beruhigt sein.»

Das Fahrzeug der Kantonspolizei raste mit Blaulicht durch die

Stadt, über die Autobahn, passierte die Grenze ohne Aufenthalt, und es dauerte nicht länger als anderthalb Stunden, bis sie das traute Bischofsbrück vor sich liegen sahen.

Dr. Borg war ein wenig verwundert: «Sagen Sie, ich habe mir überlegt – ist es eigentlich üblich, daß Gefangene in solchen Fällen Sonderurlaub bekommen?»

«Üblich nur dann, wenn höherenorts eine Anweisung erfolgt.»

«Aha.» Er dachte kurz nach. «Wissen Sie von einer Anweisung? Ich meine, warum ist das in meinem Fall . . .»

«So viel ich weiß, haben Sie das nur einer Frau zu verdanken.»

«Wie bitte?»

«Ja, ganz recht. Ich vertraue auf Ihre Verschwiegenheit. Aber man hat mir gesagt, daß sich beim Kantonspolizeipräsidenten die Frau eines Ihrer Minister für Sie verbürgt hat.»

Warum hat sich Marilyn Peschke, die Frau des Umweltministers, für den jungen, sympathischen Frauenarzt eingesetzt? Wird Doktor Borg noch rechtzeitig zur Geburt kommen? Und wird seine Frau einem Sohn oder einer Tochter das Leben schenken?

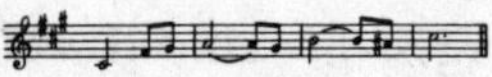

53

Das Bischofsbrücker Krankenhaus unterschied sich in seiner Architektur nicht sonderlich von der anderer Kliniken: nüchterne Sterilität oder sterile Nüchternheit – ganz nach Belieben. Offenkundig wußte der Pförtner von der Ankunft des ausländischen Polizeiwagens Bescheid. Ohne Nachfragen öffnete sich die Schranke und der Wagen konnte in den Innenhof fahren. Dr. Borg und der Wachbeamte stiegen aus.

«Machen Sie mir keine Schwierigkeiten, Doktor.» Der Beamte schwenkte mit den Handschellen.

«Bitte verschonen Sie mich.»

«Aber nur, weil Sie es sind.»

Ein seltsames Gefühl überfiel den jungen, sympathischen Frauenarzt. Diese vertraute Atmosphäre des Krankenhauses wurde ihm in einer seltsamen Art und Weise fremd. Er merkte, wie er am ganzen Körper zu zittern begann. Eine innere Unruhe stieg in ihm hoch, die er nicht zu bändigen wußte. Und obwohl er sich hier auskannte, obwohl er einst als Assistenzarzt hier seine ersten Erfahrungen gesammelt hatte, hielt er am Eingang und frug eine vorbeikommende Krankenschwester: «Bitte, Schwester, entschuldigen Sie – der Kreißsaal ist wo?»

«Aber, Herr Doktor –» Offensichtlich hatte die junge Frau ihn wiedererkannt. «5. Stock, links!»

«Danke!» Er eilte weiter, ohne das Kopfschütteln der Frau in Weiß zu bemerken. Nervös drückte er auf den Aufzugknopf. Es schien ihm, als wollte und wollte der Aufzug nicht kommen. Schon früher hatte er sich über die lahmen Aufzüge in Krankenhäusern geärgert, doch jetzt schien ihm, als ob es eine Ewigkeit dauerte.

Der Beamte bemerkte seine Nervosität. «Nervös, Doktor?»

«Ja, ja – dieser verfluchte Aufzug!»

«Ich kenne das, war bei mir auch so.»

«Sie haben Kinder?»

«Ja, zwei.»

Langsam öffnete sich die Tür des Aufzugs, und die beiden Männer gingen hinein. Aus Versehen drückte Dr. Borg zunächst auf den Knopf für den vierten Stock.

«Verdammte Scheiße!» Er korrigierte sich.

«Nur ruhig, Doktor. Es wird schon alles in Ordnung sein.»

Sie stürzten aus dem Aufzug in Richtung Kreißsaal. Man hörte das Gekreische der Neugeborenen aus der Wickelstation. Junge Mütter in Morgenmäntel, weißgekleidete Schwestern, besorgt dreinschauende Väter – sie alle trafen sich auf diesem Stockwerk. Der junge, sympathische Frauenarzt merkte nicht, daß auf einer weißen Holzbank im hinteren Teil des Flurs ein Mann in einem auberginfarbenen Outdoor-Outfit saß und häkelnderweise still vor sich hin lächelte. Der Doktor betätigte die Klingel, um in den eigentlichen Entbindungstrakt zu gelangen. Etwas verlegen bat er den Beamten: «Könnten Sie hier draußen auf mich warten? Es wäre meiner Gattin sicherlich peinlich, wenn wir zu zweit den Kreißsaal betreten würden.»

«Wenn Sie mir versprechen, daß Sie mir keine Schwierigkeiten machen ...»

«Wie sollte ich?» Die Tür wurde von einer streng dreinschauenden Oberschwester geöffnet. Unwirsch herrschte sie die beiden Männer an: «Wer ist denn nun der Vater?»

«Ich. Bitte, könnte ich meine Frau sehen?»

«Dann kommen Sie mal rein. Und Sie – nehmen Sie bitte dort drüben Platz.» Sie wies auf die bereits erwähnte Bank. Während sie die Tür wieder zumachte, herrschte sie den jungen, sympathischen Frauenarzt an: «Komische Freunde haben Sie. Dieser Häkeltyp wollte unbedingt bei der Geburt die Hand Ihrer Frau halten. Das beruhige, meinte er.»

«Ich weiß nicht – ich habe ihn nicht gesehen.»

«Komisch. Und Ihnen will ich auch mal was sagen, Doktor: Man kann eine Frau nicht so allein lassen, wie Sie das meinen, sich leisten zu können.»

«Ich war – äh – ich konnte nicht.» Das Wort Gefängnis wollte ihm nicht über die Lippen kommen.

«Ich weiß – im Knast waren Sie. Wie kann man in einer solchen Zeit krumme Dinger drehen!»

«Ich bin, bitte, Schwester, glauben Sie mir – es handelt sich um ein Mißverständnis.»

«Mißverständnis! Als Sie damals als junger Spund zum erstenmal diese Zimmer betreten haben, wußte ich, daß Sie ein labiler Knabe sind.»

Der junge, sympathische Frauenarzt zuckte zusammen. Diese Oberschwester hatte ihm von Anfang an das Leben schwergemacht, und obwohl er für Menschen eigentlich nur Gutes wollte, diese Frau war ihm in seiner Zeit als Assistenzarzt zum Alptraum geworden.

«Julius!» Wie eine Erlösung vernahm der junge, sympathische Frauenarzt die weiche und nur ein wenig rauchige Stimme Marilyn Peschkes.

«Marilyn!» Er ging auf sie zu, wollte sie umarmen und küssen. Doch Marilyn wich zurück und reichte ihm die Hand. Sie war auf eine merkwürdige Art und Weise anders, als er sie zum letztenmal gesehen hatte. «Es ist schön, daß du kommst.»

Plötzlich wurde ihm klar, was es hieß, Marilyn, seine Geliebte, auf der Entbindungsstation seiner Frau zu sehen. Erschrocken trat er zurück. «Du hier, Marilyn?» In seinem Kopf hämmerte es. «Was ist passiert?»

«Das erzähl ich dir später.» Ihre Stimme klang ruhig und selbstsicher.

Die Schwester hatte die Szene mißbilligend beobachtet. «Was ist nun, Doktor, wollen Sie Ihre Frau sehen? Wollen Sie Ihr Kind sehen – oder was ist los?»

«Mein Kind?»

Er spürte den leisen Druck ihrer Hand. «Ja, Julius, du bist jetzt Vater!»

«Vater!» Er sagte es fast abwesend.

«Du hast einen gesunden Sohn.»

Wird der junge, sympathische Frauenarzt sich wieder beruhigen? Wird er das Glück mit seiner Frau teilen können? Und was wird ihm Hubert Hantel als Rat mit auf den Weg geben?

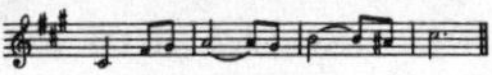

54

Der junge, sympathische Frauenarzt hatte nur um wenige Minuten die Geburt seines Sohnes verpaßt. Mutter und Kind lagen, als er ankam, noch im Kreißsaal.

«Also, kommen Sie!» Die Oberschwester zupfte Dr. Borg am Ärmel und zog ihn weg von Marilyn Peschke, die ihn mit sanften Augen anschaute. «Geh, Julius. Wir sehen uns gleich noch.»

Das Hämmern in seinem Kopf wurde immer heftiger. Wie in Trance ließ er sich von der resoluten Oberschwester in den Kreißsaal führen. «Hier, Frau Borg – da haben Sie den Vater.»

Abfällig drehte sie sich um und verschwand. Wie angewurzelt blieb Julius Borg stehen. Diana Borg lächelte. Till Borg lag eingewickelt halb auf ihrem Bauch, halb auf ihrer Brust. Zwei große Tränen liefen über ihre blassen und durch die Anstrengung eingefallenen Wangen.

«Diana!» Er drückte ihr einen zarten Kuß auf die feuchte Stirn, ließ sich auf die Knie fallen und legte seinen Kopf auf ihre Brust. Dann griff er ganz vorsichtig nach der winzigen Hand seines Sohnes, merkte, wie dieser seinen Zeigefinger zu greifen versuchte, und ein Hauch von Seligkeit huschte über sein unrasiertes Gesicht. In solchen Augenblicken versagt dem menschlichen Wesen die Sprache, weiß es mit Gesten mehr auszudrücken als mit Worten. Glück – dieses so oft strapazierte und verwaschene Gefühl, hier erfüllte es den Menschen mit großer Kraft. Nun lief auch über die Wange des jungen, sympathischen Frauenarztes eine kristallklare Träne. Julius, Diana und Till Borg schienen für immer miteinander vereint.

Währenddessen schaute draußen einer der beiden Männer auf der weißen Holzbank zum wiederholtenmal auf die Uhr.

«Könnten Sie mir bitte die genaue Zeit sagen?» Der Wachbeamte, der auf Dr. Borg aufpassen sollte, wollte sich vergewissern, daß seine Schweizer Uhr richtig ginge. Der junge Mann im auberginefarbenen Outdoor-Outfit legte umständlich sein Häkelzeug beiseite, lehnte sich zurück und zog seine Taschenuhr hervor. «10 nach 11.»

«Danke vielmals.» Offensichtlich stimmte die Hantelsche Zeit mit der seinigen überein. «Ich meine, entschuldigen Sie, wenn ich Sie so direkt frage, was häkeln Sie denn da?»

«Ich häkle eine Kinderwagendecke.»

«So. Das lob ich mir. Sie warten schon lange auf die Geburt?»

«Leider durfte ich nicht mit rein. Es ist ein Elend mit den Krankenhäusern. Voller Apparate, aber der Mensch kommt einfach zu kurz. Wenn meine Frau ein Kind bekommt, dann nur zu Hause.»

«Äh – wie soll ich das verstehen – Ihre Frau ist nicht dort drüben?»

«Nein, nein – ich bin nicht verheiratet.»

Der Beamte lachte: «Man kann auch Kinder kriegen, ohne daß man verheiratet ist.»

«Es ist nur eine Bekannte. Ich wollte sie begleiten und ihr während der Geburt helfen. Wir haben gemeinsam Atemübungen gemacht. Ihr Mann ist nämlich nicht da.»

«O doch – jetzt ist der Mann bei ihr. Haben Sie nicht bemerkt, wie ich ihn eben zur Tür gebracht habe?»

«Ah, Sie haben ... warum haben Sie ...»

«Das sollte er ihnen selbst erzählen.»

Erneut nahm Hubert Hantel sein Häkelzeug auf. Ein merkwürdiger Typ, dachte der Wachbeamte, und mit noch größerer Verwunderung hörte er, wie ihm Hubert Hantel folgende Frage stellte: «Können Sie mir bitte sagen, wie spät es ist?»

Während der Wachbeamte bereitwillig und ohne auf seine Uhr zu schauen antwortete, betrat Marilyn Peschke, Geliebte und Tante des jungen, sympathischen Frauenarztes den Kreißsaal. Als sie Diana, Julius und Till in stiller Schönheit vereint sah, ergriff sie ein tiefes Gefühl der Freude. Sie mußte gegen die Tränen kämpfen, die ihr in die Augen schossen. Mehrmals schluckte sie ihre Gefühle hinunter – es durfte, das war ihr klar, jetzt keine Zeit verloren werden. «Entschuldigt bitte, aber wir dürfen keine Zeit verlieren.» Ihre zarte Stimme zerriß die Stille des Glücks.

«Was ist los, Marilyn?» Dr. Borg hatte sich aufgerichtet und schaute sie mit großen Augen an.

«Du mußt fliehen, Julius.»

«Nein, Marilyn, nein. Ich kann Diana und Till jetzt nicht verlassen.»

«Paß auf, Julius, Einzelheiten erzählen wir dir später.»

«Wir? Wer ist wir?»

«Diana und ich.»

«Diana und du?» Er schaute seine Frau an. Was hatten die beiden Frauen miteinander vereinbart? Ja, warum hatten sie überhaupt etwas gemeinsam vereinbart?

«Tu, was sie sagt, Julius. Wir wollen dir helfen.» Die schwache Stimme seiner Frau verwirrte ihn nur noch mehr.

Marilyn hatte alles arrangiert: «Paß auf, Julius. Ich habe alles arrangiert. Du wirst den Nebenausgang benutzen und verschwinden. Wenn du unten ankommst, steigst du in einen dunkelgrünen Mercedes. Der Fahrer bringt dich sofort zum Flughafen. Du nimmst die Zwölf-Uhr-Maschine nach London. Hier ist das Ticket, und in dieser Brieftasche hast du Geld und einen neuen Paß.»

Zögernd nahm er die Sachen an sich. «Ich weiß nicht ...»

«Bitte, Julius, wir haben keine Zeit zu verlieren. Du wirst einige Zeit in London bleiben, und wir werden hier für dich alles in Ordnung bringen. Schließlich ist dein Onkel Umweltminister und ich bin seine Frau. Es ist nicht gut, wenn der Vater eines Kindes im Knast sitzt.»

«Vielleicht ist es besser, als wenn er auf der Flucht ist.»

Doch auch Diana hatte schon anders entschieden. «Julius, geh – ich möchte es.»

Man merkte, wie er sich zusammenreißen mußte. «Wenn ihr meint – so will ich mich fügen.» Er eilte zum Nebenausgang und verschwand, ohne sich noch einmal umgedreht zu haben.

Wird der junge, sympathische Frauenarzt wohlbehalten in London ankommen? Wird Hubert Hantel noch länger im Krankenhaus häkeln? Und wann bemerkt der Wachbeamte die Flucht?

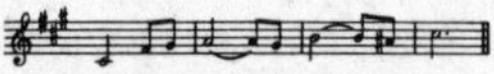

55

Der Aufruf Hubert Hantels, die Zuckerrübenfelder und das Gelände der geplanten Zuckerfabrik zu besuchen, verbreitete sich wie ein Lauffeuer. Die Szene verfügte über ein gut funktionierendes Kommunikationsnetz. Alle, die es anging, waren schnell informiert. Und seit geraumer Zeit waren die jungen Menschen keineswegs mehr nur unter sich. Immer mehr ältere Bischofsbrücker sympathisierten mit der Bürgerinitiative gegen die Zukkerfabrik. Sie wollten sich nicht die Luft verpesten lassen. Unter den Demonstranten herrschte eine gute Stimmung. «Lieber verzichte ich auf den Zucker, als daß ich mir die Luft verpesten lasse!»

«Überhaupt, so viel Zucker, wer braucht denn den?»

«Da hast du recht. Wir brauchen eher weniger als mehr. Mit weniger Zucker gäbe es weniger Übergewichtige, könnten unsere Krankenkassen sparen, müßten wir weniger Beitragsgeld bezahlen.»

«Wenn ihr Tee wollt, ganz hinten hat jemand einen Teestand aufgemacht.»

«Weißt du, wie viele Leute hier sind?»

«Mindestens zehntausend.»

«Gemeinsam sind wir stark.»

«Wir dürfen uns nur nicht kleinkriegen lassen!»

«Die Polizei fährt mit Wasserwerfern auf!»

«So eine Schweinerei. Wir sind friedliche Bürger!»

«In jeder Demokratie darf man demonstrieren. Nur bei uns soll das wieder verboten werden.»

«Ich würde euch raten – ich bin Arzt –, geht bitte nicht ganz nach vorn. Wir vermuten, daß die Polizei losschlagen wird.»

«Junger Mann – ich will Ihnen mal eins sagen: ich habe schon soviel hinter mir, daß ich mich nicht fürchte vor dene Kerle.»

«Sie haben keinen Schutzhelm auf. Das ist leichtsinnig.»

«Schutzhelm! Ich brauch keinen Schutzhelm! Ich will denen nur zeigen, daß sie mit uns nicht machen können, was sie wollen.»

«Da im Fernsehe: immer von der Demokratie rede se. Und jetzt, wo mir mal auf die Straße gehen, da solle mir auch noch Schutzhelme tragen!»

«Ich find das ganz toll, daß Sie mit dabei sind. Aber Sie kennen sich offensichtlich nicht aus. Ich meins nur gut mit Ihnen.»

«Das is nett, junger Mann. Aber Recht bleibt Recht. Und solange ich nur für mein Recht bin, solange stell ich mich hin wie ich bin – ohne Schutzhelm.»

Es war schwer abzuschätzen, aber etwa die Hälfte der Demonstranten mochte Schutzhelme und Tücher tragen, mit denen sie ihr Gesicht vermummten. Die andere Hälfte setzte sich aus Bürgern zusammen, die aus der unmittelbaren Umgebung kamen, und die man gemeinhin bei der Pflege ihres kleinen Gartens oder ihrer Balkonpflanzen beobachten konnte. Die Firma, die den Bau der Zuckerfabrik geplant hatte, hatte um das Baugelände einen Zaun errichtet. Der Drahtzaun mochte etwa zwei Meter hoch sein und wurde von Stacheldraht abgeschlossen. Die Polizei war mit mehreren Hundertschaften auf das Gelände gefahren und hatte Anweisung, das Betreten des Geländes mit allen Mitteln zu verhindern. Während sich um das Gelände herum immer mehr Menschen versammelten, klingelte im Einsatzwagen des Polizeipräsidenten das Telefon. Der Polizeipräsident, ein drahtiger Mann um die Fünfzig, hob ab. «Einsatzleitung Dora 15?»

«Peschke hier.»

«Guten Tag, Herr Minister.»

«Tag, Herr Müller.»

«Guten Tag.» Der Polizeipräsident nahm eine straffe Haltung an und verbeugte sich, während er den Telefonhörer an sein linkes Ohr preßte.

Minister Peschke wollte wissen: «Wie ist die Lage?»

«Wir haben den Eindruck, daß die Störer aus allen Richtungen kommen. Ich kann von hier aus einen großen Teil der Zukkerrüben nicht mehr sehen. Die Felder sind voller Menschen – äh – Störer.»

«Rädelsführer?»

«Wir können diese nicht genau erkennen. Meine Leute sind auf der Suche nach diesem Hubert Hantel – aber wir haben ihn noch nicht gesehen.»

«Sie haben Leute in der Szene postiert?»

«Jawohl, Herr Minister. Unsere Kontaktpersonen sind auf ihren Posten.»

«Reichen Ihre Kräfte aus oder brauchen Sie Verstärkung?»

«Es wäre gut, wenn wir von einem Hubschrauber unterstützt würden – schon aus psychologischen Gründen.»

«Wird veranlaßt, Müller.»

«Danke.»

«Sie wissen, daß Sie volle Rückendeckung haben. Ich habe eben mit dem Ministerpräsidenten gesprochen. Die harte Linie der Vernunft muß eingehalten werden. Sobald der Zaun beschädigt wird, greifen Sie ein. Im übrigen empfehle ich Ihnen, nicht auf diesen Hubert Hantel zu warten, sondern schon jetzt einige Personen als Rädelsführer aufs Korn zu nehmen.»

«Ich verstehe, Herr Minister.»

«Wahrhafte Demokratie, Herr Müller, verlangt den Einsatz äußerster Mittel.»

«Sie können sich auf uns voll und ganz verlassen, Herr Minister.»

«Ausgezeichnet.»

«Wir haben nur noch ein Problem.»

«Und das wäre?»

«Es sind auffallend viele ältere Leute hier. Offensichtlich Leute, die hier in der Gegend wohnen. Es wird schwierig sein, sie im Ernstfall zu verschonen.»

«Wir dürfen keinen Unterschied zwischen guten und bösen Störern machen, Müller. Wer die Gesetze der Demokratie verletzt, muß wissen, daß er nicht unverschont bleibt. Wehren wir den Anfängen.»

«Wir tun unsere Pflicht, Herr Minister, darauf können Sie sich verlassen, Herr Minister.»

«Großartig, Müller. Wenn alles vorbei ist, rufen Sie mich an. Oder wenn Sie Verstärkung brauchen. Verstanden?»

«Verstanden, Herr Minister.» Er legte den Telefonhörer auf und beugte leicht den Oberkörper nach vorn. In der Zwischenzeit war es zu ersten Auseinandersetzungen gekommen. Demonstranten in den vordersten Reihen hatten Rüben aus den Feldern gezogen und sie über den Zaun geworfen. Einige Polizisten warfen sie zurück. Eine kleine Demonstrantengruppe skandierte: «Rübenbullen! Rübenbullen! Rübenbullen!»

Plötzlich kam an einer Stelle des Zauns Bewegung in die Masse. Offensichtlich war der Maschendraht zerschnitten worden. Einige Demonstranten schlüpften durch das Loch, andere versuchten, den Zaun niederzureißen. Die Antwort der Polizei erfolgte sofort. Wasser spritzte, ja prasselte auf die Demonstranten ein. Das, so schien es, war der Beginn heftiger Auseinandersetzungen.

Würden die Demonstranten das Gelände für den Bau der geplanten Zuckerfabrik besetzen können? Wird Umweltminister Peschke die Polizeikräfte verstärken und wen wird die Polizei als Rädelsführer festnehmen?

56

Hubert Hantel hatte an diesem Sonntagmorgen lange geschlafen. Die letzten Tage waren anstrengend gewesen, die Arbeit in der Redaktion und vor allem die Arbeit in der Bürgerinitiative. Er streifte sich einen baumwollenen Trainingsanzug über, machte sich wie jeden Morgen sein Müsli zurecht und setzte sich auf ein altes Sofa aus den Gründerjahren. Sonntagmorgens blätterte er gern in der neuesten Goldpfeil-Ausgabe, um so das Neueste von den Sherrybaronen zu erfahren. Er kannte sie alle persönlich und betrachtete sie irgendwie als seine Freunde, was eigentlich verwunderlich war, vertrat er ansonsten doch die Interessen der arbeitenden Klasse. Doch solche Widersprüche zeichneten den gewieften Diskutanten von Radio Bischofsbrück aus. Allerdings legte er die Goldpfeil-Ausgabe beiseite, als Radio Bischofsbrück die Nachrichten brachte. Sein Interesse wuchs bei folgender Meldung:

«Seit den frühen Morgenstunden kommt es auf dem Gelände der geplanten Bischofsbrücker Zuckerfabrik zu Auseinandersetzungen zwischen Demonstranten und der Polizei. Wie ein Polizeisprecher erklärte, seien die Demonstranten bereits in der Nacht zum Sonntag zu Tausenden auf das umzäunte Gelände gestürmt und hätten sich in den umliegenden Zuckerrübenfeldern niedergelassen. Die Demonstranten seien der Aufforderung der Polizei, das Gelände zu räumen, nicht gefolgt. Daraufhin habe die Polizei Wasserwerfer eingesetzt und vom Schlagstock Gebrauch gemacht. Auf den umliegenden Straßen kommt es zu erheblichen Behinderungen. Gestern abend hatte ein Sprecher der Bürgerinitiative ‹Kampf dem Zuckermulti – Freiheit für Mauritius› zu dieser Protestaktion aufgerufen.»

Und dieser Sprecher war niemand anderer gewesen als Hubert Hantel. Er grinste zufrieden vor sich hin, als er die Meldung im Radio hörte, und genoß weiterhin sein Müsli. Das Klingeln der Hausglocke ließ ihn weiterhin nichts Böses ahnen. Fröhlich öffnete er die Tür.

«Guten Tag, sind Sie Herr Hantel?»

«Ja, der bin ich.»

Der ältere, korrekt gekleidete Herr schien nicht zu den Freunden des Redakteurs von Radio Bischofsbrück zu gehören. Das war den feindlichen Blicken zu entnehmen, mit denen er sein Gegenüber musterte. «Knall, leitender Staatsanwalt. Gestatten, daß ich eintrete? Ich muß einige Ermittlungen anstellen.»

«Wenn es der Wahrheitsfindung dient, so treten Sie ein.» Hantel wies ihm einen wackligen Stuhl an, den er einst auf dem Sperrmüll gefunden hatte und den er schon lange hatte reparieren wollen. «Bitte nehmen Sie Platz. Darf ich Ihnen etwas von meinem Müsli anbieten?»

Den Staatsanwalt schauderte. «Nein, danke. Aber lassen Sie sich nicht stören.»

Hubert Hantel schüttete etwas Milch in die Schale und rührte.

«Ist es richtig, daß sie gestern abend im Nebenzimmer des *Ochsen* zu einer Demonstration aufgerufen haben?»

«Ich habe meinen Freunden geraten, dem Gelände der geplanten Zuckerfabrik einen Besuch abzustatten.»

«Dort ist es, wie Sie vielleicht im Radio gehört haben, zu heftigen Auseinandersetzungen gekommen.»

«Ich habe es eben in den Nachrichten gehört.»

«Sind Sie sich im klaren darüber, daß diese Auseinandersetzungen die Folge Ihres gestrigen Aufrufs sind?»

«Nein – ich wollte keine Auseinandersetzung – niemand von uns wollte das – ich wollte nur, daß wir einen Besuch ...»

«Aber hören Sie, Sie müssen doch billigend in Kauf genommen haben, daß es hierbei nicht bei einem friedlichen Spaziergang bleiben würde.»

«Wie Sie sehen, bin ich eben erst aufgestanden. Ich bin nicht dort. Wahrscheinlich hat die Polizei, wie so oft, die Leute provoziert.»

«Ich rate Ihnen, solche Unterstellungen zu lassen. Warum sind Sie eigentlich zu Hause?»

«Nun ja, wenn ich ehrlich bin, Herr ...?»

«Knall.»

«Herr Knall – ich habe einfach verschlafen.»

«Das können Sie vielleicht Ihrer Großmutter weismachen.»

«Wir sind, was Leute wie Sie niemals begreifen werden, eine

Bürgerinitiative und kein Kommandounternehmen. Wir sind Menschen, und meine Freunde haben sicherlich vollstes Verständnis für meine menschlichen Bedürfnisse.»

«Sie machen es sich zu einfach, mein Bester. Sie sind nämlich der Drahtzieher dieser Geschichte. Sie haben gestern zu dieser wahnsinnigen Aktion aufgerufen. Sie sind der Verantwortliche, und Sie können sich nicht damit der Verantwortung entziehen, daß Sie müde waren.»

«Ich entziehe mich keiner Verantwortung. Wir alle tragen Verantwortung. Und, wenn Sie nun schon bei der Verurteilung sind: wollen Sie denn die Zuckerfabrik bauen oder ich?»

«Ich baue keine Zuckerfabrik.»

«Ich meine nicht Sie als Person. Jedenfalls sind es die Multis, die unsere Umwelt zerstören, die die Armen ärmer machen und die Reichen reicher, sie sind es, die mit ihren Zuckerfabriken die Luft verseuchen und durch die Rübenwirtschaft Kriegsvorbereitungen treffen. Nicht wir sind verantwortlich für das, was dort jetzt auf dem Baugelände und den Rübenfeldern vor sich geht, sondern diejenigen, die uns dazu zwingen.»

«Aha. Interessant, interessant. Mal sehen, ob Ihnen dies irgendein Gericht in dieser Republik abnimmt. Ich danke Ihnen.» Er stand auf und wandte sich zum Gehen. «Sie müssen mit einer Anklage wegen Aufwiegelung und Nötigung rechnen.»

«Tun Sie, was Sie nicht lassen können.» Unwirsch knallte Hantel die Tür hinter ihm zu. Er wollte sich gerade ein weiteres Müslischälchen zubereiten, als das Telefon klingelte. Eigentlich hatte er sich auf einen ungestörten Sonntagmorgen gefreut und hob deshalb nur zögernd ab. «Ja, bitte?»

«Herr Hantel, sind Sie es?»

«Ja.»

«Hier ist Fehler. Ich muß mit Ihnen sprechen.»

Was wollte der Redaktionsleiter von Radio Bischofsbrück von Hubert Hantel, dem Redakteur der ersten Stunde? Würde er ihm eine Gehaltsaufbesserung anbieten oder will er ihm das Vertrauen kündigen?

57

Doktor Fehler, der Redaktionsleiter von Radio Bischofsbrück, hielt sich des öfteren auch an Sonn- und Feiertagen im Funkhaus auf. Er genoß die Ruhe und nutzte sie, um sein Büro aufzuräumen, das während der Woche mit Zeitungen, Büchern, Bändern, Akten und Papieren aller Art zugehäuft wurde. Seinen beiden Sekretärinnen hatte er strikt untersagt, für Ordnung zu sorgen, weil er sonst befürchtete, daß ihm dann irgend etwas abhanden käme. Er war bekannt dafür, daß er auch die allerletzten Kleinigkeiten zu kontrollieren wußte. Von Ruhe konnte an diesem Sonntag allerdings nicht die Rede sein. Die Großdemonstration auf den Zuckerrübenfeldern und auf dem Gelände der geplanten Zuckerfabrik erforderte seine besondere Aufmerksamkeit. Darüber hinaus hatte ihn der Intendant mit einer unangenehmen Aufgabe betreut. Das war auch der Grund dafür gewesen, daß er Hubert Hantel zu sich ins Büro gebeten hatte.

«Bitte nehmen Sie Platz, Herr Hantel.»

«Danke.»

«Sie wissen, daß ich für Sie als Redakteur der ersten Stunde eine besondere Verantwortung empfinde.»

«Nein, das wußte ich nicht.»

«Ich sage es nur, damit es vom Tisch ist.»

«Aha.»

«Wenn ich ausnahmsweise mal ohne lange Umschweife auf den Punkt kommen darf, Herr Hantel.»

«Bitte.»

«Diese Demonstration auf den Zuckerrübenfeldern, haben wir dazu einen Bericht im Programm vorgesehen?»

«Ich bin im Moment nicht für die aktuellen Sendungen verantwortlich – da müßten Sie mal Wolf Wunnenstein fragen.»

«Das werde ich gern tun, aber waren wir nicht alle einer Meinung, daß wir nur durch einen großen gemeinsamen Kraftakt dem Programm eine neue Spritze geben können?»

«Dieser Meinung waren wir.»

«Das finde ich gut, daß uns da nichts trennt – ich könnte hilfsweise nämlich mit Akten aufwarten.»

«Nicht nötig.»

«Ich wußte, daß dieses Bestreben uns noch immer eint, danke.»

«Ich finde es selbstverständlich, daß man ein Programm gemeinsam macht. An mir hat es noch nie gelegen, daß die Dinge in letzter Zeit auseinandergedriftet sind.»

«Ich weiß, Herr Hantel, ich weiß. Bitte verstehen Sie mich recht, ich wollte mit Ihnen eigentlich über diesen Punkt nur am Rande sprechen. Klammer auf, Gemeinsamkeiten, Klammer zu. Es wird also berichtet? Davon kann ich ausgehen?»

«Ich denke schon. Obwohl es mich, wenn ich ehrlich bin, nicht wundern würde, wenn die Jungs solch wichtige Ereignisse verschlafen. Ich brauche Ihnen jetzt nicht die alte Zubrot-Geschichte erzählen.»

«Sie treffen mich da an einem wunden Punkt. Aber bitte, gehen wir davon aus, daß berichtet wird. Können wir uns von diesem Thema verabschieden?»

«Meinetwegen. Ich glaube, da ist eh nichts mehr zu machen.»

«Der zweite Punkt, über den ich mit Ihnen reden wollte, ist folgender: man hat mir gesagt, Sie hätten gestern, sozusagen als Speerspitze der Bürgerinitiative, zu der heutigen Demonstration aufgerufen. Oder ist diese Information einfach vom Himmel gefallen?»

«Nein, nein – das stimmt. Ich habe gestern die Leute gebeten, den Zuckerrübenfeldern einen Besuch abzustatten.»

«Lassen Sie mich es in ein Bild kleiden, Herr Hantel: wir wissen doch alle, wie dünn unsere Decke ist.»

«Was heißt das?»

«Sie wissen, daß der Intendant dieses Programm mit Skepsis beäugt, daß die Chefredakteure uns und mir im besonderen die Hölle heißmachen – ganz zu schweigen von den herrschenden Mehrheiten im Landtag. Und ich habe immer wieder gesagt, Sie erinnern sich, wir müssen den Wind abwarten, bis wir wieder mit vollen Segeln weiterfahren können.»

«Ich erinnere mich.»

«Ich habe auch gesagt: wir dürfen uns nicht in Sicherheit wiegen, sonst gibt es Feuer unter dem Dach.»

«Ja, ja, ich weiß.»

«Wenn Sie das doch alles wissen, Herr Hantel, warum reißen Sie weiter Gräben auf, führen uns weiter in eine Zone der Unsicherheit?»

«Ich habe nur von meinen bürgerlichen Rechten Gebrauch gemacht.»

«Bitte, das ist Ihre subjektive Betrachtungsweise. Ich stelle nur fest, daß Sie damit die Kuh weiter aufs Eis geschoben haben.»

«Der Meinung bin ich nicht.»

«Diese *policy* hatten wir nicht verabredet – in mir finden Sie dafür keinen Kombattanten, und, was für Sie gravierender ist, auch der Intendant sieht hier das Tischtuch zerschnitten.»

«Was heißt das?»

«Nun – ich muß Ihnen leider sagen, daß, oder lassen Sie mich zunächst fragen: haben Sie sich schon mal zu Hause hingesetzt und überlegt, ob Sie sich nicht ein wenig intensiver um Ihre Familie kümmern sollten?»

«Meine Familie? – Ich bin Junggeselle – mein Beruf ist meine Familie.»

«Gut, lassen Sie es mich Ihnen anders sagen: das Haus ist zu der Auffassung gelangt, daß es besser wäre, wenn Sie für einige Zeit Ihren Schreibtisch einem anderen As zur Verfügung stellen würden.»

«Sie wollen mich entlassen?»

«Vom Dienst suspendieren – das ist etwas anderes.»

Hubert Hantel erbleichte. Er, der wie kein anderer am Erfolg von Radio Bischofsbrück geackert hatte – er sollte nun einfach abgeschoben werden! «Das können Sie doch nicht einfach machen», versuchte er ziemlich hilflos zu protestieren.

«Schlußplädoyer: reißen Sie sich in den nächsten acht Wochen am Riemen, damit so etwas nicht noch einmal passiert.»

Würde Hubert Hantel mit seiner Suspendierung psychisch fertig werden? Gibt dies alles noch ein juristisches Nachspiel? Und wer zeigt Hubert Hantel offen seine Sympathie?

58

Radio BB-Chef Dr. Adalbert Fehler atmete tief durch, bevor er das Zimmer von Jumbo Fant zur täglichen Redaktionssitzung betrat. Er ahnte, daß die heutige Sitzung nicht einfach werden würde. Als er eintrat, spürte er bereits eine äußerst angespannte Stimmung. Er wollte sich sofort auf den Stuhl in unmittelbarer Nähe der Tür setzen, als Manfred Maulwurf widersprach: «Das ist der Stuhl von Hubert Hantel.»

«Aber er ist doch suspendiert.»

«Eben deshalb.»

Und Jumbo Fant erklärte: «Wir haben beschlossen, daß er wenigstens symbolisch unter uns weilt.»

«Oh, Verzeihung, ich verstehe. Natürlich.» Dr. Fehler setzte sich auf einen anderen Stuhl. «Ich bin Ihnen, meine Herren, eine Erklärung schuldig. Hubert Hantel ist suspendiert, er ist nicht entlassen. Gegen diese Entscheidung der Geschäftsleitung konnte ich, nach dem genauen Studium der Sachlage, kein Veto einlegen. Wie Sie wissen, ich bin immer der ehrliche Makler gewesen und bitte mir abzunehmen, daß ich auch in diesem Fall keine Ausnahme gemacht habe. Sollte sich bei Ihnen – was mich betrifft – ein Fremdkörpergefühl breitmachen, so bitte ich, formulieren Sie Ihren Protest, wenn Sie anderer Meinung sind.»

Stumm schauten die Redakteure von Radio Bischofsbrück in das kleine Büro. Sie sahen aneinander vorbei. Jeder dachte etwas Ähnliches. Nur Hottah Hegel dachte an etwas anderes: an das Feature, das er bis zum Nachmittag hätte fertigstellen müssen. Er atmete tief durch, und die tiefe Stille zeigte ihre Wirkung: sanft fielen ihm die Augen zu.

Manfred Maulwurf konnte diese Stille nicht ertragen. Er schniefte aufgeregt durch seine Nase und rutschte unruhig in seinem Sessel hin und her. «Ich finde, es hat keinen Sinn, wenn wir über Hantels Suspendierung lamentieren. Man kann dazu stehen, wie man will. Wichtiger ist, was aus dieser ganzen Zukkergeschichte wird und wie wir damit umgehen.»

«Ich will Ihnen jetzt nicht in den Arm fallen, aber Sie müssen sich im klaren sein, daß wir es hier mit einer äußerst heiklen

Angelegenheit zu tun haben. Nur damit es vom Tisch ist: es könnte der Eindruck entstehen, ich sei subversiv vorgegangen – aber das stimmt nicht.»

Doch Jumbo Fant meinte etwas anderes: «Ich glaube, das ist es nicht, was Maulwurf meint. Wolf Wunnenstein hat sich nämlich um diese ganze Zuckerkiste gekümmert, und vielleicht sollten Sie sich mal einige Ergebnisse seiner Recherchen anhören.»

Wolf Wunnenstein zählte zu jenen im Lande, die mit Worten geizten wie schwäbische Hausfrauen mit Trinkgeld. Nur ab dem fünften Glas Kölsch schien er wie umgewandelt. Erst dann konnte man ihn ausgelassen reden hören. So warf er denn auch jetzt Jumbo Fant nur einen abweisenden Blick zu.

«Komm, Wolf, bitte. Laß dich nicht dreimal bitten.»

«Hottah!» Manfred Maulwurf konnte nicht mitansehen, wie sein Kollege Hottah Hegel in wichtigen Situationen ein Nickerchen machte. «Das geht auch dich an.»

«Ich weiß.» Hottah Hegel suchte Zigaretten und Feuerzeug.

Jetzt erst begann Wunnenstein zu sprechen: «Es sind im Grunde keine großen Geschichten, die ich da ausgegraben habe.»

Dr. Fehler übersetzte: «Sie meinen, das Gelbe vom Ei sei es auch nicht?»

«Es kommt darauf an, wie man die Dinge sieht. Also erstens ist es so, daß der Bundesumweltminister seit geraumer Zeit eine Verordnung in seinem Ministerium zurückhält, in der eine Verschärfung der Abgasfilter von Zuckerfabriken vorgesehen ist. 2. Es scheint so zu sein, als ob der Umweltminister persönlich an der Zuckerfabrik beteiligt ist. Seine Anteile an diesem Unternehmen verwaltet ein Anlageunternehmen, das wiederum sehr eng zusammenarbeitet mit dem Banco di Ponte Episcopale. Und 3., die Bank, die das ganze Projekt finanzieren sollte, macht krumme Geschäfte. Die Flucht Stützlis ist der Beweis dafür. Und wenn nicht alles täuscht, zählt Peschke zu den Hintermännern.»

Doch Dr. Fehler winkte weltmännisch ab. «Das sind Verwicklungen, die in der hohen Politik und in der Wirtschaft nicht selten sind.»

Jumbo Fant und Manfred Maulwurf bewerteten die Geschichte anders. «Mag sein – aber das ist, wenn es stimmt, eine heiße Geschichte, die wir publizieren müssen. Der Minister, der den Bau der Zuckerfabrik fördert, ist wirtschaftlich involviert und das noch über ein Institut, dessen schmutzige Geschäfte nach und nach ans Tageslicht kommen.»

«Und bitte, bedenken Sie, Hubert Hantel hat dagegen protestiert. Es war, und Sie kennen den Redakteur der ersten Stunde besser als ich, es war ein moralisches Aufbäumen gegen die Ungerechtigkeit in dieser Welt. Aber das nur nebenbei.»

Nachdenklich schaute Dr. Fehler in die Runde der Redakteure.

Hottah Hegel zog tief an seiner Zigarette. «Ich finde auch, daß Wunnenstein das kurz featuren sollte.»

Dr. Fehler hörte aufmerksam zu und holte tief Luft. «Sie haben recht: wir gehörten mit dem Klammerbeutel geschlagen, wenn wir diese Chance nicht wahrnähmen. Nur bitte bedenken Sie, und ich appelliere damit gleichsam an die geballte Logik dieser Crew: wir müssen eine saubere Rückzugsposition entwickeln, sonst machen wir eine Bauchlandung.»

Die Redakteure schauten sich vielsagend an, und der Radio BB-Chef wunderte sich, daß Manfred Maulwurf sich die ganze Zeit Notizen machte. «Und bitte, selbst auf die Gefahr hin, daß ich mich gedruckt wiederfinde: wir müssen immer wieder alles auf den Prüfstand stellen.»

«Da können Sie ganz sicher sein.»

«Wir müssen einen Reservestützpunkt aufbauen. Ich möchte nicht, daß wir vor dem Programmdirektor im Regen stehen.»

Die Tür des Redaktionsbüros wurde aufgestoßen. Schüchtern zeigte sich die Redaktionssekretärin. «Entschuldigen Sie, wenn ich störe. Aber Herr Hegel, Sie sollten dringend den ODR anrufen.» Hottah Hegel sprang von seinem Stuhl auf und stürzte in sein Büro. Er witterte einen neuen Auftrag. Doch die Sekretärin mußte noch ein weiteres Mal stören. «Herr Dr. Fehler, Entschuldigung, aber das Büro von einem Minister Peschke wollte Sie sprechen. Es wäre dringend.»

Was wollte der Umweltminister von Radio BB-Chef Dr. Fehler? Würde Wolf Wunnenstein die Zuckerstory senden können? Und was unternimmt der suspendierte Redakteur Hubert Hantel?

59

«Hier ist Fehler, Redaktionsleiter.»

«Peschke.»

«Herr Minister – es ist mir eine Ehre ...»

«Haben Sie einen Moment Zeit für mich?»

«Natürlich, Herr Minister. Und wenn ich sie nicht hätte, ich würde sie mir sofort nehmen – das versteht sich doch von selbst.» Dr. Adalbert Fehler nickte leicht mit dem Kopf, als er dies dem Umweltminister sagte.

«Was macht unser Roli-Club? Bin lange nicht mehr da gewesen!»

«Die Stimmung ist prächtig, nun nach den Wahlen. Die neue Regierung setzt unübersehbare Zeichen, wenn ich so sagen darf.»

«Freut mich, wenn unsere Politik ankommt.»

«Ich habe nicht den Eindruck, daß sie nur auf einem Bein steht.»

«Führwahr, führwahr, mein Bester. War auch nicht einfach, wie Sie sich vorstellen können.»

«Ein Vergleich steht mir nicht zu, aber ich weiß, was es heißt, ein einmal zerschnittenes Tischtuch zu flicken.» Dr. Fehler wußte, wovon er redete.

«Gut, daß Sie das sagen. Ich möchte auch nicht, daß unser Tischtuch eines Tages zerschnitten wird.»

«Sobald Gefahr im Verzug ist, bitte melden.»

«Deswegen ruf ich Sie an, mein Bester. Gefahr ist im Verzug.»

«Herr Minister – nennen Sie Roß und Reiter!»

«Lassen Sie es mich zunächst einmal ganz allgemein sagen: die Tendenz Ihres Programms schafft Ihnen nicht nur Freunde.»

«Wenn Sie das wehrkraftzersetzende Luftballonlied meinen, es wird auf meine Anordnung nicht mehr gespielt.»

«Ich spreche nicht von der Musik. Diese Negermusik verträgt ein Deutscher ja eh nur für wenige Minuten. Das zeigen im übrigen auch ihre Einschaltquoten. Nein, nein – ich meine, was diese sogenannten Journalisten sich da von der Seele schreiben und plaudern – eine äußerst gefährliche, weil staatsferne Tendenz.»

«Ich habe erst kürzlich in einer vertraulichen Notiz eindringlich auf den Grundsatz der Ausgewogenheit hingewiesen.»

«Ausgewogenheit, Ausgewogenheit – das ist es ja, mein Bester, was diesen Staat an den Rand des Abbruchs bringt. Man traut uns nicht mehr: wir wollen das Volk zählen lassen, da wird gemurrt, wir wollen unsere Verteidigungsbereitschaft erhöhen, da wird gemeckert, wir wollen unsere Wirtschaft ankurbeln, da wird rumdemonstriert. Ausgewogenheit! Wir brauchen Engagement, mein Bester!»

«Verstehe ich Sie recht, Herr Minister, wenn Sie meinen, wir sollten unser Fähnchen in den Wind hängen?»

«Seien Sie doch froh, daß es überhaupt Wind gibt. Wir haben lange genug Flaute gehabt!»

«Aber, entschuldigen Sie, wenn ich mich etwas umständlich artikuliere – aber mir ist, wie der Amerikaner sagen würde, ein wenig *clumsy* zumute, wenn wir den Gesetzen nicht mehr Rechnung tragen würden.»

«Wer sagt denn das, mein Bester. Gesetz ist Gesetz. Aber Sie sollten doch gelernt haben, daß zwischen der Verfassung und der Verfassungswirklichkeit ein Unterschied besteht. Das ist in jeder Demokratie so. Der Unterschied zu uns ist nur, daß man sich hierzulande immer noch über diese Erkenntnis aufregt.» Die Stimme des Umweltministers war heftiger geworden.

Dr. Fehler, der sich selbst gern als der ehrliche Makler bezeichnete, sah schwierige Zeiten auf sich zukommen. Wie sollte er dem Wunsch des Ministers und den Vorstellungen seiner Redakteure gerecht werden? Wie sollte er beides zusammenbringen? «Ihre Worte werden mich zu einer erneuten Kraftanstrengung veranlassen.»

«Damit können Sie sofort beginnen.»

«Ich würde Ihnen anbieten, daß wir uns aus der Nachtversorgung sofort ausklinken.»

Doch Peschke lachte auf: «So einfach mache ich es Ihnen nicht, mein Bester.»

«Wenn Sie das beruhigt, so könnten wir auch den Abend unter einer anderen Flagge segeln lassen.»

«Hören Sie, Fehler, es geht mir nicht um Kosmetik. Ich weiß, daß Ihre Kerle sich in diese Zuckergeschichte reingehängt haben. Nicht nur, daß sie von der Demonstration berichtet haben, nicht nur, daß dieser Hantel die Demo angestachelt hat, sie schnüffeln nun auch in den finanziellen Dingen herum.»

«Ich weiß, die Redaktion hat feine Spürnasen.»

«Zu feine, mein Bester. Und nun hören Sie mal gut zu. Wenn damit nicht sofort Schluß ist, wenn ich erfahre, daß hier wirtschaftliche Aktivitäten zum Wohle unserer Volkswirtschaft an den Pranger gestellt werden sollen, dann, dann – ich nehme nochmals unser Bild von vorhin auf – dann ist unser Tischtuch zerschnitten.» Doktor Fehler erbleichte. Er spürte einen schmerzhaften Druck im Magen. Und dieser Druck nahm noch zu, als er Peschke weiterreden hörte. «Und wenn das Tischtuch zwischen uns zerschnitten ist, Fehler, dann ist es aus mit Ihrer Karriere. Sie haben also die Wahl: entweder Sie sind vernünftig, oder Sie rennen in Ihr Unglück.»

«Sie verstehen, daß ich jetzt ganz schön blaß Nase bin.»

«Schauen Sie zu, daß Sie wieder etwas Farbe bekommen. Einen schönen Tag.»

Der Umweltminister hatte aufgehängt. Dr. Fehler hielt konsterniert für eine Weile weiterhin seinen Telefonhörer ans Ohr. Er spürte seinen Magen und krampfte sich leicht zusammen. Doch plötzlich huschte ein leichtes Grinsen über seine blassen, eingefallenen Wangen, während er vor sich hin murmelte. «Wir könnten den Sendungen einen anderen Namen geben – vielleicht merkt dann niemand mehr, was wir eigentlich senden.»

Wird Dr. Fehler den Sendungen von Radio Bischofsbrück

einen andern Namen geben? Wird er, um Schlimmeres zu verhüten, noch einen der Redakteure, neben Hubert Hantel, vom Dienst suspendieren?

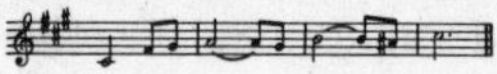

60

Die Suspendierung Hubert Hantels vom Redaktionsdienst verbreitete sich in der Szene wie ein Lauffeuer. War das die vielgelobte Freiheit der Presse, von der allenthalben die Rede war? War das die grundgesetzlich garantierte freie Meinungsäußerung? Die Szene in Bischofsbrück sah sich erneut bestätigt: ihrer Meinung nach war Bischofsbrück auf dem Wege zu einer Bananenstadt. Was jetzt nottat, war jedem Szenenmitglied klar: Solidarität. So war es denn zwar ein spontaner, innerlich aber längst vorbereiteter Schritt, als die Frauen-WG beschloß: «Hubert Hantel braucht unsere Hilfe.»

Marlieschen, Conny Golf, Emma Donner und die zu Besuch weilende Wanda Hegel stimmten Susi Sositsch lebhaft bei.

Emma Donner: «Die Suspendierung von Hubert Hantel, das müssen wir uns klarmachen, ist ein harter Schlag gegen die Frauenbewegung.»

Marlieschen: «Die alten Chauvis.»

Wanda Hegel: «Dieser Dr. Fehler – ick kann euch sagen – det is mal 'ne Tüte, wa?»

Conny Golf: «Ich habe es kommen sehen.»

Emma Donner: «Erzähle, Conny.»

Conny Golf: «Ich sag nur: Radio Bischofsbrück.»

Susi Sositsch: «Mir brauchst du das nicht zu sagen: Ich hab den Laden lange genug ertragen und gelitten. Meine Schlafstörungen damals – die hat dieser Fehler verursacht, das ist mir in der Therapie klargeworden.»

Emma Donner: «Wie wär's, wenn wir über Hubert Hantel einen Film drehen würden?»

Wanda: «Det is ’ne jute Idee. Ick mag den Typ nischt – aber sieht ja ganz knackig aus, wa, und wie der immer mit dem Mantel rumtuckert – det kannst de jut in Szene setzen, wa?»

Emma Donner: «Das ist mir zu äußerlich, verstehst du? Ich meine, könnten wir einen Film machen über die innere Welt des Hubert Hantel?»

Marlieschen: «Ich kann dich gut verstehen, Emma, aber bitte vergiß nicht: er ist ein Mann.»

Emma Donner: «Das ist es ja, was uns reizen könnte. Ich meine nicht das übliche. Ich denke, wir könnten zeigen, was das Frauliche im Mann ausmacht.»

Marlieschen: «Männer sind Männer. Bitte, ich habe nichts gegen Solidarität. Aber Solidarität, die das Geschlechtliche verleugnet, begibt sich ihrer emanzipatorischen Chance.»

Wanda: «Det ha ick meem Ollen och immer jesagt.»

Marlieschen: «Bitte, Wanda, laß mal die Praxis aus dem Spiel. Für mich war das zunächst mal eine theoretische Position.»

Wanda: «Theorie, Theorie! Sei froh, dat de ’ne Praxis noch nischt erlebt hast.»

Marlieschen: «Ich kenne Männer!»

Wanda: «Aber meein Ollen, den kennste nich. Also ick sage dir, da kam er doch eenes Tages an, wa ...»

Emma Donner: «Bitte, Wanda. Entschuldige – aber wir sollten jetzt nicht über deinen Ollen reden, sondern ganz konkret über unsere Beziehung, unsere solidarische Beziehung zu Hubert Hantel.»

Wanda Hegel zog sich schmollend zurück. Irgendwie, sie wußte auch nicht genau warum, erinnerte sie Marlieschen an Doktor Fehler. In diesem Augenblick läutete zum Glück die Wohnungsklingel, sonst wäre es vielleicht noch zu einem heftigen Streit zwischen den Frauen gekommen. Susi Sositsch öffnete: «Hubert!» Fast überschlug sich ihre Stimme. «Wir haben soeben über dich geredet.»

«Ich wollte nur mal kurz vorbeikommen.»

«Komm rein.»

Die Frauen empfingen Hubert Hantel fast wie eine Geschlechtsgenossin. Man merkte ihm offensichtlich an, wie ihm die Wärme, die ihm die Frauen entgegenbrachten, guttat. Er strahlte, wie nur er zu strahlen in der Lage war. Sein schwarzer Schnauzbart hüpfte vor Entzückung.

«Möchtest du einen Tee?»

«Habt ihr auch Kaffee?»

Abfällig schaute ihn Conny Golf an. «Nur, weil du es bist.»

Kaffee war in der Wohngemeinschaft der Frauen aus vielerlei Gründen verpönt. Man setzte sich an den großen runden Tisch, der in der Mitte des Zimmers stand, während Conny Golf in die Küche ging. Hubert Hantel mußte den Frauen erzählen, wie es zu der Suspendierung gekommen war. Sie wollten wissen, was Doktor Fehler ihm vorgehalten habe. «Erzähl mal, was Doktor Fehler dir vorgeworfen hat!»

Gespannt schauten ihn die Frauen an. Doch Hubert Hantel, der ausgefuchste Diskutant von Radio BB, begann auszuholen. Er erzählte, warum er sich in der Bürgerinitiative gegen den Bau der Zuckerfabrik engagiert habe, er erzählte von seiner Überzeugung, daß das Gute sich nur Bahn schaffen könne, wenn es dem Materiellen entsage, er schlug einen Bogen von den Zuckerrüben zum Waldsterben. «Wer die Rübe massenhaft anbaut, nimmt auch den sterbenden Wald in Kauf.»

Er berichtete den Frauen in einem kleinen Exkurs über einen Freund, der mit Zuckerrohrarbeitern auf den Plantagen von Kuba gesprochen habe, er verwies auf die zunehmende Bewegung gegen die Zerstörung der Natur – und dies insbesondere unter jungen Leuten –, er redete und redete. Doch bemerkte er nicht, daß er sich gleichsam unter seinesgleichen befand, daß er den Frauen nichts Neues erzählte und daß er das nicht beantwortete, was sie eigentlich von ihm wissen wollten.

Emma Donner machte einen erneuten Versuch. «Okay. Aber nun erzähl doch mal, was Doktor Fehler dir vorgeworfen hat?»

«Doktor Fehler?»

«Ja.»

«Weißt du – der interessiert mich nicht.»

«Aber er hat dich doch suspendiert, oder?»

Hubert Hantel schaute sie gleichgültig an. «Ja, ja.» Und dann begann er endlich über Doktor Fehler zu erzählen. Allerdings nicht im Zusammenhang mit seiner Suspendierung – er wollte den Frauen erzählen, wie alles angefangen hatte. Wie Doktor Fehler ihn vor Jahren auf einer griechischen Insel, wo er gerade Urlaub machte, ausfindig gemacht und ihn telefonisch gebeten hatte, um Montag früh Radio BB zu betreuen. Der Anruf erfolgte freitags. «Ich war der einzige Redakteur.»

Die Frauen sahen sich vielsagend an, während Hubert Hantel ungerührt weitersprach. «Müßt ihr euch mal vorstellen: Anruf Freitag. Beginn des Programms am Montag.»

Susi Sositsch schaute zur Decke.

«Um sechs, als wir anfingen, brachte der Intendant eine große Sahnetorte. Ich habe nie ein Stück abgekriegt, weil ich ackern mußte wie ein Gaul. Nur diese andern Arschlöcher, die fraßen sich mit Sahnetorte voll. Diese ganzen Typen, die sich ihre Neurosen mit süßem Zeug runterfressen müssen, versteht ihr?»

Conny Golf hatte die letzten Worte in der Küche mitangehört. Sie lief rot an. Wutentbrannt packte sie die Jutetasche, die noch vom Einkauf voller Gurken, Müsli und Tees war. Sie stürmte in das Wohnzimmer, holte aus und schlug zu. «Du warst es also! Scheinheiliger Hund!»

Entsetzt schrien die übrigen Frauen auf. «Conny, was machst du?»

«Er war es also, der über mich gesagt hat, ich würde mir meine Neurosen mit Süßigkeiten runterspülen. Kein anderer als Hubert Hantel!» Erneut holte sie aus und versuchte einen zweiten Schlag.

Wanda Hegel war aufgesprungen und fiel ihr in den Arm. «Mensch, Conny, laß doch den Mist!»

Susi Sositsch versuchte ebenfalls, sie zu bändigen. Ebenso Emma Donner. Nur Marlieschen war sitzen geblieben. Hubert Hantel schaute verbittert zu Conny Golf. «Laßt sie – sie muß lernen, daß sich das wirklich Gute nur gewaltfrei durchsetzt.»

Würde Conny Golf die weisen Worte Hubert Hantels zur Richtschnur ihres weiteren Lebens machen? Würde Hubert Hantel den Frauen unter diesen Umständen je erzählen können, mit welchen Worten ihn Doktor Fehler vom Dienst suspendiert hatte?

61

Schmutzig wälzte sich die Themse durch den grauen Nebel. Jean-Luc Stützli genoß dennoch die Fahrt durch London. Fürs erste war ihm die Flucht geglückt. Ab und zu versuchte ihm der Taxifahrer etwas durch die halb geöffnete Scheibe zu erzählen, doch da dieser nur noch wenige Zähne besaß und einen jener unausstehlichen englischen Akzente sprach, verstand der Bankier so gut wie nichts. Was ihn allerdings nicht davon abhielt, mal mit *«Yes, yes!»* oder *«No, no!»* zu antworten. Das Taxi bog ab, Richtung Trafalgar Square. Dort lag auch sein Ziel – das Pfarrgebäude der alten königlichen Pfarrkirche St. Martins-in-the-Fields. Diese Kirche mit einer wunderschönen italienischen Decke zeichnet sich durch mancherlei Besonderheiten aus, auf die wir jetzt nicht eingehen wollen. Nur dies: einmal in der Woche erfolgt der Gottesdienst in chinesischer Sprache. Jean-Luc Stützli verließ das Taxi, nachdem er bezahlt hatte, schleppte seinen Koffer über das Trottoir und zog an der Klingelschnur. Algernon Douglas-Carrington, so hatte es ihm der Monsignore versichert, würde ihm, solange er es nötig hatte, Schutz gewähren. Der Anglikaner, ein Mann in den Fünfzigern, öffnete nicht selbst die Tür. Es war vielmehr ein kleiner Mann, der bereits jene Altersgrenze überschritten hatte, an der man das Alter eines Menschen festmachen kann.

«Bitte schön, Sir, womit möchten wir können helfen?»

Was der Bankier nicht wissen konnte, was wir jedoch, die wir uns schon länger mit der Gesellschaft aus Bischofsbrück beschäftigen, sofort erkannt haben: der Diener des anglikanischen Würdenträgers war kein anderer als Igor, das ehemalige Faktotum des verschiedenen Dr. Frankenstein aus Bischofsbrück. Es ist allerdings eine geheimnisvolle und für uns zu lange Geschichte, wie Igor über mancherlei Stationen sein Brot in London gefunden hatte.

«Stützler ist mein Name. Guten Tag. Ich möchte gern Herrn Douglas-Carrington sprechen.»

«Ich weiß, ich weiß – möchten Sie bitte reinkommen und sich wie zu Hause fühlen. Mein Herr hat mir jesagt, daß Sie würden kommen zu uns, ja, ja.» Er nahm dem Bankier den Koffer ab und schloß die Tür wieder zu. «Mein Herr ist noch beschäftigt jerade. Wenn Sie mir möchten foljen. Ich werd Ihnen zeijen das Zimmer.»

«Sehr freundlich.»

Als die Tür ins Schloß gefallen war, konnte Jean-Luc Stützli kaum etwas sehen. Der Hausflur war äußerst düster, und seine Augen mußten sich erst an die neue Umgebung gewöhnen.

Bevor sie die knarrende Treppe hinaufgingen, zeigte Igor auf eine dunkle Tür. «Hier, das sein die Bibliothek. Wenn Se sich jemacht haben frisch, sollten Se kommen zum Tee. – Haben Se jehabt einen schönen Flug, der Herr?»

«O ja, es war ein sehr schöner Flug. Bis auf den Nebel hier.»

«Daran werden Se sich jewehnen müssen. Bei uns in Masuren, da täten wir alle jemeinsam blasen, daß er wegjefegt wird, der Nebel. Aber hier! De Leite tun ihn noch nich mal anschauen, nich.»

«Sind Sie – ich meine, leben Sie schon länger hier?»

«Schon 'n Weilchen, mein Jott. Bitte – das möcht sein das Zimmer für den Herrn.» Igor öffnete eine Tür, stellte den Koffer ab und verabschiedete sich. «Hoffe, dem Herrn mechte das Zimmer jefallen. Und wenn Se was benetigen, Igor möchte stets zu Dienste sein.»

«Das ist sehr nett, danke schön.»

Das Zimmer war einfach möbliert: ein Bett, ein Schrank, eine Kommode, ein Schreibtisch mit einem Stuhl und ein kleines Tischchen mit zwei weiteren Stühlen. In der Ecke befand sich ein Waschbecken. Stützli machte sich kurz frisch, ließ den Koffer noch verschlossen und begab sich anschließend in die Bibliothek, ganz so, wie ihm Igor geheißen hatte. Sie mochte etwa dreimal so groß sein wie sein Zimmer und war bis zur Decke voller Bücher. An der Längsseite befand sich ein Kamin, davor einige lederne Sessel und zwei kleine Tischchen, wie sie früher auf Schiffen verwendet wurden.

«Stützli, seien sie willkommen.» Algernon Douglas-Carrington stürmte geradezu zur Tür hinein und begrüßte seinen Gast, für den Bankier völlig unerwartet, überaus herzlich.

«Ich hoffe, ich kann Ihnen Ihre Gastfreundschaft eines Tages vergelten.»

«Das können Sie. Wie ich hoffe, schon bald. Der Monsignore hat mich eingeweiht. Ich bin also über das Wichtigste informiert. Wir brauchen keine Geheimnisse zu haben.»

«Das tut gut.»

Wie angekündigt brachte Igor den Tee. «Erfrischen Se sich nun mal, Herr Stützler. Wenn Se möchten eine Marmeladeschnitte, Igor macht Se ihnen zu voller Zufriedenheit.»

Liebevoll strich Douglas-Carrington ihm über den Arm. «Danke, Igor. Laß uns eine Weile allein. Wenn wir was benötigen, wir melden uns.»

Igor verschwand, während die Herren den Tee eingossen, Milch und Zucker nahmen und letzteren hörbar verrührten.

Nach dem ersten Schluck frug Stützli: «Wie kommt es, daß ein Anglikaner so gute Beziehungen zu einem Katholiken hat?»

«Man merkt, Sie sind ein knallharter Banker: stellen die schwersten Fragen gleich zu Beginn des Gesprächs. Es ist eine lange Geschichte. Wenn es nicht so platt klänge, würde ich sagen, wir haben uns eines Tages kennen- und liebengelernt.»

Diese Offenheit schien Stützli nicht erwartet zu haben.

«Und unsere Liebe dauert, wie Sie selbst sehen. Und, wem sage ich das, unsere Liebe hat uns auch in andern, materiellen Dingen nähergebracht. Ich weiß: viele Leute finden es merkwürdig, daß sich ein anglikanischer und ein katholischer Priester lieben – aber ist es nicht reiner und schöner, wenn dies Männer tun als ... Nun ja. Lassen wir das, lieber Stützli, kommen wir zu Ihnen. Unser nächster Gottesdienst in chinesischer Sprache ist am kommenden Mittwoch.»

Was bedeutete dieser Hinweis des Anglikaners? Würde Stützli in London vor seinen Verfolgern sicher sein? Wird er neue Freunde finden?

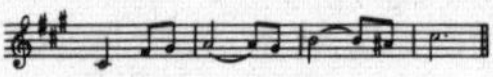

Der Flachdachbungalow des Kanzlers entsprach in Stil und Ausstattung dem Zustand der Republik: schmuck- und farblos. Gewiß: dies war ein Ort, an dem hart gearbeitet wurde, ein Ort, an dem nicht nur für Bischofsbrück wichtige Entscheidungen gefällt wurden, ein Ort, der die meisten der wichtigsten Persönlichkeiten der Welt bereits gesehen hatte. Im Arbeitszimmer des Kanzlers herrschte eine fast kleinbürgerliche Atmosphäre: die Couch, die Sessel und der wieder modern gewordene Nierentisch hätten auch in der guten Stube der Bischofsbrücker Bürger einen angemessenen Platz finden können. Das schlichte Holzkreuz in einer der Wandnischen unterschied sich nur insofern von anderen, als es dem Kanzler nach der Wahl von den frommen Frauen der Mutter Theresa mit herzlichen Wünschen und Gottes Segen geschickt worden war. Nur die vielen Bücher, die in den Regalen standen, hätte man in einem üblichen Haushalt nicht finden können – von Einzelexemplaren abgesehen. Und auch die in Teak gehaltene Schrankwand, die die Akten zu verbergen wußte, konnte man sich nicht überall sonst vorstellen. Bliebe der Schreibtisch: er war vom ersten Kanzler der Republik in Auftrag gegeben worden, ein Möbelstück, angefertigt in den Nachkriegsjahren, vor dem großen Aufblühen der Republik und deshalb auch ohne Glanz oder repräsentativem Charakter. Der Kanzler war ins Studium der Akten vertieft, als ihm seine Sekretärin Umweltminister Peschke ankündigte. «Der Minister für Umwelt, Herr Dr. Peschke, ist da. Kann er hereinkommen?»

«Ja, natürlich. Lassen Sie ihn rein.»

Die Sekretärin tat, wie ihr geheißen. Der Kanzler hatte den Minister zu sich bestellt. «Tag, Peschke –»

«Guten Tag.»

«Bitte setzen Sie sich.» Und der Sekretärin zugewandt, sagte der Kanzler: «Lassen Sie uns bitte allein. Keine Telefonate.»

«Ist gut.»

Sie schloß die Doppeltür hinter sich zu und ließ die beiden Herren allein.

«Ich hab Sie rufen lassen, lieber Peschke, weil ich – und lassen Sie mich gleich zum Kern der Sache vorstoßen, weil mich einiges beunruhigt ...»

«Sie wissen, daß ich alles tue, um dieses Land voranzubringen.»

«Ich weiß, wie sehr Sie sich einsetzen. Aber vielleicht ist das der Grund für ein Unbehagen, das ich ganz klar aussprechen möchte.»

«Ich verstehe nicht.»

«Sehen Sie, Sie haben für die Polizeiaktion gegen die Demonstranten der Zuckerfabrik die Verantwortung übernommen. Ich will gar nicht bestreiten, daß der harte Kurs meine volle Zustimmung hatte. Feinde der Demokratie müssen bekämpft werden zum Schutz der Demokratie.»

«Konsequent und mit allen Mitteln.»

«Gut. Meinetwegen. Und ich sage nochmals, ich hab auch kein Mitleid mit den 200 Demonstranten, die verhaftet worden sind, oder den Verletzten. Nur die verletzten Polizisten, die für all das nichts können, was in diesem unserem Land geschieht, die tun mir leid. Ich habe das den Angehörigen und Betroffenen in einem Brief auch geschrieben.»

«Ist mir bekannt.»

«Nur, Verehrtester, wenn ich jetzt aus hochvertraulichen Quellen erfahre, daß Sie selbst Anteile an dem Gelände und der geplanten Fabrik besitzen, dann ...»

«Entschuldigen Sie: besaßen. Mit Eintritt in die neue Regierung habe ich diesen Anteil meiner Frau übereignet.»

Der Kanzler wurde rot. Erbost wischte er sich die Haare aus der Stirn. «Unglaublich: wozu hat man geheime und vertrauliche Quellen, wenn sie nicht auf dem neuesten Stand sind. Entschuldigen Sie – aber selbst in diesem Bereich klappt nichts mehr.»

«Sie hätten mich gleich fragen sollen.»

«Ich werde diese Herren zur Rechenschaft ziehen – darauf können Sie sich verlassen.»

«Ich würde sogar darum bitten.»

«Unglaublich.» Der Kanzler schüttelte mehrfach mit dem

Kopf. Mit triumphierendem Blick sah Peschke zu, wie sich die Erregung des Kanzlers allmählich legte. «Kann ich Ihnen sonst noch behilflich sein?»

«Ich wag es ja, nach diesem Vorfall, kaum zu fragen: aber diese Quellen besagen auch, daß an diesem Projekt der Banco di Ponte Episcopale beteiligt ist.»

«Das kann ich bestätigen.»

«Wenigstens das. Aber nun, Verehrtester, kommt der eigentliche Punkt der Angelegenheit. Der Direktor der Bank, Jean-Luc Stützli, so sagen die Quellen weiter, hat mit seinem Institut gegen das Devisenkontrollgesetz verstoßen, und ein Teil der so transferierten Gelder soll von einem Ihrer Konten stammen.»

«Es könnte sich um ein Konto meiner Frau handeln.»

«Könnte? Das bitte ich mir genauer zu sagen. Denn diese Gelder, die da ins Ausland verschwunden sind, an unserer Steuer vorbei, die sind offensichtlich für Geschäfte verwendet worden, die man im allgemeinen als schmutzig bezeichnet.»

«Geld stinkt nicht.»

«Peschke, ich weiß, Sie sind ein Mann der Wirtschaft. Ich habe gelernt, daß Wirtschaftler ein besonderes Verhältnis zum Geld haben. Aber hier handelt es sich um einen Fall, der, wenn er an die Öffentlichkeit kommt, den Wählern nicht mehr klarzumachen ist.»

«Sollte der Fall an die Öffentlichkeit kommen, was ich mit allen Mitteln zu verhindern suchen werde, dann bleibt uns immer noch eine geschickte Öffentlichkeitskampagne. Über die Kosten bräuchten wir kein Wort zu verlieren.»

Nachdenklich schaute ihn der Kanzler an. «Nein, Peschke, das könnte ich nicht verantworten. Der kleine Mann hat mich gewählt, und der kleine Mann würde sein Vertrauen in mich verlieren, wenn so etwas passierte. Ich muß in dieser Geschichte absolute Klarheit haben. Mit allen Konsequenzen.»

Der Bundesumweltminister stand auf und schaute den Kanzler aus eiskalten und verächtlichen Augen an. «Sie werden Klarheit bekommen, und Sie werden sich die Konsequenzen sehr gut überlegen.»

Wird der Kanzler wirklich Klarheit bekommen? Wird er gar noch mehr erfahren, als er jetzt schon weiß? Wird Dr. h. c. Gerd-Rüdiger Peschke dann immer noch Umweltminister bleiben können?

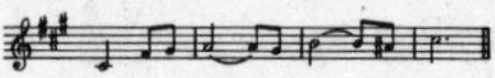

63

Marilyn Peschke kam ihr eigenes Haus wie fremd vor. Fast verwundert sah sie sich in ihrem Zimmer um. Die Möbel und die Bilder schienen ihr wie Boten aus einer vergangenen Zeit, mit der sie nichts mehr zu tun hatte. Nur der kleine allegorische Botticelli, ein Bild aus der Zeit, als der Florentiner Meister sich mit den religiösen Intentionen des Fra Savonarola identifizierte, eine Darstellung des menschlichen Glückes, sagte ihr noch etwas: die tiefe Frömmigkeit des Malers war ihr plötzlich begreiflich geworden. Früher hatte sie das Bild nicht besonders gemocht. Sie öffnete ihre Schränke und seufzte. Modellkleid hing neben Modellkleid, Pelzmantel neben Pelzmantel, ein Schuh aus einer der feinsten internationalen Werkstätten stand neben dem anderen. Sie durchwühlte schnell ihre Blusen und ihre feine französische Wäsche. Nichts davon wollte sie mitnehmen – nur ein paar einfache Pullover, ein paar Hosen, die sie fast nur zu Hause angezogen hatte, und etwas Flanellunterwäsche warf sie kurzentschlossen in den kleinen Koffer, den sie mitgebracht hatte, dazu kamen noch zwei Paar einfache, aber feste Schuhe. Sie hob ihr Telefon ab, um ein Taxi herbeizuholen, doch als sie in die Muschel sprechen wollte, hörte sie ein Wählgeräusch. Jemand mußte den Parallelanschluß im Wohnzimmer zufällig zur gleichen Zeit abgehoben haben. Marilyn hielt den Atem an, als sie die Stimme ihres Mannes vernahm.

«Hallo? Hallo?»

Er mußte, von ihr unbemerkt, nach Hause gekommen sein, als sie schon in ihrem Zimmer war. Der Sicherheitsbeamte schien ihm nichts davon gesagt zu haben, daß sie sich wieder im Haus befand.

«Hallo?»

Am anderen Ende der Leitung meldete sich jemand, dessen Stimme Marilyn nicht erkannte. *«Pronto?»*

«Peschke hier. Kann ich sprechen?»

«Sì», kicherte es am anderen Ende des Apparates.

«Ich habe gehört, er ist in London.»

«Lo so.»

«Wenn er redet, sind wir verloren.»

«Man wird etwas unternehmen.»

«Sehr gut. Sie wissen, was Sie zu tun haben?»

«Naturalmente, padrone.»

«Sonst noch was?»

«Perché, padrone? Der Mann hat *paura,* Angst ... *non parla,* er spricht nicht.»

«Seine Existenz allein ist eine Gefahr. Ich hoffe, Sie verstehen.»

«Er wird bald, wie sagt man, keinen Schatten mehr werfen?»

«Gut. Sie melden sich wieder?»

«C' è un' altra cosa – noch etwas anderes, *padrone.»*

«Was?»

«Ho visto il dottore.»

«Wen haben Sie gesehen?»

«Il dottore, den Doktor, Sie wissen schon.»

Marilyn, die sich auf das ganze Gespräch keinen Reim machen konnte, hörte, wie Peschke verhalten fluchte.

«Was will er? Was hat er in London zu suchen?»

«No lo so. Che fare? Was tun?»

«Den Schatten beseitigen.»

«Benissimo. Ciao, padrone.»

Die beiden legten auf. Marilyn hielt verwirrt das Telefon in ihrer Hand. Was hatte das alles zu bedeuten? Von was und von wem war die Rede gewesen? Mit wem hatte ihr Mann gesprochen? In diesem Moment öffnete sich die Tür ihres Zimmers. Der Bundesumweltminister trat ein und stutzte. «Ach – du bist wieder da?»

Er lächelte höhnisch. «Ich hätte es mir denken können. Du kannst auf vieles nicht verzichten, wie?» wies er auf die offenen Schränke. Dann sah er den Hörer in ihrer Hand und wurde bleich. «Du – du hast das Gespräch gehört?»

Zitternd ließ Marilyn den Hörer auf die Gabel fallen und schüttelte heftig den Kopf. «Nein, nein, wirklich nicht.»

Der Umweltminister war heran und packte sie am Arm. «Du hast das Gespräch gehört, ich sehe es dir doch an!» zischte er. Alles Blut war aus seinem Gesicht gewichen. Seine Züge signalisierten Mord.

War Marilyn in Gefahr? Würde der Umweltminister eine menschliche Torheit begehen?

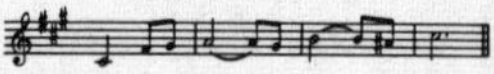

64

Peschkes Züge signalisierten Mord. «Was hast du gehört?»

«Nichts, G. R., nichts!» Wie automatisch nannte sie ihn bei der Abkürzung seiner beiden Vornamen, was ihn noch einmal reizte. Er packte sie bei den Schultern und preßte sie an die Wand. «Lüg mich nicht an, was hast du gehört?» Als sie ihn nur verschreckt ansah, schüttelte er sie heftig. «Rede! Verdammt, rede!»

«Ich habe nichts verstanden von dem, was du gesagt hat, wirklich, kein Wort.»

Mit einem Fluch schleuderte Peschke sie auf das Bett, auf dem sie wimmernd liegen blieb und sich die Schultern rieb.

«Das ist dein Todesurteil, meine Liebe.» Seine Stimme klang plötzlich kalt und unbeteiligt. Marilyn erstarrte und blickte ihn unbeweglich an.

«Es geht um einen Bankier, verstehst du, der Geschäfte gemacht hat, ein Schweizer, Stützli, du hast von ihm in der Zeitung gelesen. Er ist in London, wie ich erfahren habe. Er versteckt sich dort. Weißt du, was es heißt, wenn jemand keinen Schatten mehr wirft?»

Marilyn schüttelte stumm den Kopf. Peschke kauerte sich auf das Bett und näherte sein Gesicht dem ihren. Sie wußte, daß sie ausgespielt hatte. Sie hatte keine Chance mehr davonzulaufen. Auch Schreien hätte nichts genutzt, die Türen des Ministerhauses waren einigermaßen schalldicht. Es war unwahrscheinlich, daß einer der Sicherheitsbeamten sie gehört hätte.

«Die Gesellschaft spricht so, du weißt welche. Ich habe mit einem von jener Gesellschaft telefoniert. Du hast ihn gehört. Er heißt Aglio und hat einen Freund, der heißt Olio. Beide nennen sich *I solisti romani*, sie sind Künstler mit der Klaviersaite, du verstehst?»

«Ja», hauchte die schöne junge Frau tonlos. Wie ein verängstigtes Tier lag sie auf ihrem Bett. Sie wußte, warum ihr Mann ihr alles offenbarte, jetzt – er hatte nichts mehr zu verlieren. Und sie konnte es nicht mehr weitererzählen.

«Ich weiß nicht, was sie mit ihm tun werden, ich will es auch nicht wissen. Ich weiß nicht, woher die beiden überhaupt erfahren haben, daß Stützli in London ist, und wer sie noch beauftragt hat. Was ich aber auch weiß: da ist noch jemand in London. Der *dottore* ...» Seine kalten Augen bekamen einen kleinen Hauch von Irrsinn ab, als er das sagte. «Du kannst dir nicht vorstellen, wer das ist, der *dottore* ...»

«N-n-ein ...» zögerte Marilyn, in der ein furchtbarer Verdacht aufkeimte.

«Wirklich nicht?» Der Bundesumweltminister lachte gemein. «Es ist kein anderer als dein Liebhaber, meine Teure, dein Doktor Borg. Na, was sagst du nun?»

Marilyn keuchte. Hatte sie den jungen, sympathischen Frauenarzt ohne Wissen in eine tödliche Falle gelockt, als sie ihn nach London schickte?

«Du hast gehört, was ich gesagt habe, nicht wahr? Auch er wird bald keinen Schatten mehr werfen. Auch ihn wird man vielleicht bald in der Themse finden – oder sagen wir: seinen aufgedunsenen Leichnam ...»

Marilyn wich an die Wand zurück, aber Peschke kam immer näher.

«Diese Gewißheit kannst du mit hinübernehmen. Tut mir

leid, ich habe dich sehr gern gehabt, meine Liebe, aber du mußt verstehen, daß anderes wichtiger ist. Normalerweise erledige ich dergleichen Dinge nicht selber, aber heute ...» Mit hartem Griff packte er sie am Hals. Marilyn keuchte, als seine muskulösen Hände sich um ihre Gurgel schlossen. Feurige Kreise drehten sich vor ihren Augen. Ihre Hände fuhren suchend in der Luft herum, sie bekam die Lampe ihres Nachttisches zu fassen, eine formschöne Collani-Kreation, und mit aller Kraft, die sie noch hatte, hieb sie ihrem Mann die Lampe auf die ondulierten silbergrauen Haare. Mit einem Stöhnen sank der Minister zur Seite und blieb regungslos liegen. Keuchend setzte sich Marilyn auf. Peschke atmete noch, er war nicht tot, sondern nur bewußtlos. Als sie wieder einigermaßen frei atmen konnte, packte Marilyn ihren kleinen Koffer und hastete aus dem Haus. Wer konnte ihr helfen? Sie dachte an die Redaktion von Radio Bischofsbrück. Würde die Redaktion helfen können? Konnte sie Dr. Borg den Klauen der Mafiosi entreißen?

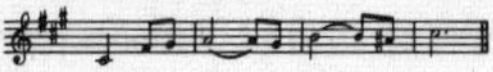

65

Hottah Hegel sah sich verwundert um. Trotz seiner Bayreuth-Erfahrungen kam ihm eine leere Bühne immer noch sehr merkwürdig vor, vor allem beunruhigte ihn, daß auch während der Proben weiterhin fleißig an den Kulissen gebaut wurde. Der Lärm der Bühnenarbeiter störte ihn ein wenig. Der Zuschauerraum war abgedunkelt, nur irgendwo in der Mitte war ein kleines Pult angebracht, an dem der Regisseur mit seinem Assistenten und dem Dramaturgen saß. Dr. Fehler, dessen Theatererfahrungen sich auf Freikartenbesuch in Operetten beschränkten, fragte seinen Redakteur: «Da unten, wer ist das?»

«Der Regisseur. Unruhig? Lampenfieber?»

«Allzu lange vorher über ungelegte Eier zu reden, halte ich nicht für gut – ich bin die Ruhe selbst.»

Dennoch erschrak der Redaktionsleiter von Radio Bischofsbrück ein wenig, als er die Stimme des Regisseurs, über Lautsprecher verstärkt und gleichzeitig verzerrt, deutlichst vernahm. «Also, wir fangen an, ‹*Nathan der Weise*›, vierter Aufzug, erster Auftritt – erst der Klosterbruder allein, dann der Tempelherr. Sie können Ihren Text?»

«Das Rahmenwerk, sozusagen das *framework* ...»

«Fein, fein, unsere Souffleuse wird Ihnen zur Not helfen. Also, Sie nehmen Position ein – Klosterbruder hier links vorn – nein, nicht so! Der Tempelherr ist ja noch nicht da, und Sie, der Klosterbruder, links vorn – vielleicht kann ich mal die ersten Sätze hören ...»

«Ich will gern einen ersten Aufriß bieten!» räusperte sich Dr. Fehler nervös und begann, noch reichlich unbeholfen, mit seinem Text:

«Ja, ja! er hat schon recht, der Patriarch!
Es hat mir freilich noch von alledem
Nicht viel gelingen wollen, was er mir
So aufgetragen. – Warum ...»

Doch gleich wurde er von Regisseur Hoimel unterbrochen: «Nein, nein! Erstens müssen Sie mehr mit dem Rücken zum Publikum stehen, wir hatten doch darüber gesprochen, aber das ist jetzt noch nicht so wichtig, wir müssen den Text in den Griff kriegen ...»

«Das stellt eine Gliederung nach Dringlichkeitsstufen dar, nicht, erst der Text und dann ...»

«Klar. Also: Sie kennen die Situation, der Vorgesetzte, der Patriarch, wie heißt das bei Ihnen im Funk?»

«Programmdirektor!» warf Hottah Hegel ein, der mit den Funkoberen auch nicht zum besten stand.

Hoimel nickte. «Also – Sie stellen sich vor: der Programmdirektor trägt Ihnen etwas auf, es mißlingt, ja, das ist die Situation – so sieht es der Klosterbruder, klar?»

Dr. Fehler, der sich an die eine oder andere ähnliche Situation erinnern mochte, blickte gottergeben zum Bühnenhimmel und nickte.

«Also – noch mal!» befahl Hoimel.

«Ja, ja!» begann der Redaktionsleiter von neuem.

«Ja, ja! er hat schon recht, der Programmdirektor – äh, ich meine, Verzeihung, das Bild, es war ein wenig zu *clumsy*, wie die Amerikaner sagen, ich habe da in den falschen Topf gegriffen – bitte:

Ja, ja! er hat schon recht, der Patriarch!
Es hat mir freilich noch von alledem
Nicht viel gelingen wollen, was er mir
So aufgetragen.» –

Dr. Fehler deklamierte sich in Rage, und die Gesten und Bewegungen kamen wie von selbst.

«Der perfekte Schauspieler!» flüsterte Hoimel seinem Dramaturgen zu und lauschte weiter ergriffen:

«Bin ich darum aus der Welt geschieden, ich
Für mich, um mich für andre mit der Welt
Noch erst recht zu verwickeln?»

Hoimel zeigte auf Hottah Hegel: «Und jetzt der Tempelritter, los! Einfallen, ins Wort fallen!»

«Guter Bruder! Da seid Ihr ja. Ich habe Euch lange schon gesucht.»

«Nein, nein, nicht so, nicht so tranig!» Der Regisseur sprang auf und hastete durch die Stuhlreihen nach vorn. Mit einem Satz sprang er auf die Bühne und postierte mit einem kräftigen Griff seiner schmalen Künstlerhände die beiden um.

«So müssen Sie stehen. Sie müssen es fühlen, nicht, wir wollen hier nicht die Abonnementscheiße machen, daß das klar ist! Zupackendes Theater, wir wollen die Leute angehen, ihnen eine Geschichte von heute erzählen, nicht einen solchen Summs aus dem Lesebuch – der Nathan, das passiert jetzt und hier, nicht irgendwo und irgendwann, verstanden? Deshalb hab ich auch Sie ausgewählt, Leute von der Straße, ohne Erfahrung, nur mit einem Rücken, der mir was sagt – klar? Kapiert?»

Hottah Hegel starrte ihn aus verschlafenen Augen verständnislos an. Hans-Günther Hoimel seufzte. Er wollte gerade noch etwas sagen, da stürzte jemand aufgeregt auf die Bühne!

Wer wagte es, die Probe zu stören? Würde Hottah Hegel endgültig aus dem Konzept kommen?

66

«Dr. Fehler, Dr. Fehler!»

Ärgerlich wandte sich Regisseur Hoimel der hereinstürzenden wilden Schönheit zu. Der ansonsten eher gelassen wirkende Mann war sichtlich erregt, als er die Ministersgattin anfuhr: «Wer sind Sie? Wie kommen Sie herein?»

Müde beschwerte sich Dr. Fehler: «Ich kann nicht zweigleisig fahren, ständig in einem anderen Gewand auftreten, worum geht's?»

Marilyn Peschke beachtete Hans-Günther Hoimel überhaupt nicht und wandte sich zitternd vor Angst und Erregung an den etwas verwirrten Radio BB-Chef. In ihrer Aufregung war sie schöner und begehrenswerter denn je. Selbst Dr. Fehler, den Frauen zwar zugetan, aber mangels Zeit, die er meist im Gebäude von Radio Bischofsbrück mit Arbeiten für den eigenen und hin und wieder auch für einen anderen Sender verbrachte, noch nicht zu einer eigenen Familie oder wenigstens festeren Bindung gelangt, selbst Dr. Fehler dachte bei sich: Die wäre einen Kraftakt wert. Zugleich aber rief er sich innerlich zur Ordnung: Adalbert, jetzt heißt es keine Luftschlösser zu bauen. Und laut sagte er: «Wenn ich mich so einfach aus dieser Probe ausklinke, gnädige Frau, dann müssen Sie schon Bedeutendes zu bieten haben. Womit kann ich dienen?»

Hans-Günther Hoimel war unruhig geworden, aber Marilyn sprudelte los, ehe er eingreifen konnte. Auch Hottah Hegel hatte sich genähert und hörte zu.

«Es geht um Julius ...»

Dr. Fehler frug erstaunt: «Julius?»

«Dr. Borg, ich meine, er ist in einer großen Gefahr, in Lebensgefahr, und ich wußte nicht, an wen ich mich wenden sollte, und da fiel mir ein, daß Sie doch schon einmal eine wesentliche Rolle gespielt haben in seinem Leben, als er bedroht war und ...»

«Das stimmt. Es war mir schon einmal vergönnt, ihn aus dem Feuer zu reißen.»

«Und jetzt ist es schlimmer denn je. Er ist in London und in Lebensgefahr.»

Hans-Günther Hoimel, der erstaunt zugehört hatte, mischte sich jetzt ein. «Das kann ich verstehen. Ich war auch einmal in London, und habe die dortige Küche auch genossen – wenn man gezwungen ist, britisch zu essen, begibt man sich in Lebensgefahr.»

«Nein, viel schlimmer – Aglio und Olio sind hinter ihm her.»

Hoimel war etwas verdutzt: «Aglio und Olio?»

Dr. Fehler winkte ab: «Das ist eine lange Geschichte, die kann ich nicht in drei Minuten abladen, verehrter Herr Hoimel – aber die Zeit brennt uns auf den Nägeln, wenn das so ist, da müssen wir uns auf eine breitere Basis stellen – Herr Hegel!»

«Ich meine, was hat er denn wieder angestellt, wieso denn, die Mafia hatte ihn doch in Ruhe gelassen bisher ...» wollte Hottah Hegel von Marilyn wissen.

«Es hat etwas mit dem Banco di Ponte Episcopale zu tun, mit diesem Herrn Stützli ...»

Dr. Fehler erinnerte sich lebhaft an den reizenden Schweizer Herrn: «Mit diesem reizenden Schweizer Herrn, den ich bei der Spielrunde kennengelernt habe? Aber da können wir doch einen Faden schlagen ...»

«Nein, das geht nicht mehr. Kommen Sie bitte, es ist dringend, ich erzähle Ihnen draußen alles weiter, aber kommen Sie, ich flehe Sie an!» Die schöne junge Frau hatte sich in Rage geredet. Sie kämpfte wie eine Löwenmutter um ihr Junges. Ihre dunklen Augen blitzten, die wohlmodellierte Büste bebte, ungeduldig stampfte sie mit ihren kleinen Füßen, die in dunkelbraunen Pumps von Céline steckten, auf die Bretter, die die Welt bedeuteten.

Dr. Fehler überlegte. «Ich meine, jetzt, wo wir gerade über die Rampe zu kommen beginnen – gut, das sollte nicht heißen, daß ich da nie wieder dran drehe. Was meinen Sie, Hegel?»

«Also – wenn Julius in Gefahr ist, denke ich, dann müssen wir helfen.»

Doch ihr Regisseur wollte seine Schauspieler nicht entbehren. «Halt, halt, Sie haben sich verpflichtet, Sie können mich doch jetzt nicht hier sitzenlassen, mitten in den Proben ...»

«Einen Tod müssen wir sterben, lieber Herr Hoimel – und in

unserem Fall gilt Freundschaft mehr als der kurzlebige Ruhm der Bühne. Diesen Traum habe ich ausgeträumt.»

«Das glaube ich Ihnen nicht – der geborene Schauspieler wie Sie!»

«Meinen Sie wirklich?» fühlte sich der Radio BB-Chef geschmeichelt. Während er mit Marilyn Peschke und Hottah Hegel zu Marlilyns Wagen hastete, der mit laufendem Motor im Halteverbot in der Feuergasse vor dem Theater stand, raste Hans-Günther Hoimel hinter ihm her und machte ihm einen Vorschlag: «Ich komme mit nach London – auf der Fahrt und im Hotel können wir weiterproben – Sie helfen Ihrem Freund und ich verliere keine Zeit!»

Würde dieser Vorschlag angenommen werden können?

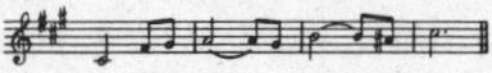

67

Dr. Fehler lag auf seinem Bett, hielt eine Reklamausgabe von Lessings ‹*Nathan der Weise*› in der Hand und versuchte, eine Szene zu memorieren, als Hottah Hegel eintrat.

«Nichts! Keine Spur von ihm!» zeigte sich der Moderator entmutigt.

«Von wem? Vom Patriarchen?»

«Von Julius, von Dr. Borg.»

«Ach!» legte Dr. Fehler sein Büchlein beiseite. «Davon sprechen Sie! Wissen Sie, so schnell kann ich das Schwimmbecken nicht wechseln, ich hatte mich gerade in Bruder Bonafides vertieft, ich wollte meiner Interpretation noch mal eine Spritze geben. Sie müssen auch noch ein wenig an Ihrer Rolle feilen, auch wenn Sie das elendet, Sie müssen noch mal ran!»

«Ja, ja, schon, aber, ich meine – wie wollen wir ihn finden, hier in dieser Riesenstadt?»

«Auf jeden Fall, ehe die anderen ihn finden.»

«Das ist noch ein Trost, daß die ihn auch erst mal auftun müssen», ließ sich der Moderator der beliebten Frühsendung in einen Sessel fallen.

«Da muß ich etwas Wasser in Ihren Wein gießen – ich glaube, diese Blütenträume werden von den Nachtfrösten dahingerafft werden. Das sind Profis, da ist nichts vom Himmel gefallen. Die wissen, wie sie ihn finden werden. Wir müssen ihn einfach vorher an Land ziehen.»

Marilyn Peschke hatte sich, die beiden Rundfunkredakteure und Schauspieldirektor Hoimel im altehrwürdigen *Ritz* einquartiert, einem Hotel im Stadtzentrum, am Picadilly Square, elegant und teuer, aber leicht verblichen. Das Schönste an diesem Hotel mit Geschichte, dessen Küchenchef einmal der große Escoffier gewesen war, der das Hotel gemeinsam mit seinem Freund, dem Schweizer César Ritz geführt hatte, das Schönste an diesem Hotel war der alte Wintergarten, in dem pünktlich um 17 Uhr jeden Nachmittag der Tee serviert wurde. Auch heute hatten sich unsere Reisenden dort verabredet, denn der *five o'clock-Tea* im *Ritz* gehört zu den wenigen Stationen in London, bei denen man Genießbares zu sich nehmen kann. Der Wintergarten hat sich – außer einer gründlichen Renovierung – in den letzten Jahrzehnten nicht verändert: leise Stehgeigermusik im Hintergrund, Oberkellner, die vornehmer als ein Großteil ihrer Gäste sind, Besucher aus den besten Kreisen der britischen Hauptstadt, kleine, dicke, kurz vor dem Schlaganfall stehende ältere Herren, ausgemergelte Damen mit kräftigen Zähnen, kurz: die Blüte des Empires, dazu amerikanische, saudi-arabische und vorwiegend deutsche Touristen, die zu dem schauerlichen Tee erstklassige Gurkensandwiches verspeisen.

Dr. Fehler bestellte zwei Portionen in bestem Schulenglisch. *«Two teas please and cucumber-sandwiches.»*

«Very well, Sir.»

«Many cucumber-sandwiches.»

«Yes, very well.» Dem Kenner britischer Distinguiertheit wäre aufgefallen, daß der Oberkellner diesmal das «Sir» weggelassen hatte, aber Dr. Fehler, der über eine erstaunliche Fähigkeit verfügte, unangenehme Dinge zu ignorieren, bemerkte es nicht und wollte es nicht bemerken.

«Gräßlich, dieses labbrige Zeug!» deutete Hottah Hegel auf die hauchdünnen Sandwiches aus Weißbrot, das so weich war, daß die Scheibchen am Brotlaib geschmiert werden mußten, um nicht in der Mitte durchzubrechen.

«Aber wesentlich bekömmlicher als diese Nieren, die wir gestern gegessen haben!» antwortete Dr. Fehler mit vollem Mund. «Die sind meiner Verdauung überhaupt nicht bekommen.» Er sah auf die Uhr. «Hoffentlich kommen die anderen bald, damit wir uns gegenseitig auf die Höhe des Sachstandes bringen können.»

Hans-Günther Hoimel gesellte sich zu ihnen und schüttelte den Kopf, als die beiden ihn fragend ansahen. «Nichts. Ich habe keine Ahnung, wo er sein kann. Sie?»

Dr. Fehler weckte Hoffnung. «Ich habe heute nachmittag ein Brainstorming mit mir selber veranstaltet.»

«Und was ist dabei herausgekommen?»

«Ein Volltreffer war nicht dabei.»

Im selben Moment hastete Marilyn in den Wintergarten. Ihr Gesicht war vor Aufregung gerötet.

«Ich habe eine Spur!» rief sie schon von weitem.

Hatte sie Dr. Borg gefunden? Wenn ja, wo steckte er?

68

Nebelschwaden zogen über die Themse. Platschend schlugen die Wellen ans glitschige Ufer. In der Nähe leuchteten die Scheinwerfer des Hafens, in der Ferne grüßte der der Touristen wegen angestrahlte Big Ben herüber. Die baufällige Hütte lag in vollständigem Dunkel. Ratten huschten umher, ein loser Fensterladen quietschte. Knarrend öffnete sich die Tür, und eine schmutzige alte Frau schlurfte heraus. Ihr bärtiges Gesicht wurde von mehreren Warzen geziert, ungepflegte graue Haare hingen ihr in Strähnen in die Stirn, sie schlang ihren löchrigen

Schal fester um sich und entfernte sich eilig über den schlammigen Boden. Die Tür wurde von innen wieder zugemacht. – Das Innere der Hütte stand dem Äußeren nicht nach. Schmutz und Gestank herrschten vor, zwei Strohsäcke lagen als Betten in einer Ecke, ein wackeliger Tisch und zwei ebenso wackelige Stühle vollendeten das Mobiliar. Zwei Männer saßen auf den Stühlen an dem Tisch, ein großer Dünner und ein kleiner Dikker. Beide trugen gepflegte Maßanzüge, beide starrten angeekelt auf den Inhalt der Teller, die sie vor sich hingestellt hatten.

«Mamma mia!»

«Die Alte hat den bösen Blick!» Der kleine Dicke bekreuzigte sich. Bei den beiden Männern handelte es sich natürlich um Aglio und Olio.

«Questa cena! Orribile!»

«Oribilissima!»

«Diese *inglesi* – ich hätte nicht geglaubt, daß es so schlimm ist, was, *compadre,* eh?»

«Wenn ich an Rom denke, den Palazzo Farnese, Don Vitello Tonnato – Champagner, Austern, *arragoste, vongole ...*»

«Spaghetti!» sagte Aglio mit anbetungsvoller Inbrust. «Spaghetti – mehr nicht, mit Öl und Knoblauch, nicht wahr?»

«Oder ein klein wenig *pomodori,* etwas Tomaten, etwas Basilikum, nicht viel, nur etwas!»

Die beiden Mafiakiller waren verzweifelt.

«Warum müssen wir in dieser Hütte hausen, eh, warum? *Perché?*»

«*Non lo so.* Der Chef will es so – *e piu securo,* sagt er, sicherer. Ebbene. Was bleibt uns übrig?»

«Die berühmtesten Killer der ganzen Welt in einem Rattenloch!»

«Und erfolglos, was? Das wird den Chef nicht freuen, eh?»

«Das wird ihn nicht freuen, *compadre, no, no,* sicher nicht.»

Die beiden Killer hatten bisher weder Jean-Luc Stützli noch Dr. Borg auftreiben können. Und sie wußten: je schneller sie sich ihrer Aufgabe entledigten, desto schneller kamen sie aus dieser schrecklichen Hütte und aus dem, was sie als ein schreckliches Land empfanden, wieder heraus.

«Mangiamo!» machten sie sich unter weiteren Ausrufen des Entsetzens und Abscheus ans Essen und schlangen die undefinierbare Pampfe hinunter, die die Alte ihnen gebracht hatte.

«Che cosa è?» zeigte der kleine Dicke auf den Inhalt der Teller.

«Sie hat gesagt: Gulasch.»

«*Madonna*. Arme Ungarn.»

Schweigend und schnell aßen sie weiter. Der Wind pfiff um die Hütte, in der Ferne tuteten Schiffssirenen, die Themse schwappte leise, aber stetig ans Ufer. So konnten die beiden Killer nicht hören, wie sich draußen zwei Männer anschlichen.

«Leise, leise!»

Gebückt liefen sie ans Haus und preßten sich an die dünne Hauswand. «Können Sie was sehen?»

Der andere schüttelte den Kopf.

«Versuchen Sie mal, ob Sie durchs Fenster spähen können!»

Der andere näherte vorsichtig sein Gesicht der speckigen Fensterscheibe und blickte kurz hinein. Er nickte und bückte sich wieder.

«Und?»

«Wir haben an die richtige Tür geklopft. Aglio und Olio.»

Die beiden schwiegen einen Moment. Dann fuhr der, der durch die Scheibe gespäht hatte, fort: «Jetzt sind wir so lange im Dunkeln herumgetappt, jetzt müssen wir uns auf die Frage stürzen: wie geht es weiter?»

«Was meinen Sie?»

«Machen Sie doch mal einen Vorschlag, der auf einem Konsens beruht!»

Wie kamen Radio BB-Chef Dr. Fehler und Schauspieldirektor Hoimel an die Hütte von Aglio und Olio? Und was wollten sie hier?

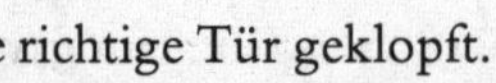

69

Blenden wir noch einmal zurück in den Wintergarten des Hotel ‹*Ritz*› am Picadilly Square, ganz in der Nähe des Mittelpunktes der britischen Welt. Während Hans-Günther Hoimel, Hottah Hegel und Dr. Fehler verzweifelt – letzterer Gurkensandwiches kauend – beim Tee saßen, stürzte Marilyn Peschke herein, rief:

«Ich habe eine Spur!» und legte ihren Mantel ab.

«Nennen Sie Roß und Reiter!»

«Ich weiß, wo Aglio und Olio sind!» kam die schöne junge Frau Dr. Fehlers Aufforderung nach. «Sie leben in einer Hütte an der Themse – in der Hafengegend.»

«Können Sie mir mal einen Augenblick mit Ihrer Logik zur Seite stehen», bat Dr. Fehler, «was nutzt es, wenn wir wissen, wo die Killer sind – das könnte sich doch sogar als Griff in die eigene Tasche herausstellen.»

«Ist doch klar, Bruder Bonafides –» es gehörte zu den Angewohnheiten des Bischofsbrücker Schauspieldirektors, während der Probezeiten seine Schauspieler immer nur mit ihren Rollennamen anzureden. «Ist doch ganz klar –»

Marilyn: «Über die beiden Killer –»

Hottah Hegel: «– können wir an Dr. Borg herankommen.»

Hoimel: «Sie suchen ihn für uns –»

Marilyn: «– und wenn sie ihn gefunden haben –»

Hottah Hegel: «– schlagen wir zu!»

Dr. Fehler winkte ab. «Wenn eine so starke Crew in Sachen Logik argumentiert, kann ich nur eine persönliche *deadline* setzen. Nur – was machen wir jetzt, praktisch, meine ich – wenn jemand die Erleuchtung kommt, bitte melden!»

«Ist doch ganz einfach, Bruder Bonafides – wir beobachten die zwei von früh bis spät.»

«Nur wenn das nicht richtig verfugt ist, geraten wir leicht in falsches Fahrwasser! Wir haben schließlich nicht mehr viel Zeit zu verteilen.»

Hans-Günther Hoimel, der durch das Aufstellen von Probenplänen mit solchen Problemen durchaus vertraut war, winkte ab. «Wir sind zu viert – immer zwei arbeiten zusammen und wechseln sich ab. Wir zwei, Sie, Bruder Bonafides, und ich, fangen an, und Frau Peschke und der Tempelritter –» hierbei zeigte er auf Hottah Hegel, der diese Rolle in der gewagten Inszenierung ja übernehmen sollte – «bilden die zweite Gruppe. Wir müssen sofort los!»

«Kein Mensch muß müssen!» deutete der Redaktionsleiter von Radio BB auf die noch nicht vollständig aufgegessenen Gurkensandwiches.

«Das gehört nicht zu Ihrer Rolle!» wies ihn Hans-Günther Hoimel zurecht. «Kommen Sie!»

«Moment!» mischte sich Hottah Hegel ein und wandte sich zu Marilyn. «Ich hätte da noch eine Frage ...»

«Ja, Herr Hegel?»

«Wie, ich meine, auf welche Weise – wissen Sie, das interessiert mich als gewieften Rechercheur natürlich besonders – ich meine, wie sind Sie an die beiden Kerle herangekommen?»

«Ich habe es von einem Bekannten aus der deutschen Botschaft. Einem Attaché – ich – ich – äh – habe ihn früher mal gekannt, gut gekannt, wir sind uns in der Bundeshauptstadt mal vorgestellt worden.»

Vor seinem geistigen Auge erstand bereits die Möglichkeit eines Mafia-Features, das er vielen, vielen Sendern verkaufen konnte. Oder zumindest eine jener Sonntagssendungen von Radio BB, die Hubert Hantel, der Chefideologe, als Verantwortlicher in ungeahnte Hörergunsthöhen getrieben hatte. «Die deutsche Botschaft hat Beziehungen zur Mafia?»

«Das weniger – er wiederum weiß es von einem guten Freund aus der argentinischen Botschaft. Wie die dazu kommen, weiß ich nicht.»

Hottah Hegel war etwas verwirrt. Argentinien, das Land, gegen das die Briten im Falklandkrieg gekämpft hatten, hatten Beziehungen zur Mafia – das heißt, Botschaftsangehörige kannten sich mit Killern der ehrenwerten Gesellschaft aus? Eigenartig! Wie ging das zusammen?

Dr. Fehler hatte währenddessen das letzte Gurkensandwich aufgegessen und erhob sich. «So, jetzt können wir mit vollen

Segeln weiterfahren. Kommen Sie, Herr Hoimel – ein Postscriptum noch: wann treffen wir uns wieder?»

So kam es, daß die beiden Herren nächtens vor der Hütte an der Themse auftauchten, in der *I solisti romani* ihr kärgliches Mahl einnahmen.

Würden die beiden Killer sie auf die Spur von Dr. Borg führen?

70

Marilyns Aktivitäten waren noch nicht beendet. Die junge, schöne Frau, die Dr. Borg immer noch liebte, hatte sich entschlossen, gewissermaßen als Besiegelung ihres Verzichts das Leben des geliebten Mannes zu retten und ihn gesund und munter seiner Frau Diana und seinem neugeborenen Sohn Till zurückzugeben. Dann wollte sie aus seinem Leben treten. Sie wußte auch schon wie, aber dieses Geheimnis blieb verschlossen in ihrem hübschen Busen.

Jetzt besuchte sie eine alte, entfernt verwandte Tante in deren kleinen, weißen, gepflegten Haus im Nobelstadtteil Mayfair. Sie drückte auf den winzigen, kaum sichtbaren Klingelknopf und wartete. Eine hohe Gestalt in schwarzem Bratenrock öffnete die Tür. Die Gestalt sah nicht auf sie herab, sondern blickte stur über ihren Scheitel in den Himmel. Marilyn sah nur sein Kinn und seinen großen Adamsapfel. Es war ein echter Gentleman's Gentleman. «Sie wünschen?»

«Ich möchte Lady Knickerbocker sprechen. Sie ist meine Tante.»

«Bitte treten Sie ein, Madam.» Der Butler führte Marilyn in ein kleines, gemütliches Zimmer, sie legte ihre Karte auf ein silbernes Tablett, das er ihr reichte, er bedeutete ihr zu warten und verschwand. Interessiert betrachtete sie die Stiche an den getäfelten Wänden, Bilder vom großen Derby und seinen Siegern, bis der Butler wieder zurückkam. «Mylady läßt bitten.»

Er ging voran in den Salon, den er mit einer knappen Verbeugung öffnete. Marilyn trat ein. In einem großen Ledersessel neben einem gemütlich flackernden Kamin saß eine winzige alte Dame mit fein onduliertem Silberhaar, gekleidet in ein rosa Kostüm und eine verschwenderisch mit Rüschen besetzten Bluse. Sie erhob sich und trippelte auf Marilyn zu.

«Das ist aber reizend, mein Kind, daß du mich einmal besuchst. Wir haben uns eine Ewigkeit nicht mehr gesehen, nicht wahr?»

«Ja, Tante, zehn Jahre mindestens.»

Die beiden Frauen umarmten sich kurz und herzlich. Lady Knickerbocker zeigte auf einen zweiten Sessel und nötigte Marilyn, sich zu setzen. «James – ein Taschentuch. Ich bin gerührt.»

«Sofort, Mylady.» Der Butler reichte auf einem silbernen Tablett ein Papiertaschentuch, das die Lady nahm und worin sie sich ausführlich schneuzte. Sie knüllte es zusammen und legte es wieder auf das Tablett.

«Tee, meine Liebe?»

Der Butler hüstelte. «Es ist bereits nach achtzehn Uhr, Mylady.»

«Wirklich? In der Tat. Dann dürfen wir uns ja einen winzigen Sherry erlauben, was, Marilyn?»

Butler James füllte zwei mikroskopisch kleine Gläser aus einer edel geschliffenen Karaffe und stellte sie auf ein ebenso winziges Chippendale-Beistelltischchen, das er vorsichtig neben den beiden Ledersesseln placierte.

«Auf dein Wohl, Marilyn!» Lady Knickerbocker hob mit zierlicher Geste ihr Glas.

«Auf das deine, Tante!»

Unaufgefordert füllte der Butler die beiden Gläschen zeremoniös wieder nach.

«Und jetzt, liebste Marilyn», bat Lady Knickerbocker, «erzähle mir, was dich hierherführt. Doch sicher nicht allein deine alte Tante Winifred, oder?»

«Du hast recht, Tante. Ich brauche deine Hilfe.»

Und sie begann, in aller Kürze zu erzählen, was sie hier in London suchte. Der Butler füllte die Gläschen fleißig nach, und als Marilyn fertig war, war die Sherry-Karaffe ebenso fast leer.

Lady Knickerbocker überlegte. Man hörte eine Weile nur das Prasseln der Flammen. «Wie hieß doch dieser reizende Detektiv, den wir neulich kennengelernt haben, James? Mr. – na?»

«Mr. Sholmes, Mylady.»

«Ach ja. Das ist ein Privatdetektiv, mußt du wissen, liebe Marilyn. Er arbeitet für die beste Gesellschaft, neulich hat er sogar einen Fall für Dennis Thatcher gelöst. Die Adresse war, glaube ich, Baker Street, James?»

«Butcher Street, Mylady. 221 B.»

«Stimmt, James, ich verwechsle das immer. Ich denke, wir suchen ihn auf, Marilyn.»

«Jetzt gleich?»

«Ich denke, das verträgt kein Zögern, was?» Sie stand auf. James hüstelte vornehm. Lady Knickerbocker hatte es nicht überhört.

«Was ist noch, James? Machen Sie den Wagen fertig.»

«Mylady haben heute Ihren Bridgeabend.»

«Wenn ich bis dahin nicht zurück bin, soll die ganze Bande ohne mich anfangen. – Komm, Marilyn.»

Als die beiden Frauen das Zimmer verlassen hatten, schüttelte James, der über die Worte seiner Herrin bleich geworden war, gemessen den Kopf. *«Shocking!»* sagte er und genehmigte sich den Rest der Sherry-Karaffe.

Würde Detektiv Sholmes Dr. Borg finden können? Wenn ja, mit welchen Methoden?

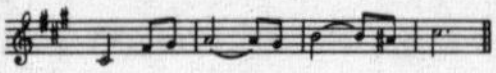

71

Leises Geigenspiel drang aus dem Haus Butcher Street 221 B. Havelock Sholmes trug einen eleganten, karierten Anzug in modernem, schmalem Schnitt. Er konnte es sich leisten, er war zwar recht klein, aber sehr schlank. Sein Gesicht war kantig, aber gut geschnitten, mit hellen, durchdringenden Augen und einem schmalen Mund. Er gefiel Marilyn auf den ersten Blick, seine Züge strahlten Sicherheit und Erfolgsgewohnheit aus. Als seine Haushälterin, Mrs. East-River, die beiden Frauen in seinen Salon führte, erhob er sich und stellte schnell den Plattenspieler ab.

«Das Violinkonzert von Max Bruch. Ich liebe die Violine, müssen Sie wissen. Es ist reizend, Sie wiederzusehen, Lady Knickerbocker, dazu noch in meinem bescheidenen Haus. Was darf ich für Sie tun?»

«Ich möchte Ihnen meine Nichte vorstellen, Frau Marilyn Peschke.»

«Sehr erfreut, gnädige Frau. Einen Sherry?»

«Da sage ich nie nein, wie Sie wissen, Mr. Sholmes.»

«Bitte bringen Sie uns etwas Sherry, Mrs. East-River.»

Die Haushälterin stellte eine Flasche und drei etwas größere Sherrygläser auf den Tisch, Sholmes schenkte ein, die Haushälterin verließ das Zimmer.

«Auf Ihr Wohl, Lady Knickerbocker, auf das Ihre, gnädige Frau!» Sholmes nippte nur an der goldgelben Flüssigkeit, während Lady Knickerbocker das Glas ganz austrank.

Havelock Sholmes beugte sich vor. «Und nun zu uns, liebe Frau Peschke. Wie, meinen Sie, können wir den Mann, den Sie lieben, hier in London finden, ohne daß wir seine Adresse haben und ohne daß Ihr Mann davon erfährt?»

Marilyn war sprachlos. Sie blickte erst den lächelnden Havelock Sholmes und dann ihre Tante an. «Hast du, Tante – nein, das kann ja nicht sein, ich meine: wie haben Sie das erraten, Mr. Sholmes?»

«Ich errate nie etwas, ich beobachte und schließe, gnädige Frau. Sie sind nervös. Sie tragen Kleidung aus den besten Modehäusern Europas – Ihr Rock zum Beispiel stammt von Lanvin, die Bluse auch, die Schuhe von Céline, die Strümpfe von Dior, die Tasche von Hermés. Alles ist gebraucht und nicht neu, die Schuhe vorne ein wenig abgestoßen, das heißt, Sie sind gewohnt, solche Kleidung zu tragen. Es sind ausschließlich französische Modelle, Sie sind also sicher nicht in London, um hier einzukaufen. Warum dann? Die Farben der Kleidung passen bei einer Frau von solch exquisitem Geschmack nicht ganz zusammen, Sie sind also schnell von zu Hause aufgebrochen. Sie haben die Angewohnheit, mit Ihrem Ehering zu spielen, auf eine nervöse, aggressive Art. Also sind Sie ihrem Mann davongelaufen. Warum? Um zu Ihrem Geliebten zu kommen? Dann wären Sie nicht hier bei mir. Also ist es die wahrscheinlichste, logischste Antwort, daß Sie Ihren Geliebten suchen. Da ich Zeitungen lese, ist mir der Name Ihres Gemahls durchaus bekannt, liebe gnädige Frau. Sie sehen – kein Wunder, keine falschen Tricks, schlicht und einfach: elementar, gnädige Frau.»

Befriedigt lehnte sich der große Detektiv zurück und zündete in aller Ruhe seine gebogene Pfeife an. «Und jetzt erzählen Sie mir Ihre Geschichte, liebe gnädige Frau.»

Havelock Sholmes hörte ruhig zu, stellte nur hin und wieder eine Frage zur Verdeutlichung. Er nickte, als Marilyn fertig war. «Das wird nicht leicht.» Seine Pfeife war ausgegangen. Er zündete sie wieder an.

Lady Knickerbocker warf leichthin ein: «Wenn einer ihn finden kann, dann Sie, Mr. Sholmes.»

«Und wie sieht er aus, dieser Dr. Borg?» schenkte der Detektiv Sherry nach. Wieder trank die alte Dame ihr Glas aus.

Unbestimmt sagte Marilyn: «Jung und sympathisch.»

«Selbst für einen Deutschen ist das etwas wenig. Näheres?»

«Er ist etwa 1,80 Meter groß, wiegt so um die 90 Kilo, blonde Haare, blaue Augen, stark kurzsichtig, trägt eine dicke Brille.»

«Das ist schon etwas mehr. Tja, ich denke, da werden wir allein nicht weiterkommen. Ich werde mit Scotland Yard zusammenarbeiten müssen. Inspektor LaRue ist mir einiges schuldig, ich habe ihm hin und wieder ein wenig in die Hände gearbeitet. Wo kann ich Sie erreichen, gnädige Frau?»

«Ich wohne im *Ritz*.»

«Hätten Sie mich gefragt, ich hätte das *Connaught* eher empfohlen. Aber dazu ist es jetzt zu spät. Ich melde mich, sobald ich etwas weiß.»

Lady Knickerbocker erhob sich. «Noch einer auf den Weg»,

sagte sie und trank das Glas leer. «Und jetzt werde ich dieser Bande bei mir zu Hause zeigen, was ein Robber ist! – Komm, liebe Marilyn.»

Würde Detektiv Sholmes bei Scotland Yard Erfolg haben?

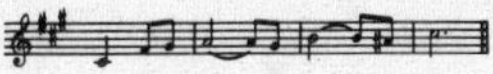

72

Hans-Günther Hoimel starrte vor sich hin. Dr. Fehler stieß ihn an. «Herr Hoimel! Herr Hoimel!»

«Ich weiß es! Das ist es!» Der Bischofsbrücker Schauspieldirektor packte den Radio BB-Chef am Arm. Beide kauerten im Dreck vor einer Hütte am Themseufer, in der sich Aglio und Olio, die beiden Mafiakiller, verbargen. «Das gibt dem *‹Nathan›* den letzten Schliff! Im Schlamm – nicht nur von hinten, im Schlamm! *‹Nathan der Weise›* im Schlamm – haben Sie so was schon mal gesehen, Bruder Bonafides?»

«Nein, ich ...»

Hans-Günther Hoimel hatte Feuer gefangen. «Wissen Sie, solche textgenauen Sachen, das sollen die anderen machen, nein, nein, neulich habe ich da von diesem Heyme – ein gräßlich intellektueller Typ, furchtbar – so was gesehen, *‹Nathan›* als Bloßstellung aufklärerischer Humanität, schrecklich, da mußte man nachdenken beim Zusehen! Aber im Schlamm, das ist was anderes!»

Das erinnerte Dr. Fehler an ein merkwürdiges Erlebnis: «Peter Weikersheimer hat mich mal zum Damencatchen im Schlamm mitgenommen, gräßlich! Wir saßen in der ersten Reihe, hinterher war ich ganz verdreckt. *‹Nathan›* im Schlamm – wenn's nicht sein muß ...»

«Und von hinten! Von hinten!»

«Hören Sie – im Moment eint uns doch das Bestreben, diesen Borg – aufgepaßt!»

Die beiden duckten sich. In der Hütte waren Schritte laut geworden. Die Tür öffnete sich. Aglio stand im Rahmen und ließ eine Klaviersaite durch die Luft pfeifen. *«Avanti, fratello!»*

Olio kicherte: *«Avanti!»*

Die beiden legten sorgfältig ein Vorhängeschloß an die wakkelige Tür und entfernten sich. Bald verschwanden ihre Gestalten im Nebel.

Dr. Fehler und Hans-Günther Hoimel stellten sich auf ihre Füße.

«Kommen Sie, Herr Hoimel, hinterher!»

«Und mein *‹Nathan›*?»

«Meine Gedanken dazu werde ich Ihnen noch zukommen lassen.»

«Wir haben einen Vertrag, Bruder Bonafides!»

«Nichts Schriftliches, nur eine ehrliche, mündliche Abmachung. Doch darüber später!»

Und schon hatte der Nebel auch die beiden Bischofsbrücker verschlungen. Aglio und Olio eilten – man hörte ihre Schritte besonders deutlich, da sie italienische Maßschuhe trugen – in Richtung Hafenviertel. Dr. Fehler und Hans-Günther Hoimel hinterher, immer so weit, daß sie gerade noch die Schemen der beiden Killer erkennen konnten. Vor einem Pub, dessen Licht milchig und trüb durch die schmutzigen Butzenscheiben quoll, blieben Aglio und Olio stehen. Sie öffneten die Tür und traten ein.

«Ye old buquaneer Taverne!» buchstabierte Hans-Günther Hoimel.

«Die alte Freibeuter-Kneipe! Hinterher, Herr Hoimel – für einen Menschen des Nordens, der gewissermaßen mit Salzwasser gesäugt wurde, ist das das richtige Lokal!»

«Was mögen die beiden da drin wollen?»

«Das ist das einzige Fragezeichen, das ich mitgebracht habe.»

Kurzentschlossen trat er ein, der Schauspieldirektor hinter ihm. Eine Mischung aus Biergestank und Tabaksqualm quoll ihnen entgegen. Die Luft war zum Schneiden dick, man konnte kaum etwas sehen. Eine alte Musikbox spielte britische Seemanns-Shanties, an der schmuddeligen Theke stand ein ebensolcher Wirt, einige finstere Gestalten lehnten herum oder spielten Dart in einer Ecke. Flüche erklangen und Bestellungen.

Dr. Fehler sah sich um. Er und der Schauspieldirektor quetschten sich in einer Ecke an einen winzigen Tisch, der seit den Zeiten der alten Buquaneers, der jamaikanischen Freibeuter, nie mehr abgeschrubbt worden war. Der Wirt brauchte unaufgefordert zwei warme Biere.

Dr. Fehler probierte und stöhnte. «Gräßliches Zeug!»

«Da sind sie!» Hans-Günther Hoimel wies in die andere Richtung. Neben der Musikbox saßen Aglio und Olio und starrten auf die Uhr. Dr. Fehler winkte dem schmutzigen Wirt, der sich gerade seine Nase geräuschvoll in das Geschirrtusch schneuzte, mit dem er die Gläser notdürftig trockenrieb.

«Gin!» orderte der Radio BB-Chef. Im selben Moment betrat ein Mann in der Uniform eines argentinischen Luftwaffenoffiziers den Raum. Er blickte sich suchend um.

Was suchte der Argentinier in der Kneipe? Etwas zu trinken – oder gar die beiden Killer aus Italien?

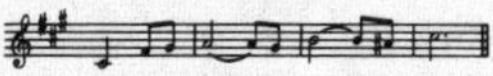

73

Dr. Fehler stieß Hans-Günther Hoimel an. Im selben Moment knallte der Wirt ihnen zwei Wassergläser voll Gin auf den Tisch. «Merkwürdiger Geselle! Er sagt nie etwas!» Der Radio BB-Chef versuchte sich wieder in seinem Schulenglisch. *«You are speechless, aren't you?»* Der schmuddelige Wirt drehte sich um. Er lachte lautlos über das ganze Gesicht. Er öffnete seinen großen Mund mit den wulstigen, schrundigen Lippen und zeigte hinein. Er hatte keine Zunge mehr. Dr. Fehler trank vor Schreck einen großen Schluck von dem Gin, als er das schreckliche Bild sah. Er mußte gewaltig husten.

«Stellen Sie sich vor, Sie sind in einem Edgar Wallace-Film!» klopfte ihm Hans-Günther Hoimel auf die Schultern. «Eine angenehme Vorstellung! Ich liebe diese Filme, ich liebe die fünfziger Jahre!»

Der argentinische Offizier war inzwischen weitergegangen. Aglio hatte ihm ein Zeichen gemacht. Er setzte sich zu den beiden Killern an den Tisch. Die drei gestikulierten heftig aufeinander ein. Der Offizier bediente sich aus der Flasche, die auf dem Tisch stand, und trank.

Hoimel ließ sie nicht aus den Augen. «Was mögen die wollen?»

Dr. Fehler konnte nur noch röcheln, der scharfe Gin hatte ihm die Kehle halb verbrannt. «Einer von uns sollte mal Mäuschen spielen bei den drei.»

«Und wie?»

«Einer von uns, Klammer auf, Sie, Klammer zu, geht zur Musikbox und wirft etwas Geld ein. Vielleicht haben sie, *‹Waltzing Mathilda›* dabei, das ist so eine Art musikalische Visitenkarte von mir.»

«Und Sie?»

«Ich behalte das Lokal im Auge. Seien Sie vorsichtig, Herr Hoimel – es bedarf einer großen gemeinsamen Anstrengung, hier wieder rauszukommen!»

Seufzend stand Hans-Günther Hoimel auf, suchte in seinen Taschen nach Kleingeld und stellte sich vor die Musikbox. Undeutlich konnte er durch den Krach hören, wie die drei sich unterhielten. Aglio sagte eben: «Ich kann Ihnen ein Bild zeigen. *Dov' è la fotografia?»*

Hans-Günther Hoimel fand *‹Waltzing Mathilda›* und warf das Geld in den Apparat.

Olio suchte hektisch in seinen Taschen. *«Non e qui – momento!»*

«Bestia!» fauchte Aglio, als die Musik dröhnend losging. Der Schauspieldirektor blieb noch etwas stehen, tat so, als suche er noch einen anderen Titel und spielte dabei mit seinem Kleingeld.

Der argentinische Offizier beugte sich vor, als Olio die Fotografie auf den schmutzigen Tisch legte. «Da ist das Bild!»

«*A visto quest'uomo?* Haben Sie diesen Mann schon einmal gesehen?»

Hans-Günther Hoimel konnte sich noch so sehr den Hals verrenken, er bekam das Bild nicht ins Blickfeld. So entschloß er sich zu einem gewagten Trick. Er ließ eine Münze fallen. Sie rollte neben den Stuhl des argentinischen Offiziers. Hoimel bückte sich und hob sie auf. Dabei warf er einen schnellen Blick auf die Fotografie. Sie zeigte, da war er sich ganz sicher, den Schweizer Bankier, den die europäische Polizei suchte, diesen Jean-Luc Stützli, dessen Bilder neulich die Titelseiten aller großen Zeitungen geziert hatten. Betont lässig begab er sich wieder an seinen Tisch und wollte Dr. Fehler gerade von seiner Entdeckung erzählen, da ging die Tür der Kneipe wieder auf. Ein Windstoß fegte herein. Im Türrahmen stand Dr. Borg.

Was wollte der junge, sympathische Frauenarzt in der alten, schmuddeligen Kneipe? Würden die Freunde ihn warnen können, ehe die beiden Killer ihn bemerken?

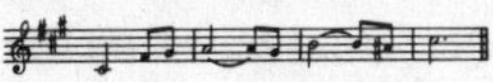

74

Der junge, sympathische Frauenarzt sah sich um. Man sah ihm an – schließlich hatten ihn seine Mutter und später natürlich auch sein Beruf an penibelste Sauberkeit gewöhnt –, daß er sich vor dem Zustand der Kneipe ekelte. Er suchte sich an die schummerige Beleuchtung zu gewöhnen, aber seine dicken Brillengläser beschlugen sofort. Er nahm sie ab und putzte sie mit dem kleinen Tuch, das in der Brusttasche seiner Jacke steckte. Jetzt konnte er praktisch nichts und niemanden mehr erkennen. Im selben Augenblick fiel Dr. Fehlers Blick, der durch die Aktion Hans-Günther Hoimels abgelenkt worden war, auf den jungen Arzt. Er machte ihm Zeichen. Dr. Borg setzte die Brille wieder auf und schloß die Tür. Aglio und Olio am Tisch neben der Musikbox sprangen auf.

«Il dottore! Avanti, Olio!» schrie Aglio.

Olio zog sein Handwerkszeug aus der Tasche und stürzte los. Die beiden Italiener stießen die fluchenden Seeleute und die übrigen finsteren Gestalten beiseite.

«Herr Doktor! Vorsicht!» rief Dr. Fehler in höchster Not. Dr. Borg sah auf und bemerkte, wie die Italiener auf ihn zustürzten. Er riß die Tür auf und verschwand wieder im Nebel. Als Aglio und Olio an dem Tisch von Dr. Fehler und Hans-Günther Hoimel vorbeikamen, stellten ihnen die beiden je ein Bein. Die Italiener gingen zu Boden. Fluchend erhoben sie sich wieder und rannten aus dem Lokal.

Dr. Fehler rief: «Hinterher – wir müssen selber Hand anlegen!»

Doch plötzlich waren die beiden Bischofsbrücker von mehreren bulligen Männern umringt. Die finsteren Gestalten kamen wortlos und lautlos näher. Sie grinsten böse und krempelten sich die Ärmel hoch. Behaarte, muskulöse Glieder kamen dabei zum Vorschein.

Dr. Fehler schluckte. «Ein Mißverständnis – meine Herren, was ...»

Die Musikbox, die bisher einen alten Cliff Richard-Schmachtfetzen gespielt hatte, gab mit einem kratzenden Geräusch ihren Geist auf.

Dr. Fehlers Stimme wirkte jetzt unnatürlich laut. «Meine Herren – was wollen Sie von uns? Bitte, ich will Ihnen jetzt nicht in den Arm fallen, nur damit es vom Tisch ist: wir haben Ihnen nichts getan, bitte ...» und leise sagte er zu Hans-Günther Hoimel: «Haben wir keine Auffangstellung zu bieten?»

Der Wirt trat vor. Er lachte wieder mit seinem zungenlosen Mund und holte mit seiner behaarten Faust aus. Zwei Schläge, ein stöhnendes «Ich glaube, ich falle in ein Loch!» und um Dr. Adalbert Fehler, den Leiter der Redaktion Radio BB, und Hans-Günther Hoimel, den Direktor des Bischofsbrücker Schauspiels, wurde es dunkle Nacht. –

Als Dr. Fehler wieder aus seiner Ohnmacht erwachte, war das erste, was er empfand, bestialischer Gestank. Er versuchte sich zu bewegen, merkte aber gleich, daß er gebunden war. Er öffnete vorsichtig die schmerzenden Augen. Sein Kopf tat weh. Es war stockdunkel, und er brauchte einige Zeit, bis er sich daran gewöhnt hatte. Er stöhnte.

«Sind Sie wach, Bruder Bonafides?» hörte er neben sich die Stimme des Schauspieldirektors.

«Wo – wo sind wir?»

«In irgendeinem Keller.»

«Der Gestank ...»

«Die Themse muß in der Nähe sein.»

Dr. Fehler stöhnte nur wieder.

«Wir sitzen ganz schön drin in der Scheiße. Wenn wir da wieder herauskommen – und wie ...»

«Wenn Sie das Ei des Kolumbus finden, Herr Hoimel, lassen Sie es mich wissen ...»

«Auf der anderen Seite hat das alles seine Vorteile. Wir können uns jetzt mal endlich gründlich über Ihre Interpretation unterhalten. Bruder Bonafides im Schlamm, ich meine, das gibt ja völlig neue Aspekte.»

«Das dürfte sicher jetzt kein Tabu sein, aber wenn wir nach Dringlichkeitsstufen gliedern wollen, würde ich sagen, ein anderes Thema steht ganz oben auf meiner Liste – wie kommen wir hier raus? Wer hat uns auf den Kopf gehauen? Und warum?»

«Wenn es soweit ist, wird man es uns sagen, nicht? Jetzt lassen Sie uns an Bruder Bonafides denken – schade, daß der Tempelritter nicht auch hier ist.»

Dr. Fehler seufzte. Ja, wenn Hottah Hegel wüßte, wo sie sich befänden, würde er sicher etwas unternehmen. Aber was? Inzwischen war es wohl am besten, sich in das Unvermeidliche zu schicken.

Ja, ja, er hat schon recht, der Patriarch!
Es hat mir freilich noch von alledem ...»

Würde die ungewohnte Situation die Interpretation der Rolle weiterbringen? Wenn ja, wie?

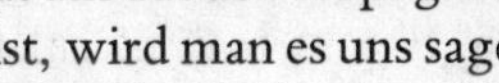

75

Havelock Sholmes verließ fröhlich das Büro seines Freundes, des Scotland Yard-Inspectors LaRue. Der Beamte hatte ihm einige Tips für bestimmte Hotels und Restaurants gegeben.

«Wenn Sie mittelos nach London kommen», hatte er gesagt, «dann gibt es, wie Sie wissen, nur ein einziges Viertel, in dem Sie unterkommen: Soho.»

«Ich lese auch Kriminalromane, aber ich dachte stets, auch im East End könnte man billig wohnen.»

«Aber dazu müßte man sich in London auskennen. Der Mann, den Sie suchen, der tut das sichtlich nicht, oder?»

Havelock Sholmes lachte. «Sie machen mir mit Ihrer Logik Konkurrenz, LaRue.»

«Wir haben auch in Heathrow draußen, am Flugplatz, so ein paar Schlepper, und am Picadilly Circus natürlich noch mehr. Ich kann Ihnen eine Liste von all den Hotels geben, oder sagen wir besser Absteigen, wohin man sie abschleppt. Vielleicht hilft Ihnen das weiter?»

Mit dieser Liste in der Hand verließ Havelock Sholmes den Yard. Zu Hause vertiefte er sich hinein und entschied, im Chinesenviertel anzufangen. Er ging in sein Schlafzimmer und öffnete einen ganz bestimmten Schrank ... Zwei Stunden später trippelte ein kleiner, schlanker, konservativ gekleideter Chinese durch die engen Straßen des Chinesenviertels. Er trug noch eine Andeutung von Zopf und eine chinesische Mütze, wie viele der alten Familien, die zu Anfang des Jahrhunderts nach London gekommen waren und die alten, überholten Bräuche ihrer Heimat dort lebendig hielten, während sie in China schon längst abgeschafft worden waren.

Ein Londoner Bobby beobachtete den Chinesen mißtrauisch. «Wo wollen Sie hin?»

«Kleinel Chinamann sucht gloßes Lestaulant – *Dlagon of Shanghai*.»

«Das *Dragon of Shanghai* – Moment –» schließlich sind ja alle Londoner Bobbies bekannt für ihre Hilfsbereitschaft – «da gehen Sie die nächste Straße links rein, dann zwei – nein, drei Straßen weiter, dann nach rechts, wieder erste links – und das vierte Haus ist es.»

«Danke sehl.»

Und der Chinese trippelte weiter, den angegebenen Weg entlang. Hie und da blieb er stehen, prüfte kurz Speisekarten oder sah sich das eine oder andere Hotel, die eine oder andere Pension an, betrat auch mal eine chinesische Wäscherei, die er eifrig dienernd wieder verließ. Vor dem *Dragon of Shanghai* straffte sich seine Gestalt ein wenig, aber als er eintrat, fiel sie wieder zusammen. Das Restaurant war eingerichtet wie viele Chinarestaurants – hier waren es Plastikdrachen, die überall an der Wand angebracht waren. Die Tische waren niedrig und aus schwarzem Holz. Salz und Pfeffer, die unerläßlichen Zutaten jedes Restauranttisches in Großbritannien – egal, wo man hingeht, das Essen ist nie gewürzt – standen auf den Tischen, daneben aber noch scharfes Chilipulver und Sojasauce. Papierservietten lagen an jedem Platz, auch Stäbchen und eine nicht allzu saubere Gabel. Der Chinese verbeugte sich vor dem italienischen Oberkellner, der ebenfalls ein chinesisches Gewand trug, und frug: «Ist fül den unwüldigen Besuchel noch ein kleines Plätzchen flei?» Der Kellner wies wortlos auf einen der leeren Tische. «Danke velbindlichst», setzte sich der Chinese. Der Kellner warf ihm die in braune Plastik gebundene Speisekarte hin. Die einzelnen Seiten waren eingerissen und braunfleckig. Der Chinese überflog sie kurz. «Eine Leistafel Hoang-Ho, bitte, fül den almseligen Besuchel des eleganten Lestaulants.»

Der Kellner merkte den Spott in der Stimme des Chinesen nicht und verschwand. Ein anderer, ein junger Chinese, brachte eine kleine Kanne Jasmintee.

«Del unwüldige Besuchel hat ein Flage.»

Der junge chinesische Kellner blickte ihn an.

«Ich möchte – das heißt, del unwüldige Besuchel möchte den ehlenwelten Helln Sheng Shue-lang splechen. Ob das wohl möglich wäle? – Sagen Sie dem ehlenwelten Helln noch, daß ihn ein Fleund aus del Butchel Stleet splechen will – das wild sein Kommen beschleunigen.»

Kopfschüttelnd verschwand der junge chinesische Kellner in der Küche. Wer war der merkwürdige Besucher – und was hatte er mit Dr. Borg zu tun?

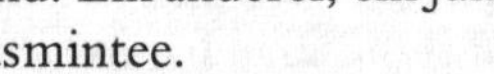

«Womit kann ich dienen?» Der Besitzer des *Dragon of Shanghai* sah wesentlich gepflegter aus als sein Restaurant. Er trug einen britischen Maßanzug, der durchaus aus der Bond Street stammen konnte, italienische Schuhe und ein Lächeln wie aus einer Zahnpastareklame. Seine Sprache klang weich und fast akzentfrei.

«Del nichtswüldige Besuchel splicht mit Besitzel des gloßzügigen Lestaulants?»

«Ja.»

«Möchte sich ehlwüldigel Besitzel nicht zu nichtswüldigem Besuchel setzen?» Sheng Shue-lang war etwas verwirrt und zögerte, den angebotenen Stuhl anzunehmen. Da packte ihn eine feste Hand am Arm, und eine Stimme zischte in sein Ohr: «Möchten Sie sich nicht setzen, bester Sheng?»

Der Besitzer war überrascht. «Sie, Sholmes? Ich hätte Sie nicht erkannt.»

«Kleine Velwandlungstaktik des nichtswüldigen Detektivs – wie geht's, Sheng?»

«Und warum das Theater?» setzte sich der Restaurateur.

«Ich ziehe Erkundigungen ein.»

«Gegen wen?»

«Ich suche gemand. Und man hat mir gesagt, Sie wüßten etwas über ihn.»

«Ach ja?»

«Ein Deutscher.»

«Es kommen viele Deutsche hierher. Sie haben alle zuviel Kriminalfilme gesehen. Soho ist nicht mehr, was es war.»

«Manche Restaurantbesitzer von Soho sind es noch, auch wenn sich ihre Aktivitäten verlagert haben, nicht wahr?»

«Ich weiß nicht, von wem Sie sprechen?»

Havelock Sholmes lachte. Sheng Shue-lang war einer der Könige von Londons Unterwelt, einer, an den man nicht herankam, der sich abgesichert hatte, sich hinter einem Imperium von chinesischen Restaurants versteckte, von Restaurants, die zudem, ohne von besonderer Qualität zu sein, gut gingen. Die englische Küche macht es anderen Nationalitäten leicht, erfolgreich zu sein. Sholmes und Sheng kannten sich seit Jahren und achteten einander. Sie gingen sich aus dem Weg, und quasi als Dank dafür half Sheng hin und wieder mit einem kleinen Tip aus.

«Machen wir es kurz – bedauerlicherweise habe ich wenig Zeit. Hier.» Er reichte dem echten Chinesen ein Foto. «Dieser Mann – Sie müssen ihn gesehen haben. Ich nehme an, Sie wissen, daß man ihn sucht.»

«Leute, die mich nicht interessieren, sind hinter ihm her. Man hat mich gefragt.»

«Und?»

«Wir Asiaten gelten als schweigsam. Wir sind es, wenn wir es wollen.»

«Ich hoffe, Sie wollen es nicht.»

«Dieser Mann –» Sheng zeigte auf das Foto – «wohnt in einer Pension im Hafenviertel. Sie heißt *Hotel Nelson*. Sie wird von unseren Leuten kontrolliert.» –

Wenig später trippelte ein kleiner Chinese durch das düstere Londoner Hafenviertel. Niemand beachtete ihn, dort war man an seltsamere Gestalten gewöhnt, und niemand schaute auch auf, als der kleine Chinese eine billige Absteige betrat. Neben einem halb aus der Wand gebrochenen Klingelknopf stand zu lesen *Hotel Nelson*. Der Chinese schüttelte ob dieser Schmähung des britischen Seehelden vorwurfsvoll den Kopf und weckte den Portier mit einem fast etwas zu kräftigen Schlag auf die Klingel am Tresen.

«Was 'n los?» fuhr der halbbetrunkene Penner auf, der hier abends und nachts den Portier spielte.

«Bitte, bei Ihnen wohnt jungel Deutschel – kann ich splechen mit deutschem Gast?»

«Hau ab, dreckiger Chink!» brummte der Portier und wollte sich wieder zur Ruhe zurücklehnen.

«Vielleicht gibt del weiße Mann Antwolt auf bescheidene Flage des nichtswüldigen Gastes?» Der Portier grunzte nur. Aber das Grunzen ging in Röcheln über. Der kleine Chinese hatte den weißen Fettwanst mit seiner nervigen Hand am schmuddeligen Kragen gepackt und preßte seine Gurgel zusammen.

«Almes Chinamann waltet auf Antwolt – wenn keine Antwolt kommt, kleines almes Chinamann muß globe weiße Gulgel zusammendlücken, ja?»

Der Portier stammelte eine Zimmernummer: «Zimmer 17!» Der Chinese bedankte sich höflich: «Unbedeutendel Gast des bedeutenden Hotels sagt danke!» und stieg die knarrende Treppe hoch. Würde Havelock Sholmes Dr. Borg antreffen – und würde er ihn vor den beiden Mafiosi retten können?

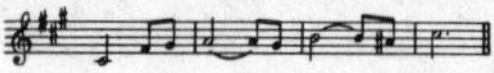

77

Ein Beobachter wäre verwundert gewesen, wie lautlos der kleine Chinese, hinter dessen Maske wir allein Havelock Sholmes, den berühmten Detektiv, wissen, die knarrende Treppe des billigen Hotels hochstieg. Wie eine edle Katze bewegte sich der Meister, und wie bei einer Katze waren auch seine Sinne besonders geschärft. So hörte er früher als jeder andere hinter der Tür zu Zimmer 17, das Dr. Borg bewohnte, drei Männerstimmen. Er schlich heran und lauschte. Der Dialog, den er hören konnte, war interessant.

Eben sagte Dr. Borg: «Aber ihr wißt, was mir seinerzeit der Conciliatore gesagt hat, er hat mir den Friedenskuß gegeben.»

«Der Conciliatore, das ist lange her, *dottore*. Wir arbeiten jetzt für jemand anders.»

Eine kichernde Stimme fiel ein: «Ja, nämlich für ...»

«Schnauze, *bestia!* Es tut mir leid, *dottore,* aber Ihre Zeit ist endgültig abgelaufen, *il camino e finito!*»

Dr. Borg war sehr verwundert. «Aber was habe ich getan? Warum?»

Olio sprach beruhigend auf ihn ein: «Das wissen wir nicht, *dottore,* wir wollen es nicht wissen. Es ist Geschäft, mehr nicht.»

«Die Saiten, *compadre.*»

«Hier, *amico.*»

«Arrivederci, dottore!»

Im selben Moment warf sich der kleine Chinese mit aller Macht gegen die Tür. Das billige Holz splitterte, und der Chinese fiel mit der Türfüllung in das winzige Zimmer. Die beiden Männer in den Nadelstreifenanzügen, die sich eben mit ihren Klaviersaiten über den jungen, sympathischen Frauenarzt hermachen wollten, sprangen erschrocken zurück. Der Chinese kam schneller wieder auf die Füße, als es der menschlichen Sprache zu schildern vergönnt ist, und versuchte, mit zwei harten Karateschlägen die beiden Angreifer ins Land der Träume zu schicken. Die beiden italienischen Professionals erkannten, daß sie gegen den kleinen Chinesen wohl keine Chance hätten, und rannten davon. Der Chinese verfolgte sie nur bis zum Treppenabsatz. Er schaute ihnen befriedigt nach und wandte sich wieder an Dr. Borg, der röchelnd seinen Hals hielt. «Das war Hilfe in letzter Not. Wer sind Sie?»

«Sind Sie Dr. Borg?»

«Ja.»

«Sholmes ist mein Name, Havelock Sholmes. Verzeihen Sie meinen Aufzug, aber das war die einzige Möglichkeit, Sie zu finden.»

«Mich zu finden?»

«Und gerade rechtzeitig, wie mir scheint. Wer waren die beiden unfreundlichen Herren?»

«Zwei Killer», brachte der junge, gepflegte Arzt sein Äußeres wieder einigermaßen in Ordnung. «Sie heißen Aglio und Olio, werden *I solisti romani* genannt, ihr Handwerkszeug ist –»

«Eine Klaviersaite, ich habe es gesehen. Ich habe über die beiden schon gehört. Von einer jungen Dame.» Dr. Borg fuhr herum. «Eine gewisse Frau Peschke. Ich werde Sie zu ihr bringen. Kommen Sie. Vorher fahren wir noch auf einen Sprung bei mir vorbei, ich möchte mir wieder etwas europäischen Touch geben, ehe ich Sie ins *Ritz* begleite. Ich fürchte, so läßt man mich dort nicht hinein. Wir sind ein rassistischer Staat, müssen Sie wissen. Nur wenn Sie sehr reich oder sehr verrückt sind, haben

Sie als Farbiger bei uns eine Chance.» Als der kleine Chinese Dr. Borg beim Portier vorbeiführte, zuckte der angstvoll zusammen. Der kleine Chinese blieb stehen. «Wülde weißel Mann uns ein Taxi holen?»

«Ja – äh – Sir, natürlich, sofort.»

So kam es, daß wenige Minuten später Marilyn Peschke in ihrer Suite im *Ritz* Dr. Julius Borg wieder in die Arme schließen konnte. Doch wie schon im Bischofsbrücker Krankenhaus merkte der junge Arzt, daß Marilyn verwandelt war. Vor Havelock Sholmes wollte er sie allerdings nicht nach dem Grund ihrer Verwandlung fragen.

«Mr. Sholmes», wandte sich Marilyn an den Detektiv, der sich bescheiden zurückhielt, «wie kann ich Ihnen danken?»

«Versuchen Sie es mit Geld?» schlug Sholmes vor.

Marilyn errötete. «Ach ja, Ihr Honorar – wir haben nicht darüber gesprochen.» Sie ging zum Tisch und holte ihr Scheckbuch aus der Handtasche. Aber Sholmes winkte ab. «Wenn Sie gestatten – ich schicke Ihnen eine Rechnung. Wir haben Spesensätze, auch in unserem Beruf. Allerdings sehr hohe. Außerdem war es eine Freude, für Sie zu arbeiten, die wir jetzt nicht durch Geld verringern sollten. Leben Sie wohl. Wenn Sie Ihre Tante sehen, grüßen Sie Lady Knickerbocker von mir.»

Fast lautlos verschwand der große Detektiv.

War Dr. Borg jetzt in Sicherheit – oder warteten neue Gefahren?

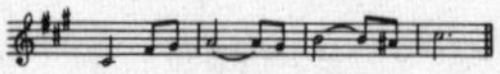

78

«Bin ich darum aus der Welt geschieden, ich
Für mich, um mich für andre mit der Welt
Noch erst recht zu verwickeln?»

deklamierte der Redaktionsleiter von Radio Bischofsbrück.

Hans-Günther Hoimel grunzte zufrieden. «Ausgezeichnet! Diese Sprachgewalt!»

«Ich glaube, ich habe da ein Steckenpferd entdeckt!»

«Schade, daß der Tempelritter nicht hier ist, Bruder Bonafides! Wie schön könnten wir jetzt weiterproben – die neue Konzeption!» Hans-Günther Hoimel hatte sich inzwischen in langen Gesprächen mit Dr. Fehler nicht nur dazu entschlossen, den Nathan von hinten und im Schlamm zu spielen, sondern auch noch allen Schauspielern die Hände zu binden, damit die Gewalt der Sprache besser zum Tragen käme.

Dr. Fehler schmerzte immer noch die Schläfe und noch viel mehr die Scharte, die sie in der Kneipe erlitten hatten. «Wenn nur mal jemand Kontakt mit uns aufnehmen würde – ich wüßte zu gern, was man von uns will. Die Scharte, die wir in der Kneipe erlitten haben, würde ich zu gern auch wieder auswetzen!»

Sein Wunsch schien sofort Wirklichkeit zu werden, denn knarrend öffnete sich eine eiserne Tür. Etwas Licht fiel in die Zelle, jemand näherte sich mit einer Laterne. Die beiden Gefangenen bemerkten, daß es der zungenlose Wirt der Kneipe war, der lautlos lachend die Fesseln der beiden nachprüfte.

Obwohl er wußte, daß er stumm war, bestürmte Dr. Fehler ihn: «Was wollen Sie von uns? Sie können uns doch nicht ewig hier festnageln?»

«Sie wissen doch, daß er stumm ist!» ertönte von der Tür her eine weiche, fast akzentfreie, aber eben doch fremdländische Stimme. «Es ist also besser, Sie wenden sich an mich.» Dr. Fehler versuchte, den Fremden zu erkennen, sah aber nur dessen verschwommene Umrisse.

Hoimel stellte eine Frage: «Und wer sind Sie?»

«Stellen Sie eine bessere Frage.»

«Was wollen Sie von uns?»

«Darf ich die Frage zurückgeben – was wollen Sie von mir?»

«Ich verstehe Sie nicht.»

«Was haben Sie bei uns gesucht?»

Ohne Umweg antwortete Dr. Fehler: «Oh, gestatten Sie, daß ich da einmal ausnahmsweise ohne Umweg antworte: nichts.»

«Lügen Sie mich nicht an. Sie haben sich mit zwei Männern angelegt. Warum?»

Hoimel wunderte sich immer mehr. «Mit welchen Männern?»

Doch Dr. Fehler hatte seine Benommenheit abgeschüttelt und war wieder auf Zack. «Moment – lassen Sie mich da mal ein Korsett einziehen. Sie meinen die beiden Italiener?»

«Ja.»

«Also, wenn ich mal einen Kurzdurchlauf machen darf, das sind Killer, nicht wahr, von dieser, dieser Mafia, ja?»

Die Stimme des fremden Fragers wurde eine Idee interessierter. «Mafia? Sind Sie da ganz sicher?»

«Ganz sicher. Und aller Voraussicht nach, also festgeklopft habe ich das noch nicht, sind die beiden hinter einem Freund her, und diesen Freund suchen wir auch.»

«Mafia, wirklich?» wiederholte der Frager. «Das wissen Sie ganz genau?»

«Da sind wir ganz sicher, daß wir alles wissen, Herr Hoimel?» Dr. Fehler lebte auf. Er war ein Mensch, der sich nicht wohl fühlte, wenn er nicht auf jede gestellte Frage antworten konnte.

«Ganz sicher, Bruder Bonafides», bestätigte Hoimel, der auch eine gewisse Erleichterung verspürte, weil der Fremde nicht mehr so einsilbig war. Der forderte die Bischofsbrücker auf: «Dann kommen Sie mit.»

Der stumme Wirt machte die Fesseln an den Füßen der beiden Gefangenen los und schubste sie hoch. Dr. Fehler, der natürlich starke Durchblutungsstörungen hatte, sackte wieder weg. «Mir brechen die Flügel – helfen Sie mir!»

Mit einem rohen Griff riß ihn der Wirt hoch.

«Sie werden mir einiges Interessante zu erzählen haben, denke ich», sagte der Fremde.

Wo hinein waren Dr. Fehler und Hans-Günther Hoimel da geraten? Würden Sie da auch wieder herauskommen? Handelt es sich bei dem Fremden gar um Sheng, den heimlichen König von Soho?

79

Von Zeit zu Zeit lädt die deutsche Botschaft wichtige Personen aus Wirtschaft, Kultur und Politik in ihre Londoner Residenz. Ein solcher Empfang soll sowohl der Verbreitung deutschen Kulturgutes und Lebensgefühles dienen – zum letzteren gehören deutsches Essen und deutsche Musik –, als auch vor allem der Kontaktpflege und dem gegenseitigen näheren Kennenlernen. Der Botschafter hatte es sich deshalb nicht nehmen lassen, Marilyn Peschke einzuladen, als er erfahren hatte, daß die Ehefrau eines Bundesministers in London weilte. Im Lauf der Unterhaltung wurde Marilyn mit den Repräsentanten Deutschlands in London und einigen besonders interessanten Gästen bekannt gemacht: als die ersten Cocktails gereicht wurden, stand sie neben Howard Fitz-Roy Esq., einem jungen Schnösel, der seinerzeit das Oxford-Cambridge-Rennen gewonnen hatte und jetzt vom Vermögen seiner Eltern lebte, und *the honorable* Rupert Wallingford, einem pensionierten Obersten, der noch in Indien gekämpft hatte und die Erinnerung daran pflegte: «Kandahar, das waren noch Zeiten, hat die gute alte Monarchie noch was erlebt.»

Müde winkte Fitz-Roy Esq. ab: «Was ist das schon. Was ist übriggeblieben? Dekadenz, nichts als Dekadenz. Neulich redet mich mein Schneider an und vergißt das ‹Sir› – ich bitte Sie!»

«Früher hätten wir solchen Gesindel mit der Reitpeitsche gezüchtigt! Das erinnert mich an ein hübsches Erlebnis am Khyber-Paß ...» Ein asthmatischer Hustenanfall unterbrach den alten Herrn. «... auch nichts für Damen, befürchte ich. Oh, die alte Lady ruft! Bis später dann, gnädige Frau, bis später – hoffe, Sie haben eine schöne Zeit in London!» Ächzend humpelte der ehrenwerte Rupert Wallingford in eine Ecke, wo seine bessere Hälfte seiner harrte.

Howard Fitz-Roy Esq. hüstelte nervös. «Gräßlich, diese alten Herrschaften mit ihren ewigen Geschichten aus Indien. Viel spannender fände ich, wenn ich erführe, wo ich einen anständigen Schneider herbekomme. Ich bin nämlich bei Hofe eingeladen, müssen Sie wissen. Ein kleines intimes Dinner, nur 300 Personen, alles erster Stall.»

Marilyn, die nicht wußte, was sie sagen sollte, lächelte verlegen. Der Esquire hob eine Augenbraue. «Komische Leute sind heute eingeladen. Na ja, Sie verzeihen, es ist nicht persönlich gemeint, die Deutschen haben eben keinen Geschmack mehr. Das heißt, haben wohl nie welchen gehabt.»

Drei Herren näherten sich den beiden, einer in der eleganten Uniform eines hohen argentinischen Luftwaffenoffiziers, ein anderer im kleidsamen, wenn auch die etwas zu kleine und etwas zu starke Figur betonenden Frack und ein Dritter im Gewand eines hohen anglikanischen Würdenträgers.

Fitz-Roy machte die Herrschaften bekannt. «Oh, gestatten – interessante Runde hier versammelt – darf ich vorstellen, mein guter alter Onkel, der ehrenwerte Algernon Douglas-Carrington –»

«Hallo, Fitzi, wie geht's dir, alter Junge?»

«Bestens, Onkelchen, bestens. Du hast Besuch?»

«Oh, Verzeihung – darf ich bekannt machen?» Der anglikanische Würdenträger deutete eine Verbeugung an. «Dies ist Generalmajor José Luis Paella y Valencia von der argentinischen Luftwaffe.»

«Gnädigste – erfreut!» machte der Generalmajor eine zackige Bewegung ganz im alten preußischen Stil – man merkte eben, wo die argentinischen Militärs ausgebildet worden waren.

«Und das – äh – ist ein alter Schwei – ich meine deutscher, ein deutscher Freund – Hans Lukas Stützler.»

«Guten Abend, gnädige Frau.»

Wie kam Jean-Luc Stützli, der von der Polizei und der Mafia gesuchte Bankier, in seiner deutschen Verkleidung in die feine Gesellschaft?

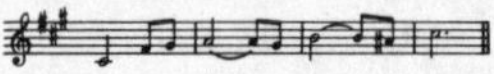

80

«Guten Tag, Herr – äh – Stützler ...» stammelte die schöne junge Frau verwirrt. Ihr Gegenüber behielt die Fassung.

«Gnädige Frau, sehr erfreut.» Er beugte sich zu einem feuchten Handkuß herunter. Während er seine Lippen auf ihre kühle Hand drückte, flüsterte er aus den Mundwinkeln: «Ich muß Sie sprechen – in zehn Minuten im Kaminzimmer.»

Marilyn war immer noch beinahe sprachlos. Der argentinische Offizier nahm ihr die Mühe ab zu antworten. «Zu reizend, Gnädigste kennenzulernen. Bin ein alter Bewunderer Ihres Mannes.»

«Sie – Sie kennen meinen Mann?»

«Habe ihn mit einer Wirtschaftsdelegation kennengelernt. Höchste Geheimhaltungsstufe, Sie verstehen?»

Marilyn verstand. Sie wußte, daß ihr Mann mit einer Delegation in Argentinien gewesen war, kurz vor dem Falkland-Konflikt. Es hatte damals böse Gerüchte gegeben, das Wort «Atombombe» war gefallen, dabei hatte es sich, so versicherten die Delegationsteilnehmer und die zuständigen Ministerien, nur um ein ziviles Kraftwerk gehandelt. Zu dem Bankenkonsortium, das dabei finanziell kräftig mitgeholfen hatte, gehörte auch der Banco di Ponte Episcopale. Auch Jean-Luc Stützli war in Argentinien dabeigewesen.

Generalmajor Paella brachte ein Kompliment an. «Leider haben nicht alle deutschen Politiker das Format und den Durchblick Ihres Mannes, gnädige Frau.»

«Leider.»

Der Argentinier bemerkte die Ironie in Marilyns Wort nicht. Er geleitete sie höflich zur Tür des Raumes, als sie erklärte, einen Bekannten zu suchen. In der Tür drehte sich Marilyn um und fing den Blick des Schweizer Bankiers auf. Sie nickte ihm kurz zu. Paella y Valencia war dieser Blickkontakt nicht entgangen. «Gnädigste kennen Herrn – äh – Stützler?»

Marilyn schaute ihn erstaunt an. Im Gesicht des Offiziers zeigten sich keinerlei Anzeichen von Mißtrauen. Und doch hatte sie das Gefühl, daß er sie beobachtete. Er küßte ihr galant die Hand, nachdem sie kurz verneint hatte, und verbeugte sich. «Ich hoffe, wir sehen uns einmal wieder in weniger Gedränge als hier – vielleicht auf meiner Hazienda, gemeinsam mit Ihrem werten Herrn Gemahl?»

«Vielleicht», verließ Marilyn den Raum. Im Kaminzimmer standen ein paar Gruppen von Besuchern herum. Marilyn kannte keinen von Ihnen. Sie schaute auf die Uhr, als Jean-Luc Stützli wieder zu ihr trat. «Ich habe Sie hoffentlich nicht warten lassen?»

«Was wollen Sie von mir?»

«Hilfe.»

«Vor der Polizei? Ich bin eine gesetzestreue Bürgerin.»

«Wirklich?» höhnte der Bankier. «Bei Miezen-Rudi klang es anders.»

«Daß Ihre Geldgeschäfte aufgeflogen sind ...»

«Das wäre das wenigste. Hören Sie –» drängte er sich an sie heran – «da ist noch etwas anderes. Eine – eine Vereinigung, eine Art Loge, nennen Sie das, wie Sie wollen ...»

«Eine Verschwörung?»

«Nicht direkt.»

«Was habe ich damit zu tun?»

«Sie nicht, Frau Peschke, aber Ihr Mann.»

«G. R.?»

«Er hängt mit drin.»

«Das sieht ihm ähnlich.»

«Sie müssen mir helfen.»

«Und wie?»

«Sie wissen, daß mein Leben bedroht ist, ja? Ich weiß, daß Sie hier mit einem Mann sind und daß da auch Journalisten dabei sind. Das ist meine letzte Chance. Ich muß Ihre Freunde sehen.»

«Wann?»

«So schnell wie möglich.»

«Und wo?»

Jean-Luc Stützli nannte den Namen eines vornehmen Londoner Restaurants. Marilyn nickte.

Was sie nicht sahen: in der Tür stand der argentinische Offizier. Generalmajor Paella y Valancia nickte ebenfalls, als er die beiden ins Gespräch vertieft fand und hielt einen der vorbeieilenden Diener an. «Wo ist ein Telefon, von dem ich unbelauscht sprechen kann?»

Wen wollte der Argentinier anrufen? Stand das Gespräch in Verbindung mit den Ängsten Jean-Luc Stützlis?

81

Die Tatsache, daß Hottah Hegel bislang noch keine Nachricht von Dr. Fehler und dem Bischofsbrücker Schauspieldirektor Hoimel hatte, beunruhigte den gewieften Moderator sehr. Auch als er mit Marilyn und Dr. Borg an dem vorbestellten Tisch bei *Bentleys* Platz nahm, mußte er dieser Beunruhigung verbalen Ausdruck geben. «Ja, äh, also, ich meine, wißt ihr – diese beiden, warum haben sie sich noch nicht gemeldet?»

«Vermutlich sind sie auf eine Spur gestoßen und immer noch hinter Aglio und Olio her!» mutmaßte die schöne junge Frau, die nicht wissen konnte, daß Hoimel und Dr. Fehler sich in der Gewalt einer Verbrecherbande befanden.

Und Dr. Borg vermutete: «Vielleicht erfahren wir über Stützli etwas.»

Auch zu diesem Problem fehlte Hottah Hegel die letzte Klarheit. «Was mir nicht ganz klar ist, warum wollte er uns alle sehen? Warum überhaupt, ich meine ...»

«Ist doch ganz klar, Hottah. Er hat gemerkt, daß Marilyn ihn erkannt hat und hat die Flucht nach vorn angetreten.»

In diesem Punkt war Marilyn anderer Meinung, ein Anzeichen für ihre veränderte Beziehung zu Dr. Borg. «Ich glaube eher, daß es etwas damit zu tun hat, daß Hottah ein Journalist ist. Ich glaube, er will uns etwas übermitteln ...»

Dr. Borg sah seinen Freund an, dessen schläfrige Augen halb geschlossen auf die Speisekarte stierten – oder besser durch sie hindurch. In diesem Moment betrat der Schweizer Bankier den

Saal. Er entschuldigte sich bei Marilyn und ihren Freunden für sein Zuspätkommen. «Ich muß mich entschuldigen, daß ich zu spät bin. Ich wurde – aufgehalten. Ich zog es vor, einen kleinen Umweg zu machen, ich war mir nicht ganz sicher. – Haben Sie schon gewählt?»

Und als die drei anderen verneinten, fuhr er fort: «Eines der wenigen Restaurants in London, in denen man anständig essen kann. Nicht zu vergleichen natürlich mit dem Kontinent, aber es wird einem nicht übel, und der Fisch ist sogar ausgezeichnet.»

In einer Ecke verzehrten zwei Herren – einer davon trug einen eleganten Kilt – mit Wohlbehagen fette Austern. Sie streuten sich dick Pfeffer über die Tiere und schlürften sie genußvoll hinunter.

«Wie schmecken eigentlich Austern?» frug Hottah Hegel, der die Herren bei ihrem Tun beobachtete.

«Wie Schnupfen mit Zitrone!» lachte der Schweizer Bankier, der trotz seiner unangenehmen Lage – wer wird schon gern von Mafiakillern gejagt? – nicht die gute Laune verloren zu haben schien. «Ich rate Ihnen zu Fisch!»

Er bestellte für alle große Dover-Seezungen, in Butter gebraten, mit frischem Spinat. Als er zum Spinat Knoblauch verlangte, schaute ihn der Kellner an, als habe er ihm ein unanständiges Angebot gemacht. Als sie den eiskalten Chablis probierten – Stützli kostete ihn: «Der Wein läßt sich sehen. Ich verstehe das nicht, so gut gepflegter Wein in England und so gräßliches Essen!» –, gossen sich die beiden Briten, die sich an den Austern verlustiert hatten, gerade etwas warmes Wasser in einen hundert Jahre alten Cognac.

«Und was wollen Sie von uns?» wollte Dr. Borg jetzt endlich wissen.

«Mit Ihnen essen. Und Ihnen etwas geben.» Er holte aus der Innentasche seines eleganten Sakkos einen dicken Briefumschlag hervor. Er reichte ihn Hottah Hegel. «Für Sie!» Hottah Hegel wog den Umschlag in der Hand. «Was ist da drin? Geld?»

«So etwas Ähnliches. Papiere. Wichtige Papiere. Ich möchte Sie bitten – kenne ich Sie doch als gewieften Rechercheur und wachen Journalisten –» Hottah Hegel gähnte und stierte ihn an

«– falls mir etwas passieren sollte, etwas – Außergewöhnliches, Sie verstehen, dann wäre ich nicht uninteressiert, wenn der Inhalt dieses Kuverts einer breiteren Öffentlichkeit bekannt gemacht werden würde. Sagen wir, es ist eine Lebensversicherungspolice.» Stützli lächelte und nahm einen Schluck des eiskalten Weines. «Vielleicht, gnädige Frau, wäre es nicht uninteressant, wenn Sie Ihrem Mann Mitteilung machen würden, daß unser wachsamer Freund hier im Besitz des Kuverts ist? Ich könnte vielleicht ruhiger schlafen.»

«Mein Mann und ich ...»

«Ich weiß. Aber man wird doch noch einmal miteinander sprechen.»

«Ich hoffe nicht», warf Dr. Borg finster ein.

Marilyn wollte noch wissen: «Und Sie haben hier keine Angst, ich meine ...»

«Ich glaube nicht, daß man mich so schnell finden wird. Zum einen bin ich gut untergebracht, zum anderen habe ich Freunde hier, die auf mich aufpassen. Sie haben den Generalmajor kennengelernt?»

«Diesen Paella y Valencia?»

«Ja, Frau Peschke. Ich war ihm oder sagen wir: seinem Land einmal gefällig. Auch er ist eine Lebensversicherungspolice.»

Marilyn wollte etwas sagen, aber sie schwieg. Auf sie hatte der Offizier ganz anders gewirkt.

Was hatten Stützli und der Argentinier miteinander zu tun? Was war in dem Kuvert?

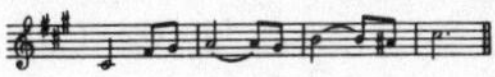

82

Jean-Luc Stützli hatte sich nach dem Essen schnell entfernt. Er hatte nichts mehr von Belang erzählt, nur *small talk* betrieben und ein wenig aus der Finanzwelt geplaudert. Auch Hottah Hegel hatte sich verabschiedet, um das Kuvert in einem Banksafe zu deponieren – er erfüllte sich damit einen alten Wunschtraum, einen Safe in der Bank of England zu besitzen. So waren Marilyn und Dr. Borg zum erstenmal wieder allein. Sie waren beide etwas verlegen.

«Laß uns unten in der Bar Platz nehmen», bat Marilyn ihn hinunter. In der kleinen Bar am Fuß der Treppe, die zum Restaurant hochführte, war wenig Platz. Zwischen den vielen Geschäftsleuten, die zu Mittag hier bei *Bentleys* in der Swallow Street, einer kleinen Seitengasse der Regent Street, ihren Lunch einnahmen, fanden sich auch Touristen vorwiegend aus Japan, dazu Schotten in Kilts, Araber und Inder der gehobenen Klasse. Marilyn steuerte auf ein kleines Tischchen zu und bestellte zwei Cognac.

«Ich muß unbedingt mit dir sprechen!» nahm Dr. Borg neben ihr Platz.

«Ich weiß.»

«Och – äh – na ja, ich weiß nicht recht, wie ich anfangen soll.»

Marilyn lächelte traurig – und doch war in ihren dunklen Augen so etwas wie der Schimmer eines fernen Glücks zu finden. «Soll ich anfangen – oder du?»

Dr. Borg zögerte. «Ich zögere – aber vielleicht ist es einfacher, wenn ich ein paar Sätze sage.» Der Kellner brachte die beiden Cognac und stellte eine Karaffe heißes Wasser daneben. «Neulich», nahm Dr. Borg den Faden wieder auf, «in der Klinik, du warst so verändert.»

«Und du?» nippte sie an ihrem Glas. Jeder der beiden verstand wortlos, was der andere sagen wollte, und keiner traute sich, es laut auszusprechen.

«Ich habe dort etwas begriffen, etwas, was unbewußt immer in mir deutlich war.»

Marilyn half ihm. «Mir hat es Mutter Maria von den Heiligen Wassern gesagt. Das heißt: es ist mir klargeworden, weil sie mich darauf gestoßen hat.»

«Ich gehöre zu Diana, zu meiner Frau – und zu meinem kleinen Sohn!» brach es aus Dr. Borg heraus. «Dort ist mein Glück und mein Zuhause.»

Marilyn nickte. «Ich weiß. Ich wußte es schon vor dir. Ich war wie eine Einbrecherin. Ich habe mit dir gespielt, weil ich es mit meinem Mann nicht mehr ausgehalten habe – und dann wurde mehr daraus. Aber ich bin bei euch beiden eingebrochen, in euer Glück. Und ich weiß jetzt, daß ich mich wieder zurückziehen muß.»

Ihre Stimme war klar und einfach wie kaltes Bergwasser. Sie jammerte nicht, klagte nicht an, war nicht wehleidig – sie sprach einfach aus, was sie fühlte.

«Aber – ich meine, was soll jetzt werden?»

«Du weißt es doch selber, Julius. Du gehst zurück, wenn hier alles vorbei ist, zu deiner Frau, wo du hingehörst. Zu deinem Sohn.»

«Und du?»

Marilyn zuckte die Achseln.

«Du kannst doch nicht zu ihm zurück, oder?»

«Zu G. R.? Auf keinen Fall. Ich würde es nicht ertragen.»

«Und was dann?»

«Mutter Maria hat mir einen Weg gewiesen, den ich gehen kann. Ich werde aus deinem und seinem Leben treten, ich werde überhaupt aus dem Leben treten ...»

Dr. Borg, der sie mißverstanden hatte, sprang auf. «Marilyn! Du – du wirst doch nicht ...»

«Nein, Julius, nicht wie du denkst!» beruhigte ihn die traurige, wilde Schönheit. «Anders. Du wirst es rechtzeitig erfahren und sehen, daß mein Entschluß richtig war.»

Sie nahm seine Hände und hielt sie ganz, ganz fest. Eine Träne glänzte in ihrem Auge. «Ich möchte dir danken, Julius. Du warst der erste Mann, der anständig zu mir war, der mich nicht ausgenutzt hat. Ich bin vielleicht auch viel zu schlecht für dich, du gehörst zu Diana, der Frau, die in ihrer Güte dir gleicht. Es tut mir leid, was ich angerichtet habe, daß ich zwischen euch getreten bin. Ich hoffe, ich habe es wiedergutgemacht.»

Sie gab ihm einen dezenten Kuß auf die Wange, Tränen netzten sein Gesicht. «Nur scheint mir jetzt wichtiger zu sein, Dr. Fehler und Herrn Hoimel zu finden.»

Was hatte Marilyn vor? Würden sie die beiden Gefangenen finden?

Der Radio BB-Chef und der Bischofsbrücker Schauspieldirektor fühlten sich wesentlich wohler als in dem Loch, in dem sie zunächst gefangengehalten worden waren. Sie saßen im Büro ihres Entführers, eines elegant gekleideten Chinesen. Nur die breitschultrigen Bewacher an den beiden ledergepolsterten Türen zeigten an, daß sie Gefangene waren. Der Chinese lehnte sich hinter dem großen, blankpolierten Schreibtisch zurück und überlegte. «Und wenn ich Ihnen glaube?»

Dr. Fehler sagte mit Nachdruck: «Ich habe diesmal die ganze Wahrheit gesagt, wirklich.»

«Wenn ich Ihnen glaube – nur, für Sie macht das keinen Unterschied.»

«Können Sie sich nicht damit einverstanden erklären?»

«Das schon, nur wie gesagt ...»

Dr. Fehler schluckte. Ihm schwante Böses. Der Chinese – es war unser alter Bekannter Sheng Shue-lang, der Restaurantbesitzer und heimliche König Sohos – der Chinese winkte einen der Gorillas heran und flüsterte mit ihm.

Dr. Fehler wandte sich besorgt und leise an Hans-Günther Hoimel: «Hoffentlich erleben wir keine faustdicke Überraschung.»

«Es sieht nicht gut aus!» flüsterte der Schauspieldirektor zurück. «Nach allem, was ich je im Kino gesehen habe, können sie uns nicht laufenlassen.»

Sheng sah wieder auf und lächelte die beiden an. «Es tut mir leid, meine Herren. Ich glaube Ihnen. Aber dennoch – ich muß Sie bitten mitzukommen ...»

Dr. Fehler stellte sich ahnungslos. «Oh, unternehmen wir einen kleinen gemeinsamen Spaziergang?»

«Der vielleicht schneller enden wird, als sie glauben», lächelte der Chinese böse.

Dr. Fehler lief es kalt den Rücken hinunter. Er ahnte, daß hier sein Todesurteil ausgesprochen worden war. Er wollte etwas einwenden, da klingelte das Telefon.

Sheng hob ab. «Ja? – Gut. Grüßen Sie den Generalmajor von

mir. – Danke.» Er legte auf. «Ein argentinischer Freund. Kommen Sie!» befahl er kurzangebunden. Die beiden Gorillas geleiteten mit gezückten Pistolen Dr. Fehler und Hans-Günther Hoimel hinaus. Sie führten sie lange Gänge und enge Treppen hinunter. Es wurde kälter und feuchter und begann zu stinken. Hoimel vermutete: «Scheint's geht's in Richtung Themse.»

Sheng schüttelte den Kopf. «Wir haben ein ausgeprägtes Kanalnetz in London. Sie können Kilometer unter der Stadt laufen, ohne nach oben zu kommen. Oder schwimmen!» setzte er ironisch hinzu. Hans-Günther Hoimel keuchte. Sheng öffnete eine schwere, eiserne Tür. Sie standen in einem großen Gang, ähnlich dem Schacht einer Untergrundbahn. Brackig schwappte stinkendes Wasser an die Wände. Sie waren im Londoner Kanalnetz angekommen. Ein Boot war am Rand vertäut. Ratten huschten pfeifend hin und her. Im Wasser schwamm Dreck, Unrat und Undefinierbares. Dr. Fehler schnüffelte. «Pfui Deibel!»

«Die Menschen sind selbst für diesen Gestank verantwortlich, mein Lieber.» Der Chinese verbeugte sich. «Unser kleiner gemeinsamer Spaziergang ist hier zu Ende. Es tut mir leid, daß unsere Bekanntschaft so kurz war und für Sie so unerfreulich enden muß. Aber Sie verstehen sicher – es gibt Dinge, die man nicht wissen sollte. Wer sie weiß, bezahlt.»

«Hören Sie –» mischte sich Hans-Günther Hoimel ein – «hören Sie, ich weiß nicht, wovon Sie reden. Wir wissen es nicht, wir waren nur in einer Kneipe und sind dort überfallen worden. Sie haben uns hierhergeschleppt, wir sind bereit, das zu vergessen. Lassen Sie uns gehen, und niemand wird mehr davon sprechen.»

«Sie täuschen sich, mein lieber Herr Hoimel. Sobald Sie hier heraus sind, werden andere Herren einer anderen Partei ...»

«Sprechen wir lieber von Bande, oder?»

Sheng zuckte die Achseln. «Wie Sie wollen. Jedenfalls werden Kollegen von der anderen Seite nur darauf warten, bis Sie hier heraus sind. Und dann werden Sie sehr wohl reden – dort hat man auch Methoden, Sie zum Sprechen zu bringen. Und Sie haben von uns zu viel gesehen.»

Dr. Fehler begriff – sie waren in einen Bandenkrieg der Londoner Unterwelt geraten. Es gab für sie kein Zurück mehr. Er, der Wortgewaltige, schwieg deshalb – er wußte, jede Phrase war zuviel. Sheng gab seinen beiden Gorillas einen Wink. Sie entsicherten die Pistolen. Im selben Moment wurde die schwere Stahltür aufgerissen.

Wer riß die Stahltür auf? War es Rettung oder bedeutete es neue Gefahr? Müssen wir von unseren Freunden endgültig Abschied nehmen?

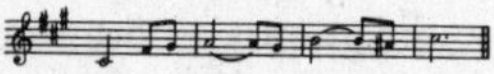

84

Herein stürzte der stumme Wirt. Er gestikulierte wild auf Sheng Shue-lang ein. Der nickte kurz. Sein Gesicht war zu einer grausamen Maske verzerrt. «Macht Schluß mit den beiden – wir haben es eilig!»

Die beiden Gorillas hoben die Pistolen. Zwei Schüsse ertönten, aber nicht etwa auf die Herzen unserer beiden Helden gerichtet, sondern weiter oben, im Treppenhaus hinter der stählernen Tür. Diesen winzigen Moment der Ablenkung nutzten Dr. Fehler und Hans-Günther Hoimel. Sie warfen sich auf die beiden Bewaffneten und stießen sie um. Hans-Günther Hoimel griff nach einer der Pistolen und richtete sie auf den Chinesen. «Keine Bewegung – sonst ist es aus mit Ihnen.»

Sheng fluchte schmallippig. Er hob langsam die Hände. Der stumme Wirt machte es ihm nach. Die beiden Gorillas taumelten wieder auf, auch Dr. Fehler kam wieder auf die Beine.

Hoimel hatte die Situation fest im Griff. «An die Wand da – nein, Sie nicht, Bruder Bonafides. Nur die anderen! Machen Sie das Boot los!» Er deutete auf das vertäute Ruderboot. Dr. Fehler gehorchte. «Wir steigen jetzt da ein. Ich glaube, es ist besser, Sie machen keine Bewegung, solange wir noch in der Nähe sind – es könnte zu Ihrem Nachteil geraten!» Er bückte sich und warf die

Pistole des zweiten Gorillas in die Fluten. «Steigen Sie ein!»

«Kleinigkeit – für mich als Norddeutschen hat Wasser Balken!» Dr. Fehler sprang mit einem Satz in das Boot, das gefährlich zu schaukeln begann. Er konnte sich gerade noch niedersetzen und an den beiden Rudern festhalten. Hans-Günther Hoimel folgte ihm, die schwerkalibrige Waffe immer noch auf Sheng gerichtet. Dr. Fehler packte die Ruder und ruderte los. Die beiden verschwanden in den Dunstschwaden des Kanals. Sheng riß sich herum und fluchte. Er zog die Pistole und gab den Gorillas ein Zeichen. «Weiter vorn ist ein Boot. Weit können Sie nicht kommen! Hinterher!»

Inzwischen waren die Kampfgeräusche hinter der stählernen Tür lauter geworden. Maschinenpistolensalven waren zu hören, Schreie, Flüche, einzelne Schüsse. Der Wirt riß die Tür auf und hastete neben Sheng die Treppe hoch. Die beiden Gorillas rannten in die angegebene Richtung davon.

Inzwischen suchten Dr. Fehler und Hans-Günther Hoimel so etwas wie einen Ausgang aus der Unterwelt. Sie fuhren langsam an den gekachelten Wänden entlang, aus denen unaufhörlich Wasser und Schlimmeres sickerte.

«Ich sehe kein Licht am Ende des Tunnels – wir tapsen völlig im Dunkeln! Soll ich das Ruder herumreißen, möchten Sie eine neue Marschroute ausgeben, Herr Hoimel?»

«Irgendwo muß man hier doch rauskommen! – Pst, seien Sie mal still!»

Dr. Fehler hörte auf zu rudern. Lautlos glitt das Boot im brakkigen Wasser weiter. In weiter Ferne waren Geräusche zu hören. «Was ist das?»

«Hört sich an wie ein anderes Boot . . .»

«Freunde? Die Polizei?»

«Sicher eher die beiden Kerle von dem Chinesen . . .»

In diesem Moment fiel Dr. Fehler etwas Wichtiges ein: «Habe ich mich übrigens schon ausführlich und ausdrücklich dafür bedankt, wie Sie die Lage vorhin aus dem Feuer gerissen haben? Ich hätte ein Faß aufmachen wollen vor Begeisterung!»

«Keine Ursache – ich habe einfach aus einem Edgar Wallace-Film zitiert, das hilft immer weiter in solchen Situationen!»

Das Rudergeräusch war näher gekommen. Hans-Günther Hoimel, der in diesen Stunden der Gefahr über sich selbst hinausgewachsen war, übernahm abermals die Initiative. «Wir müssen weg – kommen Sie!»

«Ich lege mich noch mal in die Riemen, wie wir Wasserratten sagen!» Und in der Tat ruderte Dr. Fehler wie ein Wilder davon. In den Dunstschwaden war allerdings nicht viel zu sehen – außer den Ratten, die hin und wieder über den Kanal schwammen. Es mußte Millionen von ihnen hier unten geben.

Plötzlich zeigte Hans-Günther Hoimel nach vorn. «Da! Bruder Bonafides – da!»

In der Wand waren eiserne Haken eingelassen, einer über dem anderen. Es schien eine Treppe zu sein – allerdings war oben nirgendwo so etwas wie Helligkeit zu sehen.

«Es könnte ein Gully sein – wir müssen es wagen!»

Sie vertäuten das Boot an der untersten Sprosse und begannen hochzuklettern. Dr. Fehler ächzte – solche körperlichen Anstrengungen war er nicht mehr gewohnt. «Hoffentlich kommen wir aus der Zone der Unsicherheit auch heraus. Das wäre noch mal einen Kraftakt wert!»

«Wird es nicht heller?»

Und so kam es, daß ein Bobby, der ruhig am Picadilly Circus seinen Dienst versah und Touristen über die Straße geleitete, plötzlich wie vom Donner gerührt stehenblieb. Aus einem Gully direkt vor ihm streckte sich eine schmutzige Hand empor.

«By Jove! The third man!» Es war, als ob eine Melodie durch die Luft flog ... Die Hand schloß sich um das Gitter und drückte es langsam nach oben. Der Polizist beugte sich ebenso langsam herunter. Er suchte seine Pfeife und steckte sie in den Mund ... Wem gehörte die Hand? Waren Dr. Fehler und Hans-Günther Hoimel in Sicherheit?

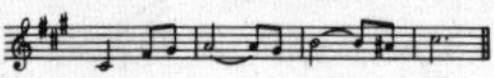

85

Inspektor LaRue von Scotland Yard nahm den täglichen Rapport im Kreis der Kollegen sehr ernst. So auch diesmal. Er sah sich unter den Berühmtheiten des Yards um: vorn thronte Superintendent Roderick Alleyn, neben ihm saßen die Inspektoren Lestrade, Battle und Parker. LaRue schilderte, wie die beiden völlig verschmutzten Deutschen aufgefunden worden waren. «Zur Stunde, meine Herren, kämmen wir gerade das Chinesenviertel durch. Der Ort ihrer Gefangennahme muß unbedingt gefunden werden. Wenn wir schon wieder soweit sind, in unserem guten London Frankfurter Verhältnisse zu haben ...»

Ein Bobby betrat den Raum und flüsterte dem Inspektor etwas ins Ohr.

«Sehr gut. – Meine Herren, es scheint, wir haben den Tatort gefunden. Es handelt sich um das *Dragon of Shanghai,* ein Chinarestaurant mitten in Soho. Sie gestatten, daß ich mich an der Spitze meiner Leute dorthin aufmache.»

So kam es, daß Inspektor LaRue, neben Dr. Fehler und Hans-Günther Hoimel, vor der verschlossenen Tür des *Dragon of Shanghai* auftauchte. Niemand in der Umgebung hatte etwas gesehen, niemand etwas gehört.

«Aufbrechen!» befahl der Kriminalpolizist.

Dr. Fehler versagte niemandem einen wohlgemeinten Rat: «Lassen Sie mich an mein *ceterum censeo* erinnern – vergessen Sie nicht, daß die Kerle bewaffnet sind!»

«Wir haben Erfahrung mit solchen Bandenkriegen!» beruhigte der Polizist den Rundfunkmann, während schwere Schläge das Haus erschütterten. Die zerbrechlich aussehende Tür war in Wirklichkeit aus Eisen. Schließlich aber gab sie nach. Die Polizisten – an die Bobbies waren ausnahmsweise Schußwaffen ausgegeben worden – drangen schnell ein. Im Haus herrschte gespenstische Stille. LaRue knipste das Licht an. Das Restaurant war leer. Die Tische gedeckt, aber niemand saß an ihnen.

«Dort!» zeigte der Inspektor auf die Tür zum Geschäftszimmer des Besitzers. «Wir wollen nachsehen!»

Die Tür war unverschlossen. «Das ist der Raum, eindeutig!» rief Hans-Günther Hoimel, als er die Ledersessel sah. «Da saß der Chinese – um Himmels willen! Da sitzt er noch!»

Der Chinese saß tatsächlich auf seinem Stuhl, die Pistole in der Hand. Er starrte die Eindringlinge aus weitaufgerissenen Augen an. Aber Sheng Shue-lang konnte nichts mehr sagen und nichts mehr tun. Er war tot.

«Nichts anrühren!» Vorsichtig sah der Inspektor sich um. Auf dem Boden lag ein zweiter Toter mit weit geöffnetem Mund. Er hatte keine Zunge – es war der stumme Wirt aus *Ye Old Buquaneer Taverne,* der die beiden Deutschen gefangengesetzt hatte. Die schwere Stahltür zu den Treppen, die hinunter ins Kanalsystem führten, war nur angelehnt. Auf den Treppen lagen weitere Leichen, grotesk zugerichtet, mit Pistolen und Maschinenpistolen in der Hand.

«Klare Sache!» befand der Inspektor. «Eine Bandenrache, ein Bandenkrieg. Die eine Bande ist ausgelöscht worden.»

«Stehen Sie mir mal mit meiner Logik zu Seite!» winkte Dr. Fehler, dem leicht übel war, den Inspektor zur Leiche des Chinesen. «Ist das da – ich meine, ist das üblich in den Kreisen der hiesigen Unterwelt oder gibt Ihnen das ein Fremdkörpergefühl, wenn Sie diese Nahtstelle betrachten?»

Der Inspektor trat heran und schaute sich das an, was Dr. Fehler ihm zeigte. «Das ist absolut ungewöhnlich, Herr Doktor – wenigstens hierzulande. Das habe ich noch nicht gesehen in London. Was ist das? Ein Draht?»

«Eine Klaviersaite!» sagte Dr. Fehler und fiel in Ohnmacht. Sheng Shue-lang war, wie auch der stumme Wirt, nicht erschossen worden wie die anderen, sondern mit einer Klaviersaite erwürgt worden.

Waren etwa Aglio und Olio, die beiden Mafiakiller, an diesem Bandenkrieg beteiligt? Bedeutete das neue Gefahr für Dr. Borg?

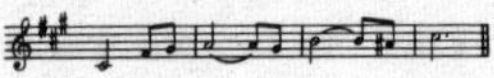

86

Dr. Fehler beendete die Erzählung seiner jüngsten Abenteuer mit der Ankündigung: «Dies ist nur als Ankündigung, ich kann es nicht ganz ausfüllen, aber ein paar Takte darüber möchte ich verlieren – die *responsibility* liegt meines Erachtens eindeutig bei Aglio und Olio.»

Dr. Borg, der neben Dr. Adalbert Fehler durch den St. James-Park schlenderte, blieb auf der kleinen Brücke stehen, die den See überspannt. Von dort hat man einen der schönsten Blicke in ganz London. Auf der einen Seite leuchten die Kuppeln von Whitehall, dreht man sich um, fällt der Blick auf den majestätischen Buckingham-Palast. Gleich um die Ecke auch ist das *Ritz* zu finden, in dem die beiden untergebracht waren. «Aber welche Rolle spielte die Mafia in diesem Bandenkrieg?»

«Vielleicht wecken wir die falschen Hunde, aber dies war eindeutig die Handschrift der beiden.»

«Ich weiß nicht mehr, was ich davon halten soll!» nahm Dr. Borg den unterbrochenen Spaziergang wieder auf. «Ich sehe nur eine Möglichkeit, mich zu rehabilitieren – Stützli.»

«Einen anderen Merkposten möchte ich in Erinnerung rufen – Aglio und Olio!»

«Ich muß beweisen, daß ich mit der ganzen Sache nichts zu tun habe – gut, die beiden Mafiosi, das wäre eine andere Spur, aber ich glaube, es ist besser, ich kreuze ihren Weg nicht noch mal. Die andere, das ist eindeutig Stützli – seine Machenschaften müßte ich entlarven, dann wäre ich wieder frei und könnte nach Hause zu Weib und Kind!»

«Das ist ein sehr ehrgeiziges Unternehmen, das uns lange in Atem halten würde.»

«Verdammt!» kickte der junge, sympathische Frauenarzt ein paar Kiesel weg. «Verdammt! Jetzt habe ich einen Sohn, und wie lange habe ich ihn gesehen? Ein paar Minuten! Und jetzt, wo ich den Weg zu meiner Frau wieder zurückgefunden habe – was ist daraus geworden? Ein kurzer Besuch im Krankenhaus!»

Dr. Fehler versuchte den Gynäkologen zu trösten. «Wenn wir eine letzte Kraftanstrengung unternehmen ...»

«Mir ist nur nicht ganz klar, wer alles hinter Stützli her ist – es kann doch nicht nur die Mafia sein.»

«Darüber sollten wir von allen Seiten offen reden!»

Sie setzten sich auf eine Bank im Park und schauten den spielenden Kindern zu. Es gab Dr. Borg jedesmal einen Stich ins Herz, wenn eines der Kindermädchen aus der Nachbarschaft einen Kinderwagen mit einem Neugeborenen vorbeifuhr. Aber es war für ihn jetzt wichtig, seine Gedanken zu konzentrieren. «Die Mafia – gut, er hat wohl Gelder der Gesellschaft unterschlagen. Merkwürdig sind auch diese Verbindungen zu den argentinischen Offizieren ...»

«Ein argentinischer Offizier hat sich damals in der Kneipe mit Aglio und Olio getroffen!» erinnerte sich der Radio BB-Chef. «Ist das noch nicht an Ihr Ohr gedrungen? In meiner Synopse ist das eine der Möglichkeiten, die wir integrieren können.»

«Also Argentinien? Und welche Rolle spielt dieser Douglas-Carrington, mit dem ihn Marilyn gesehen hat?»

«Ich glaube, das Problem können wir nicht zwischen Tür und Angel lösen.»

«Ich wette, die Lösung ist in dem Kuvert enthalten, das Stützli Hottah gegeben hat – ich hätte es gleich aufmachen sollen.»

Und Dr. Fehler erzählte Dr. Borg von dem Telefongespräch mit Minister Peschke, in dem dieser ihm gedroht hatte, es werde Konsequenzen haben, wenn Radio BB sich weiterhin um die geplante Zuckerfabrik kümmern würde.

«Peschke!» fluchte der sympathische Frauenarzt. «Peschke! Hat er denn überall seine Finger dazwischen?»

Dr. Fehler kicherte. «Ich weiß nicht, ob ich allein stehe, wenn ich das für möglich halte – mich würde es nicht wundern, wenn er hier auch noch auftauchte!»

Dr. Borg stand fluchend auf und schlenderte weiter. Dr. Fehler folgte ihm. «Was gedenken Sie zu tun?»

«Mich mal bei den hiesigen Journalisten umhören, in der Fleet Street – vielleicht erfahre ich da etwas Neues.» Dr. Borg hätte es einfach haben können. Hätte er sich eine deutsche Zeitung gekauft, hätte er im Wirtschaftsteil über die Reise lesen können, die den deutschen Umweltminister Dr. h. c. Gerd-Rüdiger Peschke nach Großbritannien führte.

Was wollte Dr. Borgs Intimfeind auf der Insel? Würde er die verwickelte Lage noch mehr komplizieren?

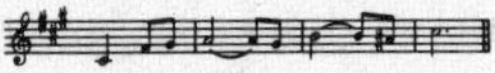

87

Jean-Luc Stützli konnte nicht wissen, daß sein letzter Tag angebrochen war, deshalb befand er sich in glänzender Laune, die sogar so gut war, daß er sich nicht mehr über den grauenhaften geräucherten warmen Fisch ärgerte, der ihm jeden Morgen zum berühmten englischen Frühstück vorgesetzt wurde.

«Schönes Wetter, was?» sagte er zu Algernon Douglas-Carrington und zerschnitt das beidseitig in Nierentalg gebratene Spiegelei, von dem ein säuerlich-widerlicher Geruch aufstieg. Er schenkte dünnen Tee ein und biß herzhaft in ein labbriges Brötchen, das er mit dünner Orangenmarmelade mit Ingwer bestrichen hatte. Der anglikanische Würdenträger nickte bedeutungsvoll. «Jeder Tag, wie ihn Gott gibt, jeder Tag, wie ihn Gott nimmt, nicht wahr, lieber Bruder?»

Igor, das Faktotum des verblichenen Dr. Frankenstein aus Bischofsbrück, jetzt auf wundersame Weise in den Dienst Douglas-Carringtons gelangt, servierte seinem Herrn eine Portion Cornflakes. «Und der Herr Stützler, möcht er noch einen Tee oder möchte ihm der reichen, den ich bisher serviert hab?»

«Danke, danke, das reicht. – Äh, ich muß ein wenig telefonieren, ungestört, wenn's geht – wo kann ich?»

«Nehmen Sie doch den Apparat in meinem Schlafzimmer, lieber Bruder.»

«Mechte der Herr Stützler mir jefälligst folgen?» Igor humpelte voran, die steilen Stufen ins Schlafzimmer des Würdenträgers hoch. Es war spartanisch eingerichtet, ein paar Zeichnungen männlicher Akte – Stützli vermutete zumindest die Schule Raffaels – waren der einzige Schmuck, den Algernon Douglas-Carrington sich gestattete. Igor wies auf das Telefon. Der Apparat war mit dunkelgrünem Brokat verkleidet. «Möchten Sie einfach abheben und wählen – mehr ist nicht nötig, ja?» Igor humpelte hinaus.

Jean-Luc Stützli stürzte sich in das langwierige Abenteuer, in London eine Fernleitung zu bekommen. Es dauerte einige Zeit, dann hatte er seinen Gesprächspartner am Apparat.

«Ja – hier von Kuebel, Oberst von Kuebel – wer dort?»

Stützli grinste vor sich hin, als er die Stimme seines Logenbruders, des ehemaligen verdienten Kampffliegers und treuen Paladins des Führers, erkannte. «Hier ist Bruder Stützli, Bruder von Kuebel.»

«Oh ...» entstand eine Pause am anderen Ende der Leitung. «Und ich meine, womit kann ich dienen, lieber Bruder – in der Stunde der Gefahr?»

«Einer großen Gefahr, lieber Bruder, einer größeren, als ihr vielleicht wißt bislang.»

«Ach – und wieso?»

«Es wäre vielleicht für die anderen Brüder von Interesse zu erfahren, daß ein gewisses Kuvert mit gewissen Listen sich in treuen Händen befindet. Diese treuen Hände würden im Falle meines Ablebens – vor allem, wenn dieses Ableben durch ungewöhnliche Umstände hervorgerufen würde – das bewußte Kuvert öffnen. Ich halte das für eine gefährliche Sache, nicht, Bruder von Kuebel?»

Der Oberst am anderen Ende der Leitung, im fernen Bischofsbrück, schluckte. «Das – ich meine, dieses Mißtrauen, Bruder Stützli ...»

«Mißtrauen? Ich schütze mich gegen, sagen wir, Verräter, undichte Stellen oder was auch immer. Fern liegt es mir, Mißtrauen der Loge A 5 gegenüber auch nur anzudeuten. Ich wollte dich nur über das Kuvert informieren, lieber Bruder. Grüße an die anderen Brüder.» Der Bankier lachte ausgesprochen dreckig, als er auflegte. Oberst von Kuebel mußte verwirrt sein – das war auch richtig so. Das Damoklesschwert der geheimen Liste mußte ständig über der Loge schweben, man wußte sonst nie, was einigen Logenmitgliedern einfallen könnte. Fröhlich zündete sich Jean-Luc Stützli die letzte Davidoff seines Lebens an.

Es klopfte. Igor betrat das Schlafzimmer. «Verzeihung, Herr Stützler, nämlich, man hat das für Sie abjejeben.»

Er reichte einen Brief herüber. Stützli riß ihn auf und überflog ihn. Achtlos warf er ihn in den Papierkorb, sagte «Danke sehr!» und verließ den Raum und das Haus. Mühselig beugte sich Igor zum Papierkorb und holte den zusammengeknüllten Brief wieder heraus. «Treffpunkt Themse – na so was!» las er laut vor, schüttelte den Kopf, sah sich den Absender an – das Wappen der argentinischen Botschaft war nicht zu übersehen. Er brachte den Brief zu Algernon Douglas-Carrington.

Der erbleichte, als er ihn sah. «Eine Verbindung mit dem Vatikan, schnell!» verlangte er.

Igor humpelte zum Telefon im Arbeitszimmer und hob ab. «Möchte das sein die übliche Nummer?»

Douglas-Carrington nickte. «Die übliche Nummer. Den Monsignore. Und zwar schnell.»

Jean-Luc Stützli hatte unterdessen seinen letzten Spaziergang angetreten.

Welche Verbindungen bestanden zwischen wem? Wer alles war hinter Stützli her? Wird das Gewirr jemals zu entflechten sein?

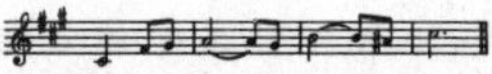

88

Der junge, sympathische Frauenarzt hatte sich vorgenommen, heute rechtzeitig mit dem Pub Crawling zu beginnen. Pub Crawling, darunter verstehen die Londoner das «Krabbeln» von Pub zu Pub. Um 11 Uhr machen die Pubs auf. Fürs erste schließen sie um drei, öffnen dann wieder um fünf und machen endgültig dicht abends um 11. So wollen es die Licensing Hours – an die selbst die Queen sich zu halten hat. Wer rechtzeitig mit dem Pub Crawling beginnt, schafft an einem guten Tag etwa 30 Pubs, was rund 2 Prozent aller möglichen Pubs Londons ausmacht.

Als der junge, sympathische Frauenarzt das Taxi verließ, das ihn in die Fleet Street gebracht und vor dem *Ye Olde Cheshire Cheese,* Fleetstreet 145, abgesetzt hatte, kam er erst gar nicht in Verlegenheit, seinen Plan umzustroßen und spazierenzugehen: es nieselte, und die Kuppel der nahegelegenen St. Pauls Cathedral verschwand im Nebel. Er eilte in den Pub – doch dieser Pub war, anders als er erwartet hatte, bereits brechend voll. Mühsam schob er sich an den Bier trinkenden Männern vorbei und orderte eine Halbe: *«Half a pint, please.»*

Der Mann hinter dem Tresen nickte nur kurz und reichte ihm ein vollgeschenktes, halb überschwappendes Glas. Offensichtlich hatte einer der Männer bemerkt, daß der blonde, etwas korpulente Brillenträger Deutscher war. *«Very good accent, indeed, Sir.»*

Der junge, sympathische Frauenarzt fühlte sich geschmeichelt. *«Thank you, Sir.»*

«Shit», brauste der rothaarige und pausbäckige, ungewöhnlich lasch gekleidete Brite auf. Sein Nebenmann hatte ihm, nachdem er geschubst worden war, Bier in den Kragen gekippt. Es war nicht leicht, sein Glas an den Mund zu führen, weil man dafür kaum Platz hatte – die Männer standen wie Heringe in der Dose. Eine herzliche, rauhe Atmosphäre vereinte die Anwesenden in sonderbarer Weise. Und im *Ye Olde Cheshire Cheese* war sie rauher und herzlicher als anderswo. Vornehmlich Journalisten trafen sich hier, die bereits am frühen Vormittag von den einzelnen Redaktionen namhaftester britischer Zeitungen ein wenig Zerstreuung suchten.

«Sorry!» Der pausbäckige, rothaarige Engländer entschuldigte sich bei Doktor Borg. «Vermute, Sie sind Deutscher?»

«Ja.» Eigentlich war der junge, sympathische Frauenarzt nicht sonderlich zum Reden aufgelegt, aber so wie die meisten seiner Landsleute versuchte er sich im Ausland besonders höflich zu verhalten. Vielleicht, so dachte er, war sein Gegenüber gar Journalist? Vielleicht sogar ein wichtiger? «Sie sprechen Deutsch?»

«*Oh, boy – my German is very bad.* Ich war Korrespondent in Ihrem Land – aber das ist lange her.»

«Für welche Zeitung arbeiten Sie?»

«Für den *Mirror.*»

Der *Daily Mirror,* die Zeitung mit der höchsten Weltauflage einer Tageszeitung, war nicht zu vergleichen mit dem *Bischofsbrücker Tagesanzeiger.* Das wußte selbst der Gynäkologe Borg. Der *Mirror* lag seit dem Zweiten Weltkrieg eindeutig auf Labour-Kurs.

«Sie haben heute wenig zu tun?»

Der Journalist war höchst verwundert. «*Oh, no.* Wie kommen Sie zu dieser Meinung?»

«Nun – Sie stehen hier in der Kneipe. Mitten am Vormittag.»

«*Germans!* Entschuldigung. Aber jeder englische Journalist verbringt die Hälfte seiner Arbeitszeit im Pub. Das ist die beste Newsbörse, die Sie sich denken können.»

«Interessant.»

«Und wissen Sie, warum Sie die besten Pubs von ganz London in der Fleet Street finden können?»

«Ich höre.»

«Weil unter diesen Pubs hier die Fleet fließt.»

Der junge, sympathische Frauenarzt machte ein verdutztes Gesicht. Er hatte schon viel vom englischen Humor gehört. Und so lag er denn mit seiner Vermutung gar nicht so schlecht, daß hinter diesen Worten jene Zweideutigkeit sich verberge, die ihren Witz auszuzeichnen schien und von den Briten liebevoll *double entendre* genannt wurde. Dr. Borg sagte deshalb vorsichtig: «Ich verstehe nicht ganz.»

«Nun, sehen Sie, was wäre ein *public house* ohne ordentliche Spülung, *you know?*»

Dr. Borg lächelte verkniffen.

«Und wir haben hier die beste Spülung. Was wir rauslassen, kommt direkt in die Fleet und nach ein paar Metern in die Themse. Sie müssen lange suchen, bis Sie einen Pub auf der Welt finden, der Ihnen diesen direkten Service bietet.»

Der junge, sympathische Frauenarzt hatte sich nicht träumen lassen, daß der englische Humor, obwohl er, wie gesagt, eine Ahnung hatte, so skurril ist. Deswegen lächelte er fast ein wenig angewidert. Und sofort schoß ihm Bischofsbrück durch den Kopf. Lag nicht Bischofsbrück auch an einem Bach – dem Knösenbach, und hatte man diesen Bach nicht einst verdolt und lief in diesen Bach nicht auch das Abwasser des einzigen Nachtlokals? Wie dem auch sei – sollte er all das dem Briten erzählen? Er entschied sich, es sein zu lassen. «Es geht wirklich nichts über englische Pubs.»

«Freut mich, daß Sie wissen, was gut ist. Sie entschuldigen mich für einen Augenblick?»

«Ja, natürlich», versicherte Dr. Borg.

«Sie können ja noch zwei Halbe für uns bestellen.» Harvey Cripps, so hieß Doktor Borgs Pubbekanntschaft, verschwand in Richtung Toilette.

Als der junge, sympathische Frauenarzt den Versuch unternahm, zwei Halbe zu bestellen, bemerkte er nicht, wie ein Mann mit Bowler Hat, dunkelgrauem Flanellanzug, weißem Brusttuch und einer dunkelblauen Krawatte ebenfalls in Richtung Toilette ging. Er machte nicht den Eindruck, als ob er ein übliches Bedürfnis habe.

Was wollte dieser vornehm gekleidete Herr auf der Toilette des *Ye Olde Cheshire Cheese*? Würden Doktor Borg und Harvey Cripps das bestellte Bier gemeinsam genießen können? Oder hat im Londoner Nebel bereits ein Drama begonnen, von dem wir alle noch nichts ahnen?

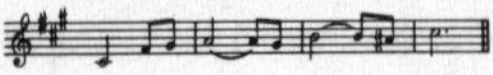

89

England, das große England, und die Engländer – dessen war sich der junge, sympathische Frauenarzt nach dem Konsum mehrerer Biere sicher – beide konnte man richtig nur in einem

Pub kennenlernen. Diese Mischung aus Infantilität, Wichtigtuerei, plumpen Scherzen, Korrektheit und Absonderlichem – sie charakterisierte die Seele des stolzen Inselvolkes eindrucksvoller als alles andere. Was den jungen Gynäkologen jedoch für einen Moment beunruhigte, war die Feststellung, daß in dieser irgendwie sonderbaren Welt Frauen nicht als solche auffielen. Man bemerkte sie nicht. Lag es daran, daß sie sich wie Männer verhielten? Lag es daran, daß nur bestimmte Frauen, vielleicht nur eine Minderheit, Pubs aufsuchten?

Während er im übervollen *Ye Old Cheshire Cheese* seinen Gedanken nachhing, kam sein Pubbekannter Harvey Cripps, Redakteur beim *Daily Mirror,* aufgeregt von der Toilette. «Sagen Sie, alter Junge – aus welchem Nest in Germany kommen Sie eigentlich?»

«Bischofsbrück.»

«Go to hell!» Harvey Cripps starrte ihn entgeistert an.

«Sie kennen Bischofsbrück?»

«Nein – oder doch. Ich war mal da. Aber ich hab da eben . . . Sagen Sie – wie heißen Sie?»

«Borg – Julius Borg.»

Harvey Cripps schien einerseits irgendwie erleichtert, andererseits ein wenig enttäuscht zu sein. «Wär ja auch der dickste Zufall gewesen.»

«Was wär der dickste Zufall gewesen?»

«Ach – ich, ich hab da eben auf dem Lokus einen Tip bekommen.»

«Einen Tip – ich verstehe nicht?» Der junge, sympathische Frauenarzt nahm einen tiefen Schluck aus seinem Bierglas, der jedoch jäh gestört wurde durch das Läuten einer Glocke. Mit feistem Gesicht schaute der Wirt hinter dem Tresen hervor. *«Last order, please!»* Was bedeutete, daß die Schankzeit zu Ende ging und daß nur noch für wenige Augenblicke Neubestellungen angenommen wurden.

Ein heftiges Gedränge vor dem Tresen machte es dem jungen, sympathischen Frauenarzt noch schwerer, sein Glas an den Mund zu führen. «Entschuldigen Sie, wenn ich nochmals frage, was für ein Tip haben Sie denn bekommen?»

«Kennen Sie einen Mister –» er zog umständlich ein Zettelchen aus seiner Jackettasche – «einen Mister Stützli?»

Als der junge, sympathische Frauenarzt den Namen des Bankdirektors hörte, den er ausfindig machen wollte, was ihm in dieser Millionenstadt vorkam wie die Suche nach einer Stecknadel in einem Heuhaufen, verschluckte er sich vor Schreck so heftig, daß er nur mit Mühe antworten konnte. «Ja, ja – ich kenne – ihn. Ich – suche ihn.»

«Schon gut, mein Bester!» Er klopfte ihm kurz, aber fair auf die Schulter. «Vielleicht kann ich Ihnen zeigen, wo er ist!»

«Das wäre – ich bitte – welch ein Zufall ...»

«Wissen Sie mehr über ihn?»

«Nun – er ist ein bekannter Bankier ...»

«Okay. Kommen Sie mit – vielleicht haben wir Glück.» Harvey Cripps machte dem Wirt ein Zeichen. Er ließ anschreiben. Der junge, sympathische Frauenarzt nahm noch einen kräftigen Schluck aus seinem Glas und folgte dem Journalisten. Als sie ins Freie kamen, spürte er, wie sich der Nebel sofort auf seinen Brillengläsern niederschlug. Die St. Pauls Cathedral war, obwohl sie nicht allzuweit weglag, nur schwach im Nebel auszumachen. Harvey Cripps eilte zur Straße – der junge, sympathische Frauenarzt folgte ihm, so schnell es seine Körperfülle erlaubte. Es dauerte nur wenige Augenblicke, bis ein Taxi neben ihnen hielt.

«Bitte nach Ihnen!» Dr. Borg wurde von dem Fleet Street-Journalisten halb hineinbugsiert. Anders als in anderen Taxis der Welt, kann man sich in englische Taxis nicht fallen lassen. In einem britischen Taxi muß man, wenn man blaue Flecken vermeiden möchte, Platz nehmen. Der junge, sympathische Frauenarzt hatte dies im Laufe der vergangenen Tage gelernt.

«Two Friars Bridge!» Der Fahrer verzog keine Miene, als er hörte, wohin die Fahrt gehen sollte.

«Wo fahren wir hin?» wollte Dr. Borg wissen.

«Zu einer Brücke.»

«An der Themse?»

«*Right*. Sie kennen London ja schon ausgezeichnet.»

«Und was machen wir dort?»

«Dort hoffen wir, den Mister ...» Erneut kramte er nach seinem Zettel.

«Stützli!»

«*Yes* – den Mister Stützli zu sehen.»

«Was wollen Sie von Herrn Stützli? Warum interessiert er Sie?»

«Das weiß ich noch nicht. Mein Informant hat mir nur gesagt, es würde sich lohnen, an der Two Friars Bridge Mister Stützli zu sehen. *A famous* Bischofsbrücker, hat er hinzugefügt. Aber bis wir dort sind, können Sie mir ein wenig von ihm erzählen.»

Der junge, sympathische Frauenarzt holte Luft. Sollte er dem Fremden sagen, was er wußte, sollte er ihn – mitten in London – einweihen in die Gesellschaft von Bischofsbrück? Er begann, nicht unwichtige Dinge zu erzählen. Vom Banco di Ponte Episcopale, vom Pokerspiel in Bischofsbrück, von den örtlichen Honoratioren, von der Wirtschaft, vom Zucker und auch vom Fußball. Harvey Cripps hörte aufmerksam zu. Man merkte ihm an, daß es in seinem Kopf arbeitete.

«Halt!» schrie der junge, sympathische Frauenarzt. Er schien außer sich.

Als der Journalist ihn anschaute, kannte er ihn kaum wieder. «Was ist los?»

«Da!» Er zeigte mit zitternder Hand aus dem langsam fahrenden Taxi.

«Stop please!»

Verärgert trat der Taxichauffeur auf die Bremse.

«Da!» Der junge, sympathische Frauenarzt hielt sich schützend die linke Hand vor den Mund.

«Was ist denn los, verdammt noch mal.»

Dr. Borg stammelte: «Diese – Määännner ...»

«Die mit den Borsalinos?»

Der junge, sympathische Frauenarzt nickte. «Aglio und Olio!»

«Mafia?»

«Ja.» Mittlerweile zitterte er am ganzen Leib. Angstschweiß netzte seine Stirn.

«Come on!» Der Journalist öffnete die Wagentür, drückte dem Fahrer einen Schein in die Hand und schubste Dr. Borg hinaus.

Doch als sie ausgestiegen waren, waren die beiden Männer mit den Borsalinos bereits im dichten Nebel verschwunden.

«Das ist die Two Friars Bridge!» kommentierte der Journalist den Standort. «Schau an!» Er zeigte auf eine Traube von Menschen, die man schemenhaft im Nebel sehen konnte. «Kommen Sie!» Sie eilten hinüber. Man hörte lauter werdende Stimmen. Immer wieder beugten sie sich über das Geländer und schauten hinunter, als ob sie die letzten Themsefische nicht versäumen dürften. Als die beiden Männer die Menschenmenge fast erreicht hatten, taten sie es ihnen gleich.

Ein ohnmächtiger Schrei entfuhr dem Mund des jungen, sympathischen Frauenarztes. Er galt dem Mann, der an einem Seil tot von der Brücke hing, mit dem halben Körper im Wasser und mit Ziegelsteinen in den Taschen: Jean-Luc Stützli.

Hatte Jean-Luc Stützli Selbstmord begangen oder war er ermordet worden – und wenn ja – von wem?

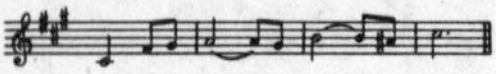

90

Der junge, sympathische Frauenarzt hatte sich den Mantelkragen hochgeschlagen, so hoffte er, würde ihn niemand erkennen können. Denn sein Bild prangte bereits auf der Titelseite der Abendblätter, die die Londoner dem Zeitungsverkäufer am Fuße des Churchill-Denkmals vor dem Parlament förmlich aus der Hand rissen. Dr. Borg wunderte sich, woher die Zeitungen es hatten, wie schnell sie es veröffentlicht hatten – und wer sie überhaupt auf seine Spur gebracht hatte. Er drückte das Kinn fest auf die Brust und erstand ein Blatt. Er überflog es hastig.

«Gesucht im Zusammenhang mit dem Tod eines bekannten Schweizer Bankiers ...»

Es war nirgendwo zu lesen, daß man ihn des Mordes verdächtigte – aber unterschwellig meinte er, diesen Vorwurf aus jeder Zeile herauszulesen. Er faltete die Zeitung zusammen und steckte sie in seine Manteltasche. Er ging zur nächsten Telefonzelle und wählte.

«Peschke», meldete sich Marilyn.

«Ich bin's, Marilyn, hast du die Zeitungen schon gelesen?»

«Ja.» Ihre Stimme klang aufgeregt. «Ich bin ganz aufgeregt – was willst du machen?»

«Ich habe nichts damit zu tun, ich ...»

«Ich weiß. Aber was nun? Willst du dich der Polizei stellen?»

«Nein. Ich denke nicht daran.»

«Aber wir sind hier in Großbritannien, das ist anders als bei uns, und du ...»

«Nein!» fiel ihr der junge Arzt ins Wort. «Nicht mehr. Hottah muß das Kuvert der Polizei übergeben. Solange werde ich mich verstecken.»

«Es ist Freitag, die Banken haben zu bis Montag.»

«Solange muß ich mich eben verbergen.»

«Aber wo? Das Hotel kannst du nicht mehr betreten, die Polizei war schon hier.»

«Ich fahre aufs Land, dort werde ich weniger auffallen.» Dr. Borg bemerkte nicht, daß er im Begriff war, den Fehler so vielen Helden aus vielen Kriminalromanen zu begehen. Wo war man sicherer als im Gewühl einer Riesenstadt? Wo konnte man leichter untertauchen, als im Moloch London? Ein junger, sympathischer Mediziner, Gynäkologe dazu, mußte doch in jedem kleinen britischen Landstädtchen auffallen wie ein bunter Hund! Aber warum sollte unser Held, dazu noch aus Bischofsbrück, schlauer sein als die vielen anderen, die vor ihm ein ähnliches Schicksal erleiden mußten. Aber – würde sich auch für ihn ein Hercule Poirot, eine Miss Marple, ein Lord Whimsey finden? «Ich nehme den Bus zur Victoria Station – wenn du mich noch sehen willst; oder wirst du verfolgt, Marilyn?»

«Ich komme!» Und sie kam. Sie umarmte ihn, heftig, lange, es war wie ein Abschied, im Gewühl der Menschen, die zu den Vorortzügen eilten, um rechtzeitig zu Hause zu sein.

«Wo willst du hin, Julius?»

«Egal – ich nehme den nächsten Zug.»

Die schöne junge Frau musterte den Fahrplan. «Laß sehen –

16 Uhr 50 Paddington, das ist zu spät – hier!» wies sie auf einen Zug in Richtung Schottland. «Das wäre nicht schlecht. Ich besorge dir eine Fahrkarte nach Glasgow, das fällt nicht auf.»

«Erster Klasse!» rief der Arzt ihr noch nach. Aber Marilyn hatte auch daran gedacht, und selbstverständlich war es eine Fahrkarte der ersten, besten Klasse, die sie ihm überreichte. «Hottah wird alles regeln – wie erfahre ich von dir?»

«Ich melde mich, wenn ich eine Bleibe gefunden habe. Und –» wurde er ernst – «rufe doch Diana an. Sag ihr, was passiert ist.»

Sie waren am Bahnsteig angekommen. Dr. Borg gab Marilyn die Hand. In ihren Augen glitzerten Tränen.

«Sag ihr, daß ich zu ihr komme. So schnell wie möglich. Daß ich es nicht erwarten kann.» Während Marilyn tapfer nickte, brachte er es fertig, der Frau, die ihn auf ihre Art verzweifelt liebte, zu sagen: «Sag meiner Frau, daß ich sie liebe!»

Er schloß die Tür, der Zug fuhr los, der junge Arzt winkte der immer kleiner werdenden weiblichen Gestalt auf dem Bahnsteig noch einmal zu – er konnte nicht sehen, wie sie ihre großen, dunklen Augen hinter einem Taschentuch verbarg. Dr. Borg sank in die gepolsterten, aber ein wenig schmuddeligen Kissen des Erste Klasse-Wagens zurück. Er schloß die Augen, er war müde, todmüde. Er zog den Mantel aus und warf ihn achtlos auf den Sitz. Dabei fiel die Zeitung mit seinem Bild auf der Titelseite heraus. Sein Konterfei lag oben. Er bemerkte es nicht und schlief ein. Würde das Bild Dr. Borg verraten? Würde Hottah Hegel rechtzeitig bei der Polizei eintreffen?

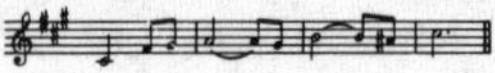

91

Ruckartig hielt der Zug. Dr. Borg wurde nach vorn gerissen. Verwirrt schaute er auf die Uhr. Sie war stehengeblieben. «Verdammt – dabei ist es doch eine Schweizer Qualitätsuhr!»

Ein südländisch aussehender Typ – wie hatte er doch gleich geheißen – Certo oder so – Cerco, glaubte er sich zu erinnern – hatte sie ihm im Strandbad von Bischofsbrück als geschmuggelte echte goldene Uhr verkauft. Vielleicht war der Chronometer doch nicht so wertvoll, wie er damals geglaubt hatte.

Dr. Borg stand auf und öffnete das Fenster. Er hatte keine Ahnung, wie lange er geschlafen hatte. Er sah sich um – der Zug hielt an einem kleinen Bahnhof. Er wunderte sich – ein Schnellzug und in einem solchen Kaff? Der Schaffner war ausgestiegen und redete auf den Stationsvorstand ein. Die beiden waren zu weit weg, deshalb konnte Dr. Borg nicht hören, worüber sie sich unterhielten. Der Schaffner wirkte aufgeregt. Ein dritter Beamter kam und verschwand gleich wieder. Dr. Borg sah ihn im Büro des Stationsvorstehers telefonieren. Der junge, sympathische Frauenarzt trat zurück. Da fiel sein Blick auf die Zeitung, und da er, auch beruflich, schnell zu kapieren gewohnt war, fiel es ihm gleichzeitig wie Schuppen von den Augen. «Die suchen mich!» Er knipste das Licht im Abteil aus und schaute wieder aus dem Fenster. Der dritte Beamte hatte aufgehört zu telefonieren. Die drei warteten sicherlich auf etwas. Dr. Borg griff sich seinen Mantel und zog ihn an. Die Lokomotive pfiff, offensichtlich hatte der Zugführer es eilig. Drei Bobbies betraten den Perron, der Schaffner gab ihnen ein Zeichen – er deutete in Richtung auf Dr. Borgs Wagen.

Dr. Borg hatte genug gesehen. Er eilte aus dem Abteil und öffnete die Wagentür, die dem Perron abgewandt war. So leise wie möglich stieg er aus und schloß die Tür wieder. Im selben Moment fuhr der Zug an. Dr. Borg versteckte sich hinter einem Güterwagen und spähte auf den Bahnsteig: die Bobbies waren wohl eingestiegen, nur noch der Stationsvorsteher stand da und blickte kopfschüttelnd dem Zug nach. Dann verzog er sich wieder in sein Büro, als die Rücklichter des Schnellzugs London–Glasgow in der Nacht verschwanden. Dr. Borg knöpfte seinen Mantel zu, schlug den Kragen hoch und machte sich über die Gleise davon. Ein paar Schritte über leicht sumpfiges Gras, dann war er auf einer Landstraße. Der Mond kam kurz durch die Wolken, Dr. Borg entschied sich für eine Richtung und marschierte los. Nach ein paar Minuten begann es wie aus Kübeln zu regnen. Der junge Gynäkologe fluchte und beschleunigte seine Schritte.

Der Himmel hatte diesmal ein Einsehen mit ihm – nach der nächsten Wegbiegung sah er ein nicht gerade hell, aber doch immerhin erleuchtetes Haus. Er strebte darauf zu und sah das kunstvoll gemalte Schild über dem Eingang: *Bonnie Prince Charlie Inn.* Darunter konnte er sich zwar nichts vorstellen, aber er hörte Stimmengewirr von drinnen und erkannte: «Das muß eine Kneipe sein!»

Er trat ein. Das Stimmengewirr verstummte. Die Gäste des Lokals drehten sich zu ihm um. Es waren alles hagere, knochige, zum Teil hochgewachsene, zum Teil stämmig-kurze Männer mit lockigem Haar und verfilzten, dichten Bärten. Auf dem Kopf trugen sie eine Art Kappe mit einer roten Bommel drauf, sie hatten keine Hosen an, sondern Röcke, vor denen eine Art Umhängetasche baumelte. Ihre Röcke und die Mützen waren alle gleich gemustert, auch die wollenen Kniestrümpfe waren alle von gleicher Farbe, und das grau-grün-rote Karo zeigte sich auch an den Schals, die einige umgelegt hatten. Sie hatten alle Gläser in der Hand, der Raum war rauchig und nicht übertrieben beheizt, das schummrige Licht wurde von einer nackten Glühbirne erzeugt, deren Strahl mit Hilfe eines komplizierten Spiegelsystems auch in die entferntesten Winkel des Raumes gelenkt wurde.

Es gab keinen Zweifel für Dr. Borg: Ich bin in Schottland. Er grüßte freundlich: «Guten Abend, die Herren.»

Einer löste sich aus der Reihe der stummen Rockträger, baute sich vor Dr. Borg auf – er war gut einen Kopf kleiner als der junge, sympathische Frauenarzt –, und fragte: «Wo kommen Sie her? Brite?»

«Nein – Deutscher.»

Was würde diese Selbstbezichtigung Dr. Borgs zur Folge haben – geriet er in neue Gefahren oder war er, wenn auch nur vorläufig, in Sicherheit?

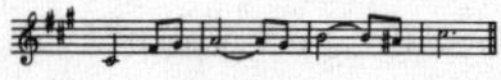

92

«Sind Sie Brite?»

«Ich bin Deutscher.»

«Oder gar ein MacDoodle?»

«Deutscher, wirklich.»

Im selben Moment wurde es wieder laut im sparsam beleuchteten Raum. Die anderen taten, als wäre nichts gewesen.

«Das ist gut. Ich bin Angus MacTavish. Und Sie?»

«Ich bin – äh – Dr. Borg ist mein Name.»

«Ein Quacksalber?»

«Mediziner. Ja.»

«Kommen Sie zu uns!» lud der untersetzte, stämmige Mann den jungen, sympathischen Arzt an die Theke. «Trinken Sie einen Whisky – Sie erleben bei uns die berühmte schottische Gastfreundschaft.»

Er schenkte ein. «Alles MacTavishs, fast der ganze Clan.» Er bestellte eine Lokalrunde. «Eine Lokalrunde – es ist, müssen Sie wissen, Sitte in Schottland –» wandte er sich vertraulich an Dr. Borg und stieß mit ihm an – «daß der Gast die erste Runde zahlt. Wohlsein!»

Die Männer tranken.

«Und was verschlägt Sie ins schöne Schottland?»

Dr. Borg zögerte. «Nun ja, ich ...»

Ein junger Mann in einer Ecke erhob sich. Er trat näher an Dr. Borg heran und betrachtete ihn sich genau. Dr. Borg, der es nicht liebte, angestarrt zu werden, errötete. Der junge Mann nickte und setzte sich wieder. «Was ist?» frug der Arzt seinen Nachbarn, der gerade eine Fliege, die in seinen Whisky gefallen war, auf das Säuberlichste über dem Glas auswrang.

«Das ist Neil MacTavish. Er hat gestern verloren.»

«Das verstehe ich nicht.»

«Jeden Abend losen wir aus, wer am nächsten Tag zum Arzt gehen muß, um sich untersuchen zu lassen.»

«Ist er krank?»

«Kerngesund, nicht wahr, Neil?»

«Ja, Onkel Angus», versicherte Neil.

MacTavish fuhr fort in seiner Erklärung. «Der Arzt hat die einzige Zeitung am Ort abonniert. Die Untersuchung zahlt die Krankenkasse, und derjenige, der sich untersuchen läßt, muß dort die Zeitung gründlich lesen. Dann erzählt er uns, was drinsteht. So sind wir immer auf dem laufenden.»

«Und warum schaut er mich so an?»

«Was ist los, Neil – rede, wie Robert Burns es nicht besser gekonnt hätte.»

Der junge Mann erhob sich und trat vor den müde flackernden Kamin, in dem ein einziges Stück Holz lag. «Die Briten sind hinter ihm her, Onkel Angus. Sie jagen ihn, er muß sich verstekken. Sein Bild ist auf der ersten Seite gewesen.»

«In meine Arme, Freund.» Der Schotte umarmte Dr. Borg und gab ihm einen Kuß auf die Wange. Sein Atem stank nach Alkohol. MacTavish hieb dem jungen Arzt noch auf die Schultern. «Fürchte nichts, Freund – hier bekommen dich die Briten nicht!» Neil schlug vor: «Wir können ihn verstecken, Onkel Angus. Er hat etwa die gleiche Größe wie ich, ich gebe ihm einen Kilt von mir und eine Mütze, das wird gehen.»

«Sehr gut, Neil, sehr gut. Komm, Freund.»

Es war wieder still geworden in der Kneipe. Alle schauten auf Dr. Borg, der erneut und noch heftiger errötete. MacTavish richtete seine stämmige Gestalt auf und wandte sich an die übrigen. «Er ist jetzt einer von den unseren, unser Freund hier. Wir werden auf ihn aufpassen, daß kein Brite die Hand an ihn legen kann. Habt ihr verstanden?»

Es kamen viele zustimmende Zurufe aus der Tiefe des Raumes: «Ja, natürlich, wenn's nichts kostet, gemacht.»

«Wir Schotten geizen nicht mit unserer Zuneigung, Freund. Komm!» Der junge Neil und der alte Angus MacTavish packten den verwirrten Gynäkologen und zogen ihn aus dem Raum.

Würde Dr. Borg bei dem sparsamen, aber stolzen Volk der Schotten so lange unterkriechen können, bis seine Unschuld durch Hottah Hegel bewiesen werden konnte?

Dr. Borg fror ein wenig an den Knien, die bei ihm seit früher Jugend besonders empfindlich waren. Ansonsten gefiel er sich recht gut in dem Kilt und den Kniestrümpfen, die ihm Neil MacTavish zur Verfügung gestellt hatte. Nur die Mütze mit der roten Bommel störte ihn ein wenig, mochte er Kopfbedekkungen doch grundsätzlich nicht besonders ausstehen.

Angus MacTavish nickte ihm anerkennend zu, als er aus dem Haus der Familie trat. «Sehr gut – wie ein richtiger Schotte, was, Neil?» stieß er seinen Neffen an.

«Sei etwas sparsamer mit deinen Komplimenten, Onkel Angus. Jeder sieht ihm zehn Meilen gegen den Wind an, daß er keiner von uns ist.»

«Ach was – die Briten doch nicht!»

«Da magst du recht haben, Onkel Angus.»

In der Ferne waren Klänge eines merkwürdigen Instruments zu hören. Dr. Borg lauschte den fremdartigen Tönen. «Was ist das?»

«Heute ist Sonntag, wir feiern. Wir Schotten feiern immer am Sonntag, während die dummen Briten ihre Kneipen geschlossen halten.» MacTavish spuckte aus. «Ich war mal an einem Wochenende in London – eine Sonderfahrt, da bin ich fast verhungert.»

Er hieb Dr. Borg kräftig auf den Rücken und lachte. «Komm, Freund, wir wollen dir zeigen, wie die richtigen Schotten feiern.» Er hakte sich bei dem jungen, sympathischen Frauenarzt unter. Neil folgte ihnen beiden mit finsterer Miene – er war sichtlich mißtrauischer als sein Onkel. Die Musik, von klagend-winselndem Ton, wurde lauter, als sie sich dem Dorfplatz näherten. Tische und Bänke, von peinlicher Sauberkeit, waren aufgestellt worden. Riesige Whisky-Flaschen standen herum, in großen Töpfen brodelte Eßbares. Ein Mann in einem besonders eleganten Kilt stand auf einer kleinen Bühne, preßte etwas an sich, was aussah wie der Staubbeutel eines altmodischen Staubsaugers, nur kamen aus dem Beutel Pfeifen hervor, die er zu spielen vorgab. Das Winseln wurde lauter.

Die Umstehenden blickten den Mann mit dem Staubbeutel andächtig an.

«Das ist Fergus MacHoodle, unser bester Dudelsackspieler!» erläuterte der alte MacTavish.

«Ach – das ist ein Dudelsack?» frug Dr. Borg.

«Ein herrliches Instrument!» sagte der junge Neil andächtig. «Das möchte ich auch mal spielen können!»

MacTavish erklärte es dem jungen Frauenarzt. «Früher zogen die Dudelsackspieler den Clans voran, wenn sie aufs Schlachtfeld zogen. Das sollte den eigenen Leuten Mut geben ...»

«Verstehe ich nicht!»

«... und den Feind entmutigen.»

«Das verstehe ich!»

«Heute wird zu dieser Musik nur noch getanzt.»

Der junge Neil ergänzte: «Und es gibt Wettbewerbe, Onkel.»

«Richtig.»

Während dieser kurzen Erläuterungen waren von einigen ständig kichernden Mädchen große Schwerter kreuzförmig auf den Boden, der mit Holzbohlen verkleidet war, gelegt worden. Die Mädchen schauten immer wieder zu Dr. Borg hin und kicherten dann noch mehr. Der junge Arzt errötete. «Was – ich meine, was ist so komisch an mir?»

Neil blickte wieder finster drein. «Nichts, Sir, nichts!»

Dr. Borg, dem der leicht aggressive Ton des jungen Schotten aufgefallen war, sagte nichts mehr. MacTavish hieb ihm wieder auf die Schultern. «Ein Tänzchen?»

«Aber ich ...»

«Ist nicht schwer. Komm, Freund!»

Während die Musik wieder mit ihrem klagenden Winseln anhob, zeigte Angus MacTavish Dr. Borg, wie man, die Arme angehoben, den Blick geradeaus, in möglichst rhythmischer und eleganter Form über die Schwerter hüpfte. Nach ein paar Fehlversuchen hatte Dr. Borg es heraus. Es machte viel Spaß. Es wunderte ihn allerdings ... «... daß nur die Männer tanzen!»

«Ist so Sitte bei uns.»

Dr. Borg kam ein wenig ins Keuchen, konnte aber eine Frage dennoch nicht unterdrücken. «Das finstere Schloß da oben, gehört das auch zum Ort?»

«Das gehört den Douglas.»

«Den Douglas?»

«Ein altes Geschlecht, beinahe ausgestorben. Ein Neffe des letzten Douglas wohnt jetzt manchmal dort, er wird der allerletzte seines Geschlechts sein, aus vielen Gründen. Er ist sogar nur über seine Mutter mit den Douglas verwandt. Er nennt sich, obwohl er nur Carrington heißt, Douglas-Carrington. Algernon Douglas-Carrington.» Mitten in der Bewegung blieb Dr. Borg stehen. Der anglikanische Würdenträger, der Jean-Luc Stützli gekannt hatte! Dr. Borg vernahm das winselnde Klagen des Dudelsacks kaum noch, so aufgeregt war er.

Würde über Algernon Douglas-Carrington etwas Licht ins Dunkel um Jean-Luc Stützlis Ermordung kommen?

94

Die Tür wurde lautlos geöffnet, nachdem Dr. Adalbert Fehler vorsichtig die altmodische Klingel betätigt hatte. Eine hohe, schlanke Gestalt in Cutaway stand in der Türfüllung und blickte mißtrauisch und herablassend auf den Radio BB-Chef herab.

«Sir?» zog die Gestalt die rechte Augenbraue einen Siebtel Millimeter in die Höhe.

«Äh – lassen Sie mich in meiner üblichen Unbeholfenheit die Frage ventilieren – ist das der *Queens Club*?»

«Der *Queens Club*, Sir.»

«Und – äh – Sie sind der Leiter?»

Die Gestalt wurde eisig. «Ich bin der Butler, Sir. Primrose ist mein Name.»

Dr. Fehler errötete. Seine Gastritis meldete sich wieder. «Oh, Verzeihung, Mr. Primrose.»

«Nur Primrose, Sir. Nichts weiter. Einfach Primrose. Sind Sie sicher, daß Sie in den *Queens Club* wollen, wirklich, Sir?»

Dr. Fehler machte ein paar eigenartige Verrenkungen, um die Magensäure-Produktion wieder etwas zu verringern. «Ich suche Mr. Pendergast, Horace Pendergast, den Direktor der Bank of England. Ist er hier?»

«Er lebt im Club, Sir. Gewissermaßen.»

«Ich muß ihn sprechen. Dringend – die Zeit brennt mir auf den Nägeln. Gewissermaßen.»

«Das ist zu hoffen. Kommen Sie herein, Sir.» Ohne auch nur einen Hauch laut zu werden oder den Ton zu verändern, putzte der Butler des *Queens Club* mit diesem Satz Dr. Fehler herunter wie einen dummen Jungen. Der Radio BB-Chef fühlte sich auch so, als er durch den holzgetäfelten Gang in den Club-Raum geführt wurde. Schweiß rann ihm in den Kragen.

«Ich werde nachsehen, ob Mr. Pendergast hier ist. Einen Moment, Sir.»

Erleichtert sah sich Dr. Fehler um, als der Butler verschwunden war. Kleine Tische und tiefe dunkelgrüne, etwas abgeschabt wirkende Ledersessel prägten das Bild des verwinkelten Raumes, in dessen Kamin ein Feuer prasselte. Ältere Herren saßen in den Sesseln, lasen, nippten an einem Glas Portwein oder schliefen. Lautlos huschten Diener durch den Raum, brachten da etwas hin, nahmen dort etwas weg, einen Aschenbecher, ein leeres Glas, schenkten nach oder brachten eine neue Zeitung. Ein älterer, dicklicher Herr mit dem roten Gesicht eines kurz vor dem Infarkt Stehenden, der aussah wie ein pensionierter Oberst, saß Dr. Fehler am nächsten und las bedeutungsschwer die *Times*.

Dr. Fehler näherte sich und redete ihn an. «Verzeihung, Sir ...»

Der Angesprochene rührte sich nicht. Dr. Fehler wurde ein wenig lauter. «Verzeihung, Sir ...»

Der Angesprochene ließ die Zeitung sinken und sah auf. Sein Gesicht war womöglich noch röter geworden. Dr. Fehler begann wieder zu schwitzen. «Darf ich mal einen Blick – äh – ein Kurzdurchlauf, ich meine, ein Aufriß – also darf ich mal in Ihre Zeitung – äh ...»

Er verstummte. Das Gesicht des Zeitungslesers verzerrte sich zu einer Grimasse des Staunenes und des Ärgers. Er wurde noch einmal ein paar Grade röter, dann röchelte er: «Primrose! Primrose!»

Katzengleich war der Butler neben ihm aufgetaucht und machte die Andeutung einer Verbeugung. «Mr. Wallingford, Sir?»

«Ein Skandal, Primrose, ein Skandal! Man – hat mich angesprochen!»

Im selben Moment ließen alle die Zeitungen fallen, setzten die Gläser ab oder wachten auf. Alle Clubmitglieder starrten Dr. Fehler an. Der wäre am liebsten unsichtbar geworden. Er murmelte: «Gehe ich in ein Mauseloch oder falle ich lieber in ein Loch?»

Der Butler versuchte, Mr. Wallingford zu beschwichtigen. «Sie dürfen es ihm nicht übelnehmen, Sir – er ist ein Ausländer.»

Der vor dem Schlaganfall stehende Clubgast beruhigte sich wieder. «Kontinent?»

«Ja, Sir.»

«Kein Wunder, das.»

«Nein, Sir.»

Während die anderen Herren sich wieder ihren Beschäftigungen zuwandten, nippen, schlafen, lesen, blickte der Butler Dr. Fehler durchdringend und strafend an. Dessen Magenschmerzen wurden quälender. «Mr. Pendergast erwartet Sie im Sprechzimmer, Sir.»

Er führte Dr. Fehler in einen kleinen Raum. An einem Tischchen saß ein hagerer Mann mit vorstehenden großen gelben Vorderzähnen, langen, streng nach hinten gebürsteten Haaren und einem Monokel im Auge.

«Mr. Pendergast, Sir.»

Dr. Fehler bedankte sich. «Danke – äh, Mr. Pendergast, untröstlich, Sie am Wochenende in Ihrem Club zu stören, nicht, aber es gibt ein paar wichtige Punkte, die ich auf die Tagesordnung zu setzen habe. Es geht nämlich um einen Mord, und die Papiere dazu, Sie wissen, die sind in einem Ihrer Safes verschlossen, und wir müssen sie finden, im Safe, verstehen Sie, um einen Unschuldigen ins richtige Fahrwasser zu bringen, aber wir kommen nicht ran, aber Sie als Direktor sollten doch klarsehen und das Ei des Kolumbus ... ich meine ...»

Unter den strengen Blicken von Direktor Pendergast und des Butlers verstummte Dr. Fehler. Er flüsterte nur noch: «Das Ei des Kolumbus – wenn Sie es bei mir abliefern – ich – äh –»

Würde Mr. Pendergast eine Ausnahme machen und den Safe am Wochenende öffnen lassen. War Dr. Borg dadurch gerettet?

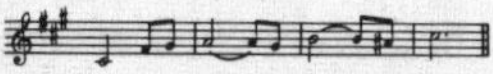

95

Dr. Borg war stehengeblieben. MacTavish wunderte sich: «Was ist, Freund? Warum hörst du auf zu tanzen?»

«Algernon Douglas-Carrington – ich kenne den Mann.»

«Ein Pfaffe.»

«Ist er hier?»

«Keine Ahnung – he, Bridget!» Ein junges, hübsches Mädchen mit strohblonden Haaren und einem sommersprossigen Gesicht, kam herbeigelaufen. «Das ist Bridget MacMuddle, die arbeitet im Schloß, in der Küche –»

«Was ist los, Angus?»

«Ist der Douglas hier?»

«Ja, Angus. Gestern gekommen. Er hat Besuch mitgebracht.»

«Ach – wen? Etwa einen MacDoddle?»

«Keine Ahnung. Er hat uns alle weggeschickt bis zur nächsten Woche. Nur sein Butler ist dageblieben.»

Dr. Borg war mißtrauisch geworden. «Kommt das häufig vor?»

Das junge Mädchen schüttelte den Kopf. «Häufig nicht, aber manchmal.»

«Dann gehen seltsame Dinge auf dem Schloß zu.» MacTavish gab Dr. Borg einen Stoß. «Setzen wir uns und trinken was. Bringst du uns auch zwei Teller, Bridget?»

Das Mädchen sprang davon. Die beiden Männer nahmen an einem der Tische Platz, Angus MacTavish schenkte reichlich Whisky ein, Bridget stellte zwei Teller mit einer Art Suppe vor sie.

«Was ist das?» frug der junge, sympathische Frauenarzt mit gerümpfter Nase.

MacTavish lachte. «Blutsuppe, Freund, eine unserer Spezialitäten – brauchst keine Angst zu haben, probier's nur mal!»

Vorsichtig schlürfte Dr. Borg einen Löffel voll. «Gar nicht übel – nach dem britischen Zeug schmeckt das wenigstens nach was!» Kaum hatte er das gesagt, da erhielt er einen Stoß, der ihn von der Bank fegte. Ein dicklicher Riese im schmuddeligen Kilt mit geröteter Nase und wirrem Haar, ohne Mütze, hatte ihm einen Stoß versetzt. «Er hat es gewagt, uns mit den Briten zu vergleichen! Steh auf, Memme, kämpfe wie ein Schotte!» grölte der sichtlich betrunkene Riese und ging wieder auf Dr. Borg los, der sich mühsam aufrappelte. Angus und Neil MacTavish sowie zwei andere Männer sprangen auf den Riesen zu und hielten ihn fest.

«Laß das, Broderick!»

Sabbernd versuchte sich der Riese zu befreien. «Mit den elenden Briten, kämpfe, Kerl, wenn du ein echter Schotte bist! Uns mit den elenden Briten ...» Aber wie mit eisernen Klammern hielten ihn die MacTavishs fest und zwangen ihn auf die Bank. Dr. Borg säuberte seine Kleidung.

«Jetzt sei friedlich, Broderick. Komm, nimm einen Schluck!» versuchte Neil den Riesen zu beruhigen.

Der stammelte immer noch: «Mit den elenden Briten ...»

«Das ist Broderick MacIvre, er trinkt manchmal einen über den Durst. Sei ihm nicht gram, Freund.»

Dr. Borg setzte sich wieder. Der Riese wollte wieder auffahren, aber Neil beruhigte ihn. «Er ist kein Brite, Broderick, und kein Schotte, er kommt vom Kontinent.»

Das schien den Riesen zu besänftigen. Er nahm einen kräftigen Schluck und hieb Dr. Borg auf die Schulter – das schien eine Unsitte der Schotten zu sein. «Nichts für ungut, Freund, bist kein elender Brite ...»

«Noch mal zum Schloß – wir sind unterbrochen worden», versuchte Dr. Borg das Gespräch mit den MacTavishs wieder anzuknüpfen, aber der Riese mischte sich sofort wieder ein: «Das Schloß, Freund – furchtbar, furchtbar! Ich sage dir ...» kam er Dr. Borg nahe und hüllte ihn in eine Wolke dichtesten Alkoholqualmes. «Ich sage dir: es ist verzaubert, verhext.»

«Verzaubert?»

«Beim Ungeheuer von Loch Ness, so wahr ich hier sitze, ich habe sie selber gesehen! – Noch einen!»

«Wen? Wen haben Sie selber gesehen?»

Neil MacTavish machte eine bezeichnende Geste, er tippte mit einem Finger an die Stirn, während der Riese noch einen Becher leertrank. «Wen? Die Geister der Hölle, Freund, die Geister der Hölle. Es war Johannisnacht, sie zogen in langen Reihen zum Schloß hoch, es war furchtbar, ein Blick in die Abgründe – gräßlich. Man konnte es nicht ertragen!» Er stürzte erneut einen Becher hinunter. «Es waren schwarze Gestalten, sie trugen lange schwarze Kutten, die im Mondlicht glänzten. Ein Zug der Hölle ...»

Dr. Borg nickte. Er konnte sich keinen Reim darauf machen, wußte er doch nicht, daß auch die Mitglieder der Loge A 5 schwarze, seidene Kutten trugen ...

Hatte die Loge etwas mit den Vorfällen auf Schloß Douglas zu tun oder waren das Phantasien eines Betrunkenen?

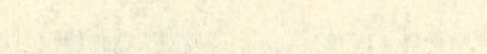

96

«Geister!» grölte der Betrunkene. «Geister! Ein gespenstischer Zug ...» Brabblend fiel sein Kopf nach vorn. Nach kurzer Zeit begann er zu schnarchen.

Der junge Neil MacTavish machte noch einmal die Gebärde des Irreseins. «Der Whisky hat ihm das Gehirn ausgetrocknet.»

«Nein!» widersprach sein Onkel Angus MacTavish. «Da ist schon was dran. Ich habe sie auch gesehen, diese Gestalten. Ich weiß zwar nicht, ob sie wirklich Gespenster sind, aber eins weiß ich: es ist gefährlich, sich an solchen Tagen dem Schloß zu nähern. Das haben schon andere erfahren müssen.»

«Du meinst den alten Hugh?»

«Der alte Hugh war einer unserer Schafhirten!» erklärte der alte Schotte dem jungen, sympathischen Frauenarzt. «Er hat im Gasthaus geprahlt, daß er dem Treiben auf Schloß Douglas auf die Spur kommen wolle. Am nächsten Tag hat man seine Leiche in den Ginsterbüschen gefunden. Die Todesursache konnte niemand feststellen.»

Doch der junge Neil war ein Anhänger des kritischen Denkens. «Dr. O'Shaughnessy hat gesagt, es sei ein Infarkt gewesen!»

Angus MacTavish spuckte aus. «Der Doktor ist ein Ire. Was kann man einem Iren glauben. Ich sage dir, Freund – es ist etwas Unheimliches um Schloß Douglas!»

Ein lautes, aggressives Lachen ertönte hinter ihm, und eine Stimme höhnte: «Kein Wunder, daß Memmen wie die MacTavishs Angst vor ein paar Kuttenträgern haben!»

Angus und Neil MacTavish fuhren auf. Die Stille, die plötzlich über das friedliche Fest hereinbarch, war zum Schneiden. Nur der betrunkene Broderick MacIvre sabberte und schnarchte.

MacTavish brach das Schweigen. «Iain MacDoodle! Du wagst es, dich hier sehen zu lassen!»

«Und nicht allein, wie du siehst!» Neben ihm stand ein schlankes Mädchen, von dem niemand glauben konnte – aber es war so –, daß sie seine Tochter sein sollte. Iain MacDoodle, der Führer der feindlichen Sippe, war hochgewachsen und bullig, schwarzes Haar hing über seine Stirn, sein schwarzer, strubbliger Bart bedeckte sein Gesicht zur Hälfte. Die Farben seines Kilts waren schwarz, rot und gelb. Er trug einen kräftigen Knotenstock in der Hand, von dem man sehen konnte, daß sein Besitzer mit ihm umzugehen wußte. Das Mädchen war klein und schmal, blond, mit einem Gesicht wie Milch und Honig, wenn auch ein wenig farblos, wie man es bei fragilen blonden Schönheiten häufig findet – wer wußte das besser als Dr. Borg!

Neil MacTavish errötete, als er das Mädchen sah. «Eileen – was – was machst du hier?»

Sein Onkel fuhr auf. «Du kennst sie, die Tochter unseres Feindes?»

«Onkel, ich ...»

«Schweig!»

Eileen wurde womöglich noch blasser. «Neil – ich ...»

Es war nicht übertrieben intelligent, was die beiden jungen Menschen von sich gaben, aber jedermann erkannte, wie es um sie bestellt war. Angus MacTavish war wütend, Iain McDoodle machte seiner Tochter ein Zeichen zu schweigen. «Whisky!» rief er mit seiner dröhnenden Stimme. «Und ich zahle auch dafür – ein MacDoodle läßt sich nichts schenken!»

Er griff nach der Flasche auf dem Tisch, schenkte sich ein und trank in großen Zügen einen Becher leer. Er warf ein paar Münzen auf den Tisch. Die übrigen männlichen Dorfbewohner waren nahegekommen. Es sah bedrohlich aus. MacDoodle lachte höhnisch und ließ den Knotenstock durch die Luft pfeifen.

MacTavish knirschte mit den Zähnen. «Du hast Glück, McDoodle, daß heute Sonntag ist! Setz dich, sein unser Gast – bis zum Abend. Dann weißt du, was passiert.»

McDoodle lachte verächtlich und setzte sich. Er gab seiner Tochter einen Wink, der aber ebensowenig nutzte, wie das Zeichen von Angus MacTavish für seinen Neffen. In Richtung Dr. Borg frug er: «Sie sind am Schloß interessiert?»

«Ein wenig, ja.»

«Die MacTavishs sind zu feige, sich dort oben sehen zu lassen, was?»

MacTavish stand neben den beiden. «Iain McDoodle, wir gewähren dir Gastfreundschaft. Das heißt nicht, daß du uns ungestraft beleidigen kannst!»

«Ich mache Ihnen einen Vorschlag ...» wandte sich Iain

MacDoodle ungerührt an Dr. Borg. «Mich interessiert das Schloß schon lange. Wollen wir es uns nicht gemeinsam ansehen?»

Dr. Borg blickte verwirrt und bekümmert in die Runde.

Würde er das Angebot MacDoodles annehmen und dem Geheimnis des Schlosses auf die Spur kommen?

97

«Mich interessiert das Schloß schon lange. Wollen wir es uns nicht gemeinsam ansehen?» Stille folgte diesem Vorschlag MacDoodles.

«Geister! Wer das Schloß sieht, ist des Todes!» brummelte der betrunkene MacIvre, dem der Whisky in einem kleinen Rinnsal aus dem offenen Mund lief.

«Na? Haben Sie Interesse?» insistierte MacDoodle.

Neil MacTavish stand auf. «Kein MacTavish hat sich jemals nachsagen lassen, er sei feige!» sagte er. «Ich komme mit.»

Niemand reagierte auf diese Ankündigung, nur zwei protestierten. «Neil! Du bist verrückt!» Das war sein Onkel. «Neil! Das ist zu gefährlich – ich flehe dich an ...» Das war Eileen McDoodle. – Zwischen den beiden jungen Leuten schien es so etwas wie eine geheime Verbindung über die Grenze der feindlichen Clans zu geben.

«Ein MacTavish, der Mut hat!» höhnte der Chef des MacDoodle-Clans.

«Vater, bitte ...» flehte Eileen.

«Was ist los?» rief Neil. «Traut sich der MacDoodle nicht, wenn ihn ein MacTavish beobachtet?»

«Sag das noch einmal!» war Iain MacDoodle aufgesprungen.

«Ich sage das noch einmal – ich traue den MacDoodles nicht über den Weg! Wer hat denn damals unseren guten König Charles verraten, wer war das? Ein MacDoodle!»

«Und wer hat gegen die Stuarts gekämpft? Die MacTavishs!»

«Als die Stuarts uns an die Briten verraten haben!»

Das junge Mädchen stand zornbebend zwischen den beiden Kontrahenten. «Vater! Neil – hört doch bitte auf mit diesen alten Geschichten. Das ist Jahrhunderte her! Ihr seid albern wie zwei Erstkläßler!»

MacDoodle beruhigte sich wieder. «Also – das Angebot gilt. Und wenn ein MacTavish meint, er muß die Schmach, die seine Vorfahren auf sich geladen haben, wiedergutmachen, so sei er dabei.»

Dr. Borg rief: «Ich bin dabei.»

Neil sagte fest: «Ich auch.»

Die drei so unterschiedlichen Männer sahen sich an. Dann schlug MacDoodle vor: «Bei Dämmerung. Bis dahin wollen wir feiern. Spielt das alte Kampflied!» Fergus MacHoodle, der Dudelsackspieler, hub an zu einem alten gälischen Lied, das den Sieg der Schotten über die bösesten Feinde besang. Es konnte sich dabei nur um Briten handeln.

So kam es, daß drei Männer, zwei davon im Tartan der MacTavishs, einer, der älteste der drei, im Tartan der MacDoodles, heimlich den Weg zu Schloß Douglas hochkletterten, sobald es dunkel geworden war. Käuzchen schrien, der Mond hinter dem grauen Turm des Schlosses stand wie eine Scheibe am Himmel, Fledermäuse umflatterten das Schloß, das in seiner Düsterkeit einem amerikanischen Horrorfilm hätte entspringen können.

Neil gab den anderen ein Zeichen. «Dort – Vorsicht!»

Sie näherten sich dem großen, eisenbeschlagenen Tor. Kein Licht war zu sehen, das Schloß schien unbewohnt zu sein. Plötzlich flackerte in einem der Fenster das Licht einer Fackel. Der Fackelträger schien näher zu kommen. Die drei Männer versteckten sich im Gebüsch, so daß sie selbst gute Sicht auf den Eingang hatten, aber nicht gesehen werden konnten. Knarrend öffnete sich das Tor. Ein Mann in Livree humpelte heraus, der Dr. Borg bekannt vorkam.

«Mechten die Herren bitte vorsichtig sein, damit kein Unglück nich jeschieht?»

Auch die Stimme weckte eine Erinnerung, aber der junge,

sympathische Frauenarzt wußte nicht, wohin damit. Drei Gestalten in schwarzen Kutten verließen das Schloß und gingen den steinigen Weg hinunter. Neil bekreuzigte sich. Der Mann in Livree verriegelte ächzend das Tor wieder und verschwand.

MacDoodle nickte seinen Begleitern zu. Prüfend wog er den Knotenstock in der Hand. Die anderen beiden nickten ebenfalls. Katzengleich huschten sie hinter den drei Kapuzen-Männern her. Als sie heran waren, gab es drei trockene Schläge, drei Körper gingen zu Boden, sonst war nichts zu hören. Wenig später klopfte es erneut an das Tor von Schloß Douglas. Als der Diener umständlich die dicke Bohlentür geöffnet hatte, war er sehr erstaunt. «Mechten die Herren was verjessen haben?»

Waren die drei Kapuzenmänner zurückgekommen oder steckte jemand anders in den schwarz-seidenen Mänteln?

98

Igor, das Faktotum von Algernon Douglas-Carrington, war verwundert. Die drei Herren hatten sich eigentlich bereits endgültig verabschiedet. Was wollten Sie wieder hier? «De Brieder sind noch oben!» Mehr konnte er nicht mehr sagen, denn die drei Kuttenträger stießen ihn zurück, einer holte mit etwas aus, was wie ein Knotenstock aussah, und Igor sank mit einem «Mechte ich bloß in Masuren jeblieben sein!» auf den kalten Boden. Iain MacDoodle machte den anderen mit dem Kopf ein Zeichen. Sie hasteten die Treppe hoch. «Vorsicht! Es sind 39 Stufen! Sehr glatt!»

Er lief voran, die beiden anderen hinterher. Sie gelangten in eine große Halle, die mit Fahnen, Schwertern, Spießen und allem möglichen anderen martialischen Krimskrams geschmückt war. «Die Kriegshalle der Douglas!» flüsterte der Clan-Führer Dr. Borg zu. «Hier versammelten sich die Anhänger des Douglas-Clans, wenn es gegen die Briten ging. Hierher brachten sie ihre Beute zurück.»

Der junge Neil MacTavish zeigte auf zwei gekreuzte Schwerter. «Das eine Schwert da gehörte Callum MacDoodle – er verlor es an die Douglas an jenem denkwürdigen Tag, als Sir Richard Waverley seinen großen Sieg feierte.»

«Kanaille!» zischte Iain MacDoodle und fuhr mit der Hand an seinen Dolch.

Dr. Borg griff ihm in den Arm. «Wir wissen jetzt also, daß es sich um Menschen und nicht um Gespenster handelt – aber da sie ja Gespenster vortäuschen, müssen sie etwas verbergen. Das sollten wir noch herauskriegen.»

Am Ende der Halle ging eine Tür auf. Die drei Verschwörer sprangen hinter einen prunkvoll bestickten Paravant, der das Konterfei von Robert Burns zeigte. Zwei Gestalten in schwarz-seidenen Kutten kamen langsam die Halle entlang. Ihre Schritte riefen ein vielfaches Echo hervor.

Dr. Borg erschrak, als er eine der Stimmen erkannte. «Tolle Sache, das. Die abergläubischen Schotten so zu verspotten!»

«Ich bin auch zum Gutteil Schotte, Bruder von Kuebel.»

«War nicht so bös gemeint, Bruder Douglas-Carrington.» Oberst von Kuebel, der treue Paladin des Führers, in einer Kutte hier auf Schloß Douglas, neben Algernon Douglas-Carrington? Was hatte das zu bedeuten? «Aberglaube ist für das jemeine Volk immer richtig.»

«Und nützlich. Die Dorfbewohner hier fürchten uns wie den Gottseibeiuns. Deshalb nur können wir unsere Treffen hier ungestört abhalten. Obwohl ich sagen muß, es sind prachtvolle Kerle dabei, bei den Männern im Dorf. Enorme Figuren, fast griechisch zu nennen.»

«Ich hoffe, Bruder Knallo kann die Sache mit den Papieren aus der Welt schaffen?»

«Ihr Geheimdienst und unserer haben schon immer gut zusammengearbeitet.»

Beide lachten und verließen schnell die Halle. Als die große Tür zugefallen war, schauten sich die drei Verschwörer an. «Das ist Douglas-Carrington? Von was redet er?» Dr. Borg hatte angestrengt nachgedacht. «Ich habe so eine Vermutung. Kommt!»

Sie verließen ihr Versteck und huschten durch die Halle. Vorsichtig öffnete Dr. Borg die Tür, aus der die zwei Kuttenträger gekommen waren. Ein großer, hellerleuchteter Raum tat sich vor ihm auf, auch er mit Waffen aller Art geschmückt. Im Kamin prasselte ein lustiges Feuer, die Lampen warfen Licht auf Kommoden und elegante Ledermöbel. MacDoodle schüttelte den Kopf. «Verschwendung!» Er zeigte auf Lampen und Spiegel. Der Raum schien leer zu sein. Die drei traten ein und sahen sich um. Eine geöffnete Whiskyflasche stand auf dem Tisch, Papiere lagen herum; hier war sichtlich gearbeitet worden.

Iain MacDoodle schenkte sich ein Glas ein und trank es aus. «Guter Whisky, wirklich!» Er erstarrte, als er eine Stimme vom Kamin her hörte: «Das freut mich, daß er Ihnen schmeckt, der Whisky.»

Eine männliche Gestalt hatte sich aus einem der Sessel am Kamin erhoben. Die Gestalt trug ebenfalls eine schwarz-seidene Kutte mit einer Kapuze.

Wer saß neben dem Kamin? Warum war der Whisky so gut?

99

Die Gestalt schritt auf die drei zu. «Er ist gut dreißig Jahre alt und wird in großen Eichenfässern zum Reifen gebracht. Bestes Quellwasser wird verwendet, es gibt pro Jahr nicht mehr als tausend Flaschen davon. Sie sind numeriert. Der Name des Besitzers steht drauf.»

Da rief Dr. Borg: «Dr. Gerd-Rüdiger Peschke!»

Der Bundesumweltminister streifte die Kapuze vom Kopf. «Und mein Neffe. Was für eine unangenehme Überraschung.»

Dr. Borg stellte die Flasche wieder hin und zeigte ebenfalls sein Gesicht. «Ich hätte mir denken können, daß Sie wieder auftauchen – Sie sind immer und überall dabei, wo es um eine Schmutzerei geht.»

Peschke lachte. Die Tür wurde aufgerissen und Algernon Douglas-Carrington trat wieder ein. «Bruder von Kuebel – wer sind Sie?» bemerkte er die drei Eindringlinge.

Peschke machte ihm ein Zeichen. «Spione. Einer davon ist gefährlich: Dr. Borg – Sie wissen, Bruder Douglas-Carrington?»

Der anglikanische Würdenträger fluchte. Die beiden Schotten blickten etwas verwirrt, aber in Neil MacTavish kam Bewegung, als Douglas-Carrington einen schweren Säbel von der Wand riß und rief: «Der Herr wird mir verzeihen, aber es muß sein!»

Er wollte sich auf Dr. Borg stürzen, aber der junge Neil trat dazwischen. «Die Douglas waren nie Feiglinge – ich hoffe, auch wenn britisches Blut in den Adern des letzten Douglas fließt, wird er sich als Mann zeigen und nicht auf Unbewaffnete mit einer Waffe losgehen, oder?»

Dieser Appell an die Ehre ließ dem jungen MacTavish genug Zeit, sich ebenfalls einen Säbel zu greifen und sich dem Anglikaner gegenüber aufzubauen. «Jetzt zu uns zwei.»

«Zu uns zwei, jawohl!»

Die beiden gingen aufeinander los. Beide schienen geübte Säbelkämpfer zu sein. Schweigend und verbissen hieben sie aufeinander ein. Peschke und Dr. Borg, die sie trennen wollten, wurden von Iain MacDoodle zurückgehalten. Der Clan-Führer deutete auf seinen Knotenstock.

«Sie sollen das erst einmal unter sich ausmachen, meine Herren. Whisky?» bediente er sich.

Peschke lachte. «Sie haben Mut, das bewundere ich. Dem jungen Mann wird es nicht viel nutzen – Bruder Douglas-Carrington war Fechtmeister der Universität Oxford.»

MacDoodle spuckte aus. «Britische Titel imponieren einem Schotten nicht.»

Der gnadenlose Kampf der beiden Männer in den schwarzseidenen Kutten ging weiter. Zwar war Douglas-Carrington unzweifelhaft der bessere Fechter, aber Neil MacTavish machte diesen Vorteil durch seine größere Jugend und Wendigkeit wieder wett. Dr. Borg starrte angstvoll auf die beiden Kämpfenden, MacDoodle trank hin und wieder einen Schluck, der Bundesumweltminister schien es von der leichten Seite zu nehmen und zündete sich eine Zigarre an.

«Davidoff!» sagte er. «Die Marke, die unser Freund Stützli so liebte.» Er selbst bevorzugte seit einiger Zeit die etwas rustikalere Monte Cristo.

Dr. Borg warf ihm einen haßerfüllten Blick zu. Peschke lächelte. Algernon Douglas-Carrington hatte Neil MacTavish mit kräftigen Hieben durch das ganze Zimmer getrieben. Der junge Mann stand keuchend mit dem Rücken neben einem der großen, fast bis zum Boden reichenden Fenster an der Wand. Ein Lächeln spielte über die aufgeworfenen Lippen des anglikanischen Würdenträgers. «Es ist aus, mein Lieber. Gib die Waffe her. Eine MacTavish-Waffe fehlt noch in der Douglas-Kollektion.»

Neil MacTavish schüttelte außer Atem den Kopf.

«Du hast es nicht anders gewollt – ich muß sie mir holen.»

Er hob seinen Säbel, um Neil MacTavish den Gnadenstoß zu versetzen. Im letzten Moment duckte sich der junge Mann ab. Der Säbel Douglas-Carringtons streifte ihn an der Schulter und versetzte ihm eine blutende Wunde. Douglas-Carrington selber wurde von der Wucht seines Schlages durch das geschlossene Fenster geschleudert. Mit einem Schrei stürzte er hundert Meter tief in den Schloßgraben. Keuchend lehnte sich Neil MacTavish an die Wand und preßte die Hand gegen die Wunde. Dr. Borg kümmerte sich sofort um ihn. Die Tür wurde wieder aufgerissen und Oberst von Kuebel trat ein. Ein Pistolenlauf glänzte in seiner Hand. Hinter ihm stand Igor und rieb sich die Beule auf dem Kopf.

Peschke nahm einen genießerischen Zug und sagte mit mildem Vorwurf: «Wurde auch Zeit, daß Sie kamen, Bruder von Kuebel.»

War das, trotz des Sieges des jungen MacTavishs, das Ende von Dr. Borg – waren er und die beiden Schotten jetzt endgültig in der Macht des schurkischen Dr. h.c.?

«Wurde auch Zeit, daß Sie kamen, Bruder von Kuebel.» Dr. h.c. Gerd-Rüdiger Peschke streifte die Asche von seiner Davidoff Nummer Eins ab.

Igor rieb sich erneut die Beule. «Mir mechte der Kopp weh tun! Einer von den Männchen da hat mir drauf jehauen!»

Von Kuebel, dem Ungewißheit ein Greuel war, frug: «Was wollen Sie hier?»

Erregt erwiderte Dr. Borg: «Das frage ich Sie, Oberst von Kuebel.»

Das Weltkriegs-Fliegeras, der ehemalige treue Paladin des Führers, lachte auf. «Ach nee – unser Dr. Borg! Na, wie geht's denn, immer noch jung, immer noch sympathisch? Bis ans Ende, was?» Er winkte mit seiner Pistole. «Hinsetzen, die Herren. Auch unsere beiden Schottenjünglinge. Und du –» wandte er sich an Igor – «geh nach unten und schau, was von deinem Herrn noch übrig ist. Falls er sich noch bewegt, bring ihn rauf!»

Neil MacTavish stöhnte und fiel in Ohnmacht. Der große Blutverlust hatte ihn geschwächt. Dr. Borg dachte an den Eid des Hippokrates. «Lassen Sie mich zu ihm! Ich muß ihn verbinden!»

Iain MacDoodle richtete sich zu seiner vollen Größe auf. Er maß den Oberst mit einem verächtlichen Blick. «Ich gehe jetzt zu dem jungen MacTavish hinüber, und wenn Sie es wagen, auf mich zu schießen, dann tun Sie's!» Der riesige Schotte bewegte sich ganz langsam zur Fensterfront, nahm den schmächtigen jungen Mann wie eine Puppe in seine mächtigen Arme und bettete ihn auf eine Ledercouch. Als Oberst von Kuebel abdrücken wollte, machte ihm Peschke ein verneinendes Zeichen. Die Logenmitglieder ließen sogar zu, daß Dr. Borg den jungen Mann notdürftig verband.

«Jetzt zu uns», sagte der Umweltminister. «Was habt ihr hier gewollt?»

Dr. Borg sah kurz auf und sprach weiter, während er den Ohnmächtigen verband. «Wir wollten nur wissen, was hier gespielt wird – wer die angeblichen Gespenster sind. Daß wir Sie hier finden, haben wir nicht gewußt. Obwohl es mich nicht wundert.»

«Sie waren nicht hinter der Loge her?»

«Hinter welcher Loge?»

Der junge Neil MacTavish stöhnte. Iain MacDoodle hielt ihm den Kopf und redete beruhigend auf ihn ein. «Ruhig, Kleiner, ruhig – dir wird geholfen werden.»

G. R. Peschke war erstaunt. «Sie behaupten, nichts von A 5 zu wissen?»

«Was soll das sein?» Dr. Borgs Gesicht drückte ehrliche Verwirrung aus.

«Sie haben Stützlis Papiere nicht gelesen?»

«Nein. Sie liegen verschlossen in der Bank of England.»

Peschke schlug sich mit der flachen Hand gegen die Stirn. «Dann haben wir uns ganz umsonst Sorgen gemacht!»

«Höchstens, wenn die Papiere herausgegeben werden!» gab von Kuebel zu bedenken.

«Knallo?»

«Ich habe mit Knallo gesprochen. Er will den hiesigen Geheimdienst einschalten. Ich denke, wir werden an die Papiere kommen. Jetzt um so mehr.»

Dr. Borg interessierte vor allem: «Und was wird mit uns?»

Peschke lächelte und wollte etwas sagen, da wurde die Tür aufgerissen. Triefend kam Algernon Douglas-Carrington hereingewankt, gestützt von seinem Faktotum Igor. «Der gnädige Herr mechte sehr naß jeworden sein, er muß sich jetzt erst einmal trocknen.»

«Was wird mit denen?» ließ sich der anglikanische Würdenträger stöhnend in einen Stuhl fallen. «Meine schönen Kleider – alles hin, alles ruiniert.»

Peschke winkte ab. «Ich wollte gerade sagen, was mit denen da wird – ich denke, jetzt um so mehr müssen sie verschwinden, was?»

Dr. Borg stammelte ungläubig: «Sie wollen uns – ich meine ...»

«Was bleibt mir anderes übrig? Ihr wißt zuviel – auch über die

Loge jetzt. Und – na ja, es wäre gut, wenn das Geheimnis von Schloß Douglas ein Geheimnis bliebe, nicht?»

MacDoodle nickte finster. «Wie beim alten Hugh?»

«Wie beim alten Hugh, genau. Nur könnte man diesmal vielleicht Wunden finden, was, Bruder von Kuebel?»

Der Oberst lachte grausam. Da wurde unten heftig an die Bohlentür geschlagen. Alle fuhren hoch.

Warum fuhren alle hoch? Wer schlug unten heftig an die Bohlentür?

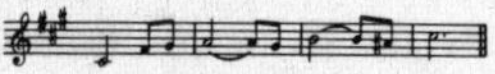

101

«Was ist das?» Wieder wurde gegen das Bohlentor geschlagen.

«Schau mal raus!» befahl Douglas-Carrington.

Igor humpelte zum Fenster, öffnete es und blickte hinunter. «Polizei!»

«Frag, was sie wollen!»

«Mechten die Herren mir sajen, was sie wünschen täten?» rief Igor hinunter.

Schwach klang eine Stimme nach oben: «Aufmachen! Polizei!»

Igor gab diese Aufforderung an seinen Herrn weiter. «Sie mechten hereinjelassen werden.»

«Verdammt!» schleuderte der Bundesumweltminister seine gute Zigarre in die Ecke. Iain MacDoodle sprang auf und barg sie in der Umhängetasche, die er vor seinen Kilt geschnallt hatte. Unsicher frug von Kuebel: «Was nun? Soll ich sie ...»

Während schwere Schläge die dicke Bohlentür erschütterten, schüttelte Peschke den Kopf. «Zwecklos. Stecken Sie die Waffe weg.»

«Mach auf, Igor, ehe sie den Eingang demolieren!» gab der Schloßherr tropfend seine Anweisungen. Igor humpelte aus dem Raum.

Der Umweltminister funkelte seinen Neffen an und griff erneut nach einer Zigarre. «Sie haben Glück gehabt, mein Lieber – für diesmal!» Dr. Borg beachtete seinen Onkel nicht weiter und stützte den jungen MacTavish, der aus seiner Ohnmacht wieder erwacht war. In dieser Haltung verharrten sie, bis die Polizei eintraf. Leise tropfte Douglas-Carrington vor sich hin. Es war Inspektor LaRue von Scotland Yard, der an der Spitze einiger Bobbies das Zimmer betrat. Hinter ihm huschte ein schmales Mädchen herein.

«Eileen – du hier?» stammelte der junge MacTavish, und als sich Iain MacDoodles Tochter mit einem Schrei «Neil – du bist verwundet!» auf ihn stürzte, konnte Dr. Borg die unbequeme Stellung an die hübsche junge Frau abgeben. Neil und Eileen waren jetzt mit anderen Dingen beschäftigt, wir können sie, wenigstens für den Moment, im Hintergrund lassen – wenn es auch immer ein besonders schöner Augenblick ist, wenn zwei junge Herzen sich finden. Iain MacDoodle, der in den Stunden gemeinsamer Gefahr die Feindschaft zwischen den beiden Clans geradezu vergessen hatte, blickte stolz auf seine Tochter und den jungen Mann.

Wenden wir uns wieder der Polizei zu. LaRue ging auf Dr. Borg zu. «So – da sind Sie also, Herr Dr. Borg.»

«Und? Wollen Sie mir Handschellen anlegen?» Er streckte ihm die Hände hin. Der Inspektor lachte. «Ihnen nicht – ganz im Gegenteil. Ich habe hier die Aussage eines unserer Journalisten, eines Mister Cripps. Und außerdem: ich habe ein Papier in der Hand, das mir Ihr Freund Hottah Hegel übergeben hat, er hat es, welch Wunder, am Sonntag aus der Bank of England herausbekommen. In diesem Papier taucht eine Loge A 5 auf, einige Namen dazu – Sie sind so frei wie ich!»

Dr. Borg seufzte und dankte im stillen Hottah Hegel, dem gewieften Rechercheur, hinter dessen schläfrigem Äußeren sich eben doch der schnelle Pulsschlag des geborenen Journalisten verbarg.

Inspektor LaRue wandte sich an die anderen im Raum. «Einige von Ihnen werden mir allerdings einiges zu erklären haben. Auch Sie, Sir», sagte er zu dem immer noch tropfenden

Algernon Douglas-Carrington, der wie ein Häufchen Elend in seinem Stuhl saß. «Und Sie auch, meine Herren.»

«Bin deutscher Bürger!» nuschelte der Oberst.

«Das hat nicht viel zu besagen. Allerdings – auch bei sich zu Hause werden Sie einiges zu erklären haben. Und Sie?»

Der Bundesumweltminister lächelte böse. «Haben Sie schon mal was von diplomatischer Immunität gehört? Ich bin Bundesminister und in diplomatischer Sondermission hier im Lande. Das wird unser Außenministerium gern bestätigen. Das Ihre auch, nehme ich an.»

«Wir werden ja sehen. Jetzt muß ich Sie bitten mitzukommen.»

So kam es, daß Dr. Borg wenig später an der Seite seiner Freunde in Heathrow eine Maschine bestieg und nach einem stürmischen Flug über den Kanal, bei dem Dr. Fehler heftigst übel wurde, in Bischofsbrück landete.

Als er die Ankunftshalle des winzigen Flughafens betrat, sah er am anderen Ende, hinter dem Zollschalter, eine schmale, schlanke, blonde Gestalt. Er übergab Hottah Hegel sein Gepäck und rannte auf die blonde Frau zu. «Diana!» rief er, und immer wieder: «Diana!»

Da sah er erst, daß Diana nicht allein war. Neben ihr stand noch jemand. Dr. Borg erstarrte.

Warum erstarrte Dr. Borg? Wer stand noch neben Diana?

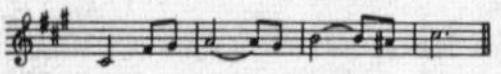

102

Der junge, sympathische Frauenarzt blieb stehen. Hinter seiner Frau, die ihn voll Zärtlichkeit anblickte, bemerkte er noch jemand: einen schlanken, aber muskulösen jungen Mann mit wuscheligem Haar, einem Schnurrbart und einem auberginefarbenen Outdoor-Outfit. Der junge Mann hatte ein ebenfalls auberginefarbenes Tuch um seine Brust gebunden und wiegte darin, abwesend lächelnd, ein winziges, kaum drei Monate altes Kind.

«Das ist – mein Gott, ist er groß geworden!»

Diana konnte nicht anders, Tränen des Glücks stürzten ihr in die Augen. «Ja – das ist Till! Ist er nicht wonnig?» flüsterte sie. Dr. Borg küßte seine Frau lang und tief und innig – und laut, dann trat er zu Hubert Hantel, denn der und kein anderer war es, der den kleinen Till auf die Brust gebunden hatte.

Diana lächelte. «Er hat sich so rührend um Till gekümmert, wie wenn es sein eigenes wäre ...»

Hubert Hantel nickte. «Weißt du», wandte er sich an Dr. Borg, «weißt du, das ist so, ein Kind braucht den Vater, und solange der Vater nicht da ist, solange habe ich ihm Vaterwärme zu geben versucht, verstehst du?»

Er wollte zu einer längeren Erörterung über die Rolle des modernen Vaters anheben, aber Dr. Borg ließ ihn nicht dazu kommen. Mit geübten Händen des Gynäkologen – auch die Tatsache, daß er seinen Beruf seit einiger Zeit nur noch unregelmäßig ausübte, hatte ihn das nicht verlernen lassen – nahm er den winzigen Till aus Hubert Hantels Tuch und legte ihn gekonnt an seine Schulter. Der Kleine gluckste vor Vergnügen. Diana weinte.

«Jetzt ist der Vater ja da, was, Till?»

Hubert Hantel blickte verwirrt. «Wieso?» frug der ausgefuchste Diskutant von Radio BB. Als Dr. Borg antwortete. «Na, ich bin doch der Vater!» nickte der Rundfunk-Chefideologe heftig. «Kümmere dich um deinen Sohn – er hat's nötig!»

Dr. Borg sah sich nach seinen Freunden um. Hottah Hegel lehnte an einem Pfeiler, hatte die Augen geschlossen. Dr. Fehler sah aufgeregt zu, wie die Zöllner in seiner Wäsche wühlten, Schauspieldirektor Hans-Günther Hoimel wurde von seinem Dramaturgen begrüßt, der ihn auf die Dringlichkeit neuer Proben hinwies, aber wo war Marilyn?

Diana Borg bemerkte, was ihr Mann suchte. Sie deutete in eine andere Richtung. «Da – da ist sie.»

Dr. Borg sah Marilyn, und er sah noch eine andere Frau: Mutter Maria von den Heiligen Wassern. Er packte Diana am Arm, und gemeinsam gingen die drei zu den beiden Frauen hin.

«Marilyn – ich – ich – habe dir zu danken», brachte Diana Borg gerade noch heraus, dann stürzte sie sich auf Marilyn, umarmte sie und brach hemmungslos schluchzend in Tränen aus.

Mutter Maria von den Heiligen Wassern lächelte gütig, als sie Dr. Borg mit seinem kleinen Sohn auf dem Arm sah. «Marilyn weiß, was sie zu tun hat», sagte sie nur ganz einfach. «So wie Sie es sichtlich auch wissen, jetzt, nicht wahr?»

Dr. Borg nickte. «Und – was wird mit dir, Marilyn?» frug er.

Marilyn löste sich aus den Armen von Diana und lächelte unter Tränen. «Mutter Maria hat mir den Weg gewiesen, ich habe es dir ja schon gesagt. Ich gehe mit ihr. Aus eurem Leben.»

Sie drückte Diana die Hand, tat dasselbe mit Dr. Borg, den ein einmaliges, aber um so heftigeres Schluchzen ankam, und strich dem kleinen Till über die blondbehaarte Glatze.

«Lebt wohl. Ich danke euch – ihr habt mir, meinem Leben, einen Sinn gegeben.»

Dr. Borgs «Aber ...» wurde von Mutter Maria von den Heiligen Wassern abgeschnitten. «Der Heilige Vater wird Marilyns Ehe annullieren. Er hat uns auch gezeigt, wo sie hinkann – in den bayerischen Bergen ist eine Zelle frei, ein Einsiedler hat dort jüngst sein gottgeweihtes Leben ausgehaucht, am Fuße des Watzmanns, am Königsee, wo der Enzian blaut und das Edelweiß blüht.»

Marilyn tupfte sich die Tränen ab. «Dort, in Gottes freier Natur, unter Kühen und Gemsen, werde ich leben – und lernen. Lebt wohl.»

Die Borgs sahen ihr noch lange nach, als sie, bei Mutter Maria untergehakt, schnellen und, wie es schien, fröhlichen Schrittes den Flughafen verließ. Sie sollten sie nie mehr sehen ...

War das Glück von Dr. Borg und seiner jungen Frau endlich gesichert? Wie würde Hubert Hantel reagieren, wenn er begriff, daß er den kleinen Till hergeben mußte?

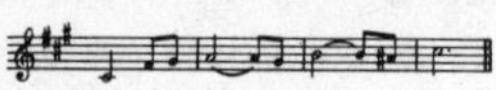

Bundesumweltminister Peschke wunderte sich nicht, als er zum Bundeskanzler gerufen wurde. Er hatte nach dem jüngsten Gespräch damit gerechnet und sich auch darauf vorbereitet. Er wußte, es würde ein harter Kampf werden, für den es sich zu wappnen galt. Kampflustig steckte er sich eine Zigarre an und betrat das Arbeitszimmer des Kanzlers.

«Nehmen Sie doch Platz, bester Peschke.»

«Danke, Herr Bundeskanzler.»

«Schmeckt die Zigarre?»

«Wie immer, Herr Kanzler.»

«Was macht die werte Frau Gemahlin?»

«Hat sich entschlossen, den heiligen Weg zu gehen, wie Sie ja wohl den Zeitungen entnommen haben.»

Der Bundeskanzler nickte. Hinter seinem Schreibtisch wirkte er noch steifer als sonst, doch das Energiebündel, das sich hinter der massigen Gestalt verbarg, zeigte sich, als er einen Stapel Zeitungen auf den Tisch warf. «Haben Sie das gelesen?»

«Zeitungsgeschmiere.»

«Selbst in der *FAZ* – hier: ‹Hat die Loge A 5 militärische Geheimnisse verraten?› oder hier, *Bild*, ‹Die geheimen Sexspiele der Loge A 5›, hier, der *Spiegel*, ‹Steckt der Bundeskanzler hinter der Loge A 5›, der *Stern*, ‹Die geheimen Tagebücher des Jean-Luc Stützli – muß die Geschichte der BRD umgeschrieben werden?› und so weiter und so fort.»

«Geschmiere, ich sage es ja.»

«Aber Sie sehen doch ein, bester Peschke, daß ich in irgendeiner Form reagieren muß.»

«Ja?» Der Minister zog an seiner Zigarre.

«Gerade jetzt, wo uns der Wind kräftig um die Ohren weht, muß ich handeln. Ich sage, habe immer gesagt und werde immer sagen: Moral ist eine wichtige Kategorie in der Politik. Deshalb muß ich Ihnen leider sagen, daß ich auf Sie verzichten muß. Mit der Fraktion ist das alles abgesprochen.»

Peschke wurde nicht bleich, wie der Bundeskanzler es erwartet hatte. Im Gegenteil, er lächelte schmallippig vor sich hin und nahm die Zigarre aus dem Mund. Er streifte die Asche ab und zündete die Zigarre langsam wieder an.

Der Bundeskanzler trommelte auf den Schreibtisch. «Nun, bester Peschke, was sagens jetzt?»

«Wissen Sie, Herr Bundeskanzler, das überrascht mich nicht. Ich sehe auch ein, daß Sie bestimmte Schritte unternehmen müssen, um wenigstens den schlimmsten Verleumdungen den Boden zu entziehen.»

«Jetzt machen Sie mir doch nichts vor, bester Peschke. Diese Loge hat's doch gegeben, und Sie werden doch dort nicht über Kochrezepte geredet haben, was?» Er lachte. «Und Tausendfüßlerwitze werden Sie sich nicht erzählt haben. Ich bin doch lange genug in dem Geschäft und weiß, was da so vor sich geht!»

«Das ist es genau, Herr Bundeskanzler. Sie wissen, was vor sich geht, nicht wahr?» Die Betonung, die er diesem Satz gegeben hatte, ließ den Kanzler aufspringen. Aber Peschke ließ ihn nicht zu Wort kommen. «Es muß ja nicht immer eine Loge sein, oder?» Er lächelte maliziös.

Der Kanzler schluckte, setzte sich dann wieder und lehnte sich zurück. «Sie sind ein harter Knochen, lieber Peschke.»

«Ich hoffe es. Ich hoffe auch, daß ich die Fälschungen – es können ja nur Fälschungen sein, die sich in meinem Besitz befinden – ich hoffe, daß ich sie eines Tages vernichten kann.»

Der Kanzler blickte in das unbewegte Gesicht des Ministers. Er mußte innerlich gegen seinen Willen dem Minister Ehrfurcht zollen. «Ich mache Ihnen einen Vorschlag, bester Peschke. Sie werden mir zustimmen, daß ich ein Zeichen setzen muß – ich kann solche Dinge nicht in meinem Kabinett dulden. Zum Zeichen meiner Mißbilligung entbinde ich Sie bis zur Klärung der Vorfälle von Ihrem Amt als Umweltminister.»

Peschkes Mund war schmal geworden, er wollte etwas sagen – etwas Unfreundliches, wie wir vermuten. Doch der Bundeskanzler machte eine beruhigende Handbewegung. «Vielleicht wird der Fall schnell gelöst ...»

«Ich nehme an, der Coroner wird bei Jean-Luc Stützli nicht umhinkönnen, Selbstmord anzunehmen – ich habe Vorsorge getroffen. Aber ...»

«Nicht so voreilig, bester Peschke, nicht so voreilig. Sie bleiben selbstverständlich in meinem Kabinett, ich kann auf Ihren Sachverstand nicht verzichten. Ich denke, als Minister ohne Portefeuille könnten Sie sich ein wenig um die innere Sicherheit kümmern, BKA, Videoüberwachungen und ähnliches, Sie verstehen, daß der Rechtsstaat nicht ausgehöhlt wird . . .»

Wird Dr. h.c. Gerd-Rüdiger Peschke dieses Amt annehmen? Welche Folgen für Dr. Borg und die Republik wird das haben?

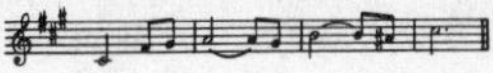

104

«So waren jene Träume,
Womit man meine Kindheit wiegte, doch –
Doch mehr als Träume!»

Auf diesen Zeilen, von einem bezaubernd träumerischen Hottah Hegel vorgetragen, folgte Saladins:

«Seht des Bösewichts!
Er wußte was davon und konnte mich
Zu seinem Mörder machen wollen! Wart!»

Und dann fiel der Vorhang über Hans-Günther Hoimels Inszenierung von Lessings *‹Nathan der Weise›*. Das Publikum raste – ausgenommen einige Zeitungskritiker, die schon in der Pause beleidigt gegangen waren. Der Rest allerdings war über die gewagte Interpretation begeistert, und der Jubel, der Hans-Günther Hoimel entgegenschlug, als er sich verbeugte, war kaum zu fassen. «Wenig Applaus» würde morgen in den Zeitungen, deren Kritiker nicht bis zum Ende geblieben waren, zu lesen sein.

Selbst der Oberbürgermeister klatschte. «Also im Schlamm und mit dem Rücken zum Publikum, das begreife ich ja noch, aber die gebundenen Hände!» meinte der Oberbürgermeister, aber weil es den anderen gefallen hatte, mußte auch er sich begeistert zeigen. «Vielleicht hätten wir den Vertrag doch nicht kündigen sollen . . .»

Auch hinter der Bühne war allerhand los, vor allem in der Garderobe der beiden Laienschauspieler, die Hans-Günther Hoimel eingesetzt hatte. Dr. Fehler, als Klosterbruder Bonafides, und Hottah Hegel, als Tempelritter, hatten groß eingeschlagen. Hottah Hegel überlegte sogar, ob er den Beruf wechseln sollte.

«Also Oller, det war wirklich scheen, wat de da jemacht hast!» fiel ihm seine charmante Gattin um den stark geschminkten Hals. «Wennde damit Jeld machen kannst, denn mach det weiter!»

Danielchen, ihr dreijähriges Söhnchen, trat Dr. Fehler gegen das Schienbein. Der jaulte auf.

«Ihr wart wirklich gut, beide!» bestätigte Dr. Borg, und seine schöne junge Frau stimmte mit ein: «Toll wart ihr, wirklich!»

Dr. Fehler lächelte geschmeichelt und nahm die Gratulationen seiner Redakteure entgegen, von Wolf Wunnenstein: «Wirklisch, jroßartig, isch weiß, wovon isch rede, wollte ja selber mal Schauspieler werden!»

Von Manfred Maulwurf: «Toll – Sie sind wirklich Bruder Bonafides!»

Bert Bunge: «Phänomenal – seit dem letzten Mickey Mouse-Film hab ich nicht mehr so lachen müssen!»

Jumbo Fant: «Darauf sollten wir einen trinken!»

Und von – ja, wo war er?

Dr. Fehler bemerkte sein Fehlen als erster. «Nicht alle Chefs vom Dienst sind auf Deck – wo ist Hubert Hantel?»

Diana entschuldigte ihn: «Daran sind wir schuld – er ist Babysitter bei uns.»

Und Maulwurf hatte noch eine Erklärung. «Außerdem hat er sicher vergessen, daß heute Premiere ist!»

Es wurde noch wesentlich enger in der Garderobe, als Conny Golf hereingeschlendert kam. Die korpulente Medienfrau wollte ebenfalls eine Gratulation loswerden, während Wanda Hegel eine Sektflasche öffnete. «Schampus, Oller, weeßte noch, wie damals in Berlin, wa!»

«Und waren Sie nicht aufgeregt, ich meine Lampenfieber oder so?» frug Conny Golf.

Dr. Fehler lächelte überlegen. «Wissen Sie, dieser Crew, die hier versammelt ist, kann ich es ja sagen: Lampenfieber, das ist was für hysterische Ziegen, die ihre Neurosen mit Kuchen hinunterspülen müssen, nicht wahr, ich – äh –»

Plötzlich war alles still geworden. Die männlichen Redaktionsmitglieder zogen sich vorsichtig in Richtung Ausgang zurück. Dr. Fehler wunderte sich: «Ich sehe verstörte Gesichter in den einzelnen Ecken – ist das vor dem Hintergrund der Bemerkung zu sehen, die ich eben gemacht habe?»

Conny Golf war knallrot geworden. Ihre normalerweise freundlichen Gesichtszüge verzogen sich zu einer Grimasse, die Dr. Fehler an etwas erinnerte, was er einmal im Fernsehen gesehen hatte – bei Bert Bunge –, er wußte nur nicht mehr, was das gewesen war. Gefährlich leise frug Sie: «Sie waren das also?»

«Ich? Was? Ich meine ...»

Conny Golf explodierte geradezu. «Nicht nur, daß Sie chauvinistische Volkssprüche zitieren, jetzt beleidigen Sie auch noch die Würde einer Frau, bloß weil sie nicht so ausgemergelt ist wie Sie!» Ehe Dr. Fehler sich wehren konnte, hatte Conny Golf zu ihrem Rundschlag ausgeholt, und die Jutetasche traf, wie bei all den anderen, den Redaktionsleiter mit der gleichen Präzision und der gleichen Kraft ihrer massigen Arme. Dr. Fehler stürzte gegen den Garderobentisch und fiel mitsamt seinem Schminkzeug um. Schminke tropfte auf sein Gesicht, als Conny Golf mit einem «So!» abrauschte.

Dr. Fehler war verwirrt. «Helfen Sie mir – ist da jemand gekränkt oder beleidigt gewesen, ich meine, wo wir immer so offen zusammen sind ...»

Der Rest ging unter im brüllenden Gelächter der Anwesenden. Und während alle lachten, nahm Dr. Borg seine junge, jetzt wieder glückliche Frau ganz sacht beim Arm und verließ mit ihr die Garderobe.

Würden sie jetzt für immer glücklich sein?

Wir wollen es doch hoffen.

Fortsetzung folgt

Alfred Marquart Herbert Borlinghaus

LORD LOBSTER

Lord Lobster auf Mörderjagd

Er spielt leidlich Golf, wesentlich besser Polo, sammelt italienische Manieristen, vor allem Guido Reni; er hat keinen Führerschein, aber ein Stammschloß; er ist seit fünfzehn Jahren mit der Mode-Journalistin Lillien Pet-Tillingford so gut wie verlobt; für die praktischen Seiten seines Lebens hat er seinen Butler Waldo (bestens ausgebildet in der Gentlemans Gentleman Butler School); für die angenehmen einen silbergrauen Rolls-Royce. Ernest St. Clair ist der 26. Lord of Haddock, der vermutlich letzte seines Geschlechtes, und er hat ein attraktives Hobby. Die Beamten von Scotland Yard haben ihm deshalb einen Spitznamen verliehen: Lord Lobster – Lord Hummer, denn wie ein Hummer verbeißt sich der Lord an Kriminalfällen und an Verbrechern. Mylord spielen in ihrer Freizeit Detektiv – mit Erfolg.

Lord Lobster, der neue Held der Autoren des „Frauenarztes von Bischofsbrück“, verbreitet echt britische Kriminalatmosphäre – mit Augenzwinkern.

Und – die Leser der „Lord Lobster“-Bücher dürfen auf Gewinne hoffen. Jedes Buch enthält eine Rätselfrage, wer sie richtig löst, nimmt an einer Verlosung teil. Da gibts Lord Lobster Utensilien zu gewinnen.
Eine Dunhill-Pfeife, eine Flugreise nach England, Bücher, ein Wochenende in Baden-Baden mit Casinobesuch etc.

Lord Lobster Mord auf Mullingford Hall
ISBN 3-921265-58-4
Lord Lobster Tod am 8. Grün
ISBN 3-921265-59-2

Weitere Abenteuer folgen!

Kübler & Akselrad Verlag

Kleine Geschenke erhalten die Freundschaft

Oh, bin ich glücklich!
Das geheime Buch für Verliebte (5721)

Oh danke, ich mach das schon selbst!
Das Buch für starke Frauen (5722)

Oh, Mann!
Kleine Stärkung für Adams neuen Mut zum Schwachwerden (5723)

Oh, das kriegen wir schon hin!
Von Lebenskünstlern und unerschütterlichen Optimisten (5724)

Oh, die Katz ist weg!
Über das aufregende Leben mit eigensinnigen Samtpfoten (5725)

Oh, schon Mittag?
Aufgeweckte Geschichten für Langschläfer und Morgenmuffel (5726)

Oh nein, schon wieder Rot!
Unentbehrliche Begleitlektüre für leidenschaftliche Autofahrer (5727)

Oh, ist das komisch!
Geschichten und Späße für fröhliche Leute (5728)

Oh, das tut gut!
Geschichten für Genießer (5729)

Oh, Tor!
Doppelpässe und Abseitsgeschichten für Fußballer und Fans (5730)

Herausgegeben von Meike Wolff.
Jeder Band DM 5,–

ro
ro
ro

C 2179/1